SOUVENIRS

D'UN MÉDECIN

PARIS. — TYP. DONDEY-DUPRÉ, RUE SAINT-LOUIS, 46

SOUVENIRS

D'UN

MÉDECIN

(DE SAMUEL WARREN)

PRRÉICÉDÉS D'UNE LETTRE A M. LE DOCTEUR AMÉDÉE PICHOT

PAR

PHILARÈTE CHASLES

Professeur au Collége de France.

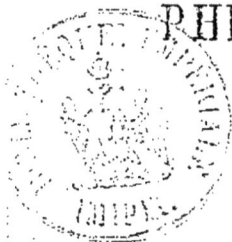

———

PARIS

LIBRAIRIE NOUVELLE

BOULEVARD DES ITALIENS, 15, EN FACE DE LA MAISON DORÉE.

—

1855

PETITE LETTRE

DE MORALE ET DE LINGUISTIQUE

A MON ANCIEN AMI

MONSIEUR LE DOCTEUR AMÉDÉE PICHOT

AUTEUR

de *Monsieur de l'Étincelle*, de l'*Essai sur le Gaz hydrogène*, du *Perroquet de Walter Scott*, et autres divers ouvrages,

DIRECTEUR DE LA REVUE BRITANNIQUE

SUR LE PLAGIAT, SUR LES TRADUCTIONS, SUR LES MŒURS, SUR SAMUEL WARREN, SUR LE ROMAN, ETC., ETC.

Je ne prends pas la plume, aimable docteur, pour dire au monde que mon grand-père tira le canon contre Charles-Quint, et que l'armée de François Iᵉʳ compta dans ses rangs un Picchot de si grand calibre; particularité grave qui donne à votre « Histoire de Charles-Quint dans la retraite » une supériorité rare, et l'élève si fort au-dessus des œuvres brillantes et sages de MM. Stirling, Mignet, Backhuysen et Gachard. Je vous écris simplement, humble et timide que je suis devant vous, pour que vous me protégiez avec cette grandeur, cette générosité et cette largeur d'âme qui ne le cèdent en rien à la beauté de votre esprit.

Je n'ai pas la sagesse joyeuse et triomphante d'un docteur

avisé tel que vous êtes; j'ai fait beaucoup de mauvais calculs
littéraires, et entre autres folies celle-ci. Pendant que vous je-
tiez savamment à Paris les bases immortelles de votre gloire et
les heureux fondements de votre fortune, je me demandais
après avoir perdu ma mère ce que pouvaient valoir désormais
et la gloire et l'étude. Je restais seul au monde, exposé à de
redoutables amitiés; et j'habitais sur les bords de la Seine, du
côté d'Auteuil, la plus étrange petite maison de bois qu'il ait plu
jamais à bourgeois enrichi de badigeonner en jaune et en vert, par
amour pour les arts. Les bateaux passaient lentement devant moi;
sur les berges monotones visitées par de maigres troupeaux les
usines fumaient au loin. J'étais triste et je me consolais en lisant.
De Londres m'arrivait, par la voie de Paris, ce charmant Recueil
de Blackwood, écrit, non pas disertement comme le veut Vau-
gelas ou galamment comme vos œuvres, ni farci d'aventures
extravagantes, de paradoxes, de chiffres, de dissertations, mais
tout vivant de bonne humeur, de naïveté, de fantaisie, et ne
masquant sous le bon ou le mauvais style la nature ni l'homme.
Dans cet ouvrage périodique, alors dirigé par l'original Wilson,
Samuel Warren publiait ses *Notes* ou son *Journal d'un médecin*
(*Diary of a physician*). Je les lisais, je les relisais, j'en rêvais;
c'était mal écrit et m'allait droit au cœur. Que de points obscurs
de notre monde moderne, souffrances secrètes, maux réparables,
douleurs à jamais enracinées, s'y trouvaient longuement,
lentement, rhétoriquement délayés! Quand l'air brunissait,
quand la lumière se taisait, comme dit l'Italien, j'allais sur la
rive penser encore à ces personnages. Homme bizarre, direz-
vous! mauvais commerçant! mauvais ménager!

Cela est vrai. Je vous vois d'ici, comme dit Montaigne, rire des
épaules et vous moquer de moi. Ces matériaux diffus, ces études
un peu brutes et crues m'attiraient par la vérité, le courage et
la tendresse de l'âme; je ne trouvais personne dans le monde
français qui eût osé sonder ces plaies ulcérées; les plus braves

esprits reculaient effrayés devant ces profondeurs. Je me disais que la société anglaise avait raison de vouloir y porter la lumière, comme un bon propriétaire tient à savoir si les fondations de sa maison ne sont pas minées.

Ce fut alors que dans ma solitude, et pendant une année entière, je me plus à bouleverser, à refondre, à simplifier, à expliquer, à développer les matériaux de M. Warren; travail sans éclat pour moi qui restais anonyme, et sans honneur pour lui; — labeur que j'accomplissais avec délices, mû par un sentiment vraiment absurde, ô spirituel docteur! — l'amour de mon œuvre et le plaisir ardent de creuser ces cavernes de l'humanité et d'intéresser les autres à ce qui me touchait puissamment. Point de gloire d'ailleurs et infiniment peu de profit!

Vous n'en revenez pas, et vous avez bien raison; mais c'est péché d'habitude. Je suis plagiaire, c'est vrai, et plagiaire à *rebours*. Mon premier exploit littéraire fut de donner mes travaux à des gens d'esprit célèbres, au bon helléniste G***, et à d'autres qui les signèrent de leur nom. On les applaudissait fort. Je me prenais à rire. Il y a dans les bibliothèques plus de vingt volumes de ce genre. Je n'avais rien vu de semblable ou d'analogue en Angleterre, où l'on m'avait élevé; l'esprit y est moins spirituel, c'est-à-dire moins rusé, et la littérature ne s'y complique pas de finesses aussi profondes. Dès lors le mépris s'empara de moi, et je me mis à suivre une route absolument opposée à celle de l'exploitation; tant j'ai un méchant caractère, peu flexible, peu malléable, peu aimable et peu raffiné, cher docteur. Méprisez-moi.

Tantôt neuf mille pages ou douze volumes in-octavo, feuilletés, commentés, annotés, me donnaient en dix mois un résultat définitif sur Benjamin Franklin; quelques petites pages tirées des faits. Tantôt je m'enfermais dix mois avec les manuscrits d'Antonio Perez, et j'étais assez heureux pour lever le lièvre que M. Mignet, charmant et docte esprit, a si bien tué.

Un autre jour c'étaient les documents sur Marie Stuart et ses lettres originales, dont je m'emparais avant lui et qui me dérobaient deux années. Puis, après m'être amusé en badaud à suivre à pied le cours du Rhin, depuis la Furca jusqu'au château de Charles le Téméraire, alors habité par mon vieil ami Golbery, et de Kientzheim jusqu'à la mer, je créais un Anglais imaginaire qui visitait la Suisse et la décrivait en détail. Je faisais passer cet Anglais pour un Anglais de chair et d'os, je l'incarnais vivant dans la *Revue britannique*. Cette chère *Revue britannique!* Pendant notre fécond mariage de quinze années, de combien de crimes analogues l'ai-je rendue coupable!

Un beau jour ce fut *Robinson* qui me séduisit et *M. Dimanche* (De Foë), son auteur. Alors j'emportai cinquante-trois volumes de M. Dimanche dans les bois d'Écouen, et je lus, relus, annotai comme un vrai cuistre, *pendant onze grands mois*, ces cinquante-trois tomes, et de tout cela j'ai fait cent pauvres pages. Je crois même les avoir données pour rien à M. Didier, libraire. Oh! le mauvais commerçant! Mais avoir interrogé lentement, goutte à goutte, les sentiments d'un homme d'honneur malheureux (génie traqué par les sots et les envieux, cher docteur!), céderais-je ce plaisir pour une fortune? Ma foi, non, monsieur. Les ombrages de la forêt et les sculptures de la Renaissance, que le soleil couchant éclairait pendant que je dictais ces modestes pages, m'apparaissent encore, et je n'y pense qu'avec bonheur. Cependant mes amis disaient que j'avais tout au moins enlevé la princesse Gradafilée, ou que j'avais perdu soixante mille francs au jeu, endetté ma famille et compromis mon honneur, ce qui expliquait ma solitude. Car cette solitude chérie, que j'ai toujours adorée et entremêlée d'intervalles lumineux, de voyages et de monde, nous livre sans défense à nos ennemis, surtout à nos amis. Que n'invente-t-on pas alors? «Pourquoi, dit la sœur » du grand Pascal, pourquoi se gênerait-on à l'endroit d'un so- » litaire? La justice qu'on lui rendrait serait perdue, et les

» coups qu'on lui porte restent sans danger. » O folie ! pratiquer au dix-neuvième siècle cet ascétisme de la pensée, au temps du mouvement, des intrigues et des cabales universelles, cher docteur ! l'extrême et singulier aveuglement ! Si vous n'avez pas dit de moi que j'ai volé mon style, dérobé des manuscrits, emporté une caisse, tué mon père et mangé ma mère, c'est pure générosité de votre part, ô bon docteur ! Et je vous remercie humblement.

Mon indifférence était grande pour ces discours, même pour ceux de mes amis, cher et aimable traducteur.

Il est vrai que je me consolais en les servant dans leurs ambitions et dans leurs visées. J'ai fort servi les vôtres. J'en suis fier et tout charmé. Avec quelle joie lorsque je visitais la grande ville, vous recommandais-je à cet excellent et noble M. Bertin père, âme large et forte, aimable et grande figure, l'une des plus originales de notre temps, qui riait un peu et me pardonnait. Il m'arrivait de vous louer beaucoup en public, *ex cathedrâ*, lorsque vous publiâtes le *Perroquet* et *M. de l'Etincelle*, beaux livres que j'annonçai solennellement, dans les *Débats*, comme les œuvres d'un charmant esprit, savant, ingénieux, poétique, prudent, reconnaissant, et qui devait aller loin.

Voilà comment, lisant toutes choses, j'ai lu Warren, et pourquoi je l'ai détruit plutôt que traduit.

La pensée des autres me plaît, m'amuse, me charme ; je cause librement avec tous les écrivains, meilleurs ou pires, avec Bossuet, avec vous. Mais suivre d'autre lumière que celle qui naît au fond de mon esprit ému, impossible. Je consulte tout le monde, Pindare et Pichot, comme si je ne me fiais pas à moi-même ; — je ne me fie qu'à moi, comme si je ne lisais personne. Folie à deux étages, condamnée surtout par Barême et les bons calculateurs ; odieuse à notre temps qui aime la spéculation pure et le gain matériel.

Le secret du commerce est de faire beaucoup avec peu ;

l'intérêt des intérêts accumulés, voilà le grand arcane..... Le secret du style, de la philosophie et de l'art, cher monsieur, le voici. — faire peu de travail au prix de beaucoup de peine. C'est aussi le secret de l'Évangile ; prendre peu et offrir davantage, penser aux autres et s'oublier soi-même ; usurper moins qu'on ne donne. Oui, c'est là le contraire du bon commerce, mais cela s'appelle dans la vie désintéressement, dévouement ; — dans les lettres, conscience, sincérité ; — dans la politique..., je me trompe, cela n'a pas de nom en politique.

Dieu nous préserve de jouer les grands hommes! Tout au plus ferais-je, moi, un très-petit grand homme, affilié de loin aux bonnes gens du seizième et du dix-huitième siècles, aux Passerat et aux Ramus, au vicaire de Wakefield, à Richter, héros modestes qui se sont renfermés dans l'étude et la famille. Et je ne veux ici que vous apporter deux ou trois bonnes raisons pour mieux me défendre ; car on m'accuse, on m'accusera encore d'être *plagiaire, voleur, socialiste!* qui sait? Il y a mille procillons et basses attaques qu'un madré peut faire à un plagiaire de ma sorte. Quand je reproduirai dans un beau volume le portrait de vos qualités littéraires, si bien déduites par moi dans les *Débuts,* qui sait si vos rivaux ne vont point me saisir au passage? Défendez-moi donc, ô docteur généreux!

Que M. Warren aussi me pardonne si j'ai fait le *tri* parmi ses histoires, si j'en ai détruit le style, changé le dialogue, réduit les personnages à des proportions plus naïves ; si j'ai émondé les branches parasites de l'œuvre mutilée ; supprimé les grands discours, les digressions et déclamations métaphysiques ; si j'ai usé, avec une indépendance extrême et une licence excessive, de ses matériaux excellents. Je crois lui avoir rendu service en me conduisant ainsi. Veut-il savoir pourquoi ses DIX MILLE LIVRES STERLING [1], — admirable dépôt de matériaux

---

[1] *Ten Thousand a year,* roman du même.

bruts, — n'ont produit parmi nous aucun effet, bien que traduits par une plume habile? pourquoi la reproduction de ce même « *Diary* » que j'ai refait n'a pas trouvé de lecteurs? C'est que personne n'a voulu se donner le ridicule soin que j'ai pris : — renoncer à la gloire; — perdre son temps; — s'effacer soi-même.

Pour cela il fallait une niaise abnégation et une affinité vive avec M. Warren; — colère contre l'injuste et le faux; — sympathie pour le faible et l'opprimé; — choses ridicules. Les hommes très-fins et très-avancés méprisent aujourd'hui cette simplicité passionnée et cet amour des hommes; ils disent beaucoup de mal de cette sainte faculté de l'indignation morale. Dès qu'elle fait défaut cependant, le trigaud, le raffiné et l'énervé l'emportent trop vite. Ce que j'aime chez M. Warren, ce qu'il possède et ce que j'ai voulu propager, même en changeant sa forme de fond en comble, c'est la tendre et virile santé de son esprit, et cette honnêteté du sens moral, sans laquelle on ne verra plus ni Molières ni Shakespeares.

AVANT-PROPOS

Je ne sais s'il est une profession qui offre à l'observateur plus de ressources, au philosophe plus de sujets d'observation, à l'ami de ses semblables plus d'objets de méditation douloureuse, que la profession de médecin. A ses yeux se déroule l'histoire secrète de l'homme. La douleur, grande révélatrice, arrache pour lui tous les voiles dont la civilisation nous décore et nous enveloppe. La voix plaintive de l'humanité souffrante ne dissimule rien; c'est elle que le médecin écoute et interprète. Toutes nos douleurs lui sont connues. Héroïsme secret; prodiges de constance et de résignation; manifestations du caractère humain; combinaisons de toutes les angoisses physiques, alliées aux peines de l'âme; scènes de la vie privée, malheurs nés de nos fautes, erreurs engendrées par nos infortunes; rien de ce que notre destinée a d'intime n'est ignoré du médecin.

Toutes les autres professions ont donné leurs mémoires: on connaît la vie des camps et celle des palais. Aucun médecin n'a osé dire au monde une partie de ce qu'il a vu. La richesse et la profondeur de cette mine que l'on n'a pas explorée semblent effrayer ceux qui pourraient tirer parti de ses trésors. Est-il rien de plus fécond en incidents et en leçons touchantes? Le lit sur lequel l'homme de bien meurt pauvre, la couche de soie, théâtre de souffrance pour l'homme opulent, sont-ils donc sans instruction et sans intérêt ?

Un docteur d'Édinbourg, mort récemment, et dont je dois taire le nom, bien que cette précaution nécessaire puisse engager mes lecteurs à le confondre avec ces personnages fictifs dont les romanciers sont les créateurs ; ce docteur, dont l'éducation s'était faite à Édinbourg, ville studieuse, et dont le talent s'était développé à Londres, a consigné dans une série de *Memoranda*, qui se trouve entre mes mains, les observations morales, les incidents, les caractères, les tableaux domestiques dont sa longue pratique lui a fourni les matériaux. Tout est réel dans ces souvenirs. Bizarres comme la destinée et cruels comme elle, ils contiennent plus d'une page révoltante pour le cœur, effrayante pour la pensée. Je n'ai pas craint de les feuilleter et d'en extraire les fragments les plus remarquables. Que l'on ne cherche ici aucun des agréments de la fiction.

Un grand nombre de ces fragments, relatifs à des personnes vivantes ou à des observations purement pathologiques, ont dû être supprimés par moi. D'autres, que je conserverai, ne s'offriront au public que sous le déguisement nécessaire de quelques initiales supposées. Mais, je le répète, on aurait tort de confondre ces souvenirs avec les narrations que l'imagination se plaît à créer; leur caractère spécial, c'est la vérité nue ; c'est leur plus grand mérite ; il en vaut bien d'autres.

SOUVENIRS
D'UN MÉDECIN

I

———

Ces pages, destinées à conserver le souvenir des douleurs que j'ai pu soulager et de celles que mon art a vainement tenté d'assoupir ou d'éteindre, commenceront par le récit naïf de mes propres infortunes.

On inspire à la plupart des jeunes gens une idée fausse, lorsqu'on leur persuade que le talent leur suffit pour atteindre richesse et gloire. Point de situation plus triste que celle d'un médecin qui vient à Londres sans amis, sans argent, sans protecteurs. Que d'efforts pour conquérir le patronage ! Et combien souvent ces efforts aboutissent au désespoir ! Dans notre pays d'aristocratie et de mode, une clientèle ne s'acquiert pas, si vous ne trouvez parmi les puissants et les riches cet appui qu'ils refusent fréquemment au talent modeste et inconnu. J'ai éprouvé les angoisses d'une telle épreuve : mes travaux et mes efforts ont été longtemps stériles. Le hasard seul est venu me sauver.

Fils d'une famille pauvre dont les ressources s'étaient épuisées pour me donner l'éducation médicale sur laquelle mon avenir reposait, je me trouvai à Londres, à vingt-six ans, riche de cent liv. st. (2,500 fr.), possesseur

de quelques ouvrages de science et marié à une jeune
Écossaise, que, dans l'ardeur d'une passion impré-
voyante, j'avais attachée à mon sort. Émilie était sans
fortune : un caractère angélique, une figure dont la douceur et le charme exprimaient le dévouement et la candeur de son âme, avaient séduit mon inexpérience, et
tous deux nous approchâmes sans crainte de l'abîme. Je
serai, me disais-je, le créateur de ma réputation et de
son bonheur : cette pensée m'enorgueillissait, cette espérance me charmait. Je m'étais livré avec enthousiasme
et persévérance à l'étude de ma profession. Dans cette
immense ville les occasions de mettre à profit mon savoir
pouvaient-elles me manquer ?

Il fallait vivre ; mon trésor était hors de proportion avec
mes besoins : je sentais que, pour obtenir quelque confiance et me placer au rang de mes confrères, les apparences n'étaient pas à négliger. Mon père, à force d'économie, avait constitué une petite rente sur ma tête. Je la
vendis. La générosité d'un juif auquel me recommanda
un jeune homme avec lequel j'avais fait mes études m'a-
vança trois mille livres sterling (75,000 fr.), à l'honnête
intérêt de quinze pour cent, et sous condition de rachat
dans l'espace de cinq ans.

Me voilà maître de ce capital : jamais autant d'argent
n'avait rempli ma bourse. Je ne touchais pas sans une
espèce de crainte à cette somme, mon opulence et l'espoir
de ma vie. La jeunesse est confiante ; je chassai de mon
esprit les tristes pensées ; bientôt on vit briller sur la
porte d'une maison modeste située dans un quartier aristocratique [1] mon nom, gravé sur une plaque de cuivre

---

[1] On sait que la partie est de Londres est réservée aux gens
de commerce, et que l'ouest de la même ville est habité par
l'aristocratie.

étincelante [1], et précédé du titre de docteur. Une
économie stricte régla mes arrangements domestiques.
Principal locataire de la maison, je cédai à un vieux
garçon revenu des Indes mon premier étage et j'attendis la fortune. Six mois s'écoulèrent.

A peine deux ou trois malades du dernier ordre avaient-
ils eu recours à mes soins : je me trouvais perdu dans
l'océan de la capitale. Pendant le jour je marchais au
hasard, me promenant à travers les rues, comme si de
nombreuses visites eussent réclamé ma présence. Le soir
le bonheur m'attendait à la maison : Émilie et moi, nous
nous suffisions l'un à l'autre. Mais que devenir, lorsque
les fonds avancés par Amos L*** (c'est le nom du juif)
auront disparu, absorbés par les intérêts énormes qu'il
avait exigés et par le payement de notre loyer ?

La liste de mes relations était courte; j'étudiais mon
art et ne connaissais pas l'intrigue. Mon imprévoyance
commençait à se présenter à moi sous ses véritables couleurs. En vain Émilie me faisait espérer un avenir meilleur; je ne voyais dans ses paroles qu'une preuve de la
bonté de son âme. Nos fonds s'épuisaient, en dépit de
notre parcimonie. J'avais cru qu'il suffisait, pour être
médecin et pour s'achalander, de faire connaître au
public la profession qu'on exerce et d'en remplir les devoirs avec talent.

Je redoublai d'efforts pour m'introduire dans quelques
maisons; inutiles tentatives. J'étais jeune : on n'avait
nulle confiance en moi; point de voiture : ma femme
était simplement vêtue et mon extérieur humble mili-
tait contre moi. Que les jeunes médecins se souviennent

---

[1] Ces plaques de cuivre, portant le nom du propriétaire ou du
principal locataire, se trouvent sur toutes les portes

de cet avis : l'élégance des manières est la première nécessité de leur profession. Les portes qui se ferment
devant un docteur timide offrent un accès facile au médecin qui se présente bien. Le premier des deux peut guérir
ses malades : le point important, c'est de leur plaire.

Le relevé de mes recettes, pendant la première année,
fut ridicule par son exiguïté. J'avais envoyé au rédacteur
en chef d'un journal quelques notes médicales. Ma femme
dont l'esprit était cultivé et l'éducation distinguée avait
adressé au même journal des articles de mœurs com-
posés par elle. Une somme de trente schellings[1], pendant une année, fut le prix de ces élucubrations. Mais
l'espèce de succès que venait d'obtenir mon essai de littérature médicale m'inspira une autre idée. Je crus
pouvoir imiter plusieurs de mes confrères dont un ouvrage avait commencé la fortune, en fixant sur eux les
regards du public. Les maladies du poumon avaient été
pour moi un objet spécial d'études et d'expériences.
Pendant six mois je travaillai à mettre en ordre les matériaux que j'avais réunis. Émilie, devenue mon secrétaire, transcrivit deux fois de sa propre main l'ouvrage
entier. Avec quel battement de cœur nous le vîmes terminé! Que d'espérances attachées à ce manuscrit! Quelle
perspective de bonheur et de renommée, s'il réussissait!
Mais il fallait le faire imprimer; je me rendis chez un
libraire, éditeur de ces sortes d'ouvrages, et je fus reçu
avec une politesse remarquable. Il écouta sans impatience le développement de mes idées; il discuta avec
moi fort complaisamment les points principaux de la
théorie nouvelle que je proposais. Je voyais cet œil gris
et terne du commerçant et du spéculateur s'arrêter sur

[1] Trente-six francs de notre monnaie.

moi avec une expression bienveillante. J'espérais qu'il
allait se charger du débit de mon ouvrage : hélas ! il ôta
gravement ses lunettes et m'assura que sa détermination
était prise, et que jamais, sous aucun prétexte, il ne pu-
blierait d'ouvrages de médecine pour son propre compte.

— Est-ce là, lui dis-je avec douleur, votre résolution
définitive ?

— Oui, me répondit le libraire ; définitive !

Je replaçai le manuscrit dans ma poche, et je partis,
le désespoir dans l'âme. Ma femme m'attendait à la porte
de la boutique du libraire. Sa vue me fit mal ; je n'eus
pas la force de lui parler. Le dévouement qu'elle me témoigna me consola cependant ; je repris courage, et le
lendemain j'allai offrir à plusieurs autres éditeurs mon
traité sur les maladies du poumon. Les uns me congé-
dièrent ; les autres me conseillèrent de m'en tenir au soin
de ma clientèle et de renoncer au métier d'auteur. Me
constituer mon propre éditeur eût été me perdre. Point
de relations littéraires ; mon œuvre, mort-née en sortant
de la presse, n'aurait trouvé ni un journal pour la prôner,
ni un chaland pour en apprécier le mérite. Je rentrai
chez moi dans un morne désespoir ; je me jetai dans un
fauteuil, et le malheureux manuscrit, lancé d'une main
furieuse, disparut dans le feu. Ainsi périrent six mois
d'un travail pénible.

J'avais espéré que la décence et la tranquillité de mes
habitudes, la régularité de ma vie inspireraient quelque
confiance aux habitants du voisinage. Les véritables secrets de l'art m'étaient inconnus ; si l'on eût vu station-
ner à ma porte une longue file d'équipages ; si ma maison ouverte à tous les fats de la ville eût été le rendez-
vous des gens de bon ton ; si la protection de quelque
médecin à la mode m'eût initié aux salons de l'aristo-

cratie et m'eût marqué du sceau favorable tout eût été
dit. En Angleterre rien ne se fait que par recommandation. L'isolement me perdait.

Deux ou trois fois je fus appelé auprès du lit de malades à l'agonie : l'un expira au moment même où je
m'approchais de lui; les autres avaient cessé de vivre
quand je parvins jusqu'à leur logement. Des domestiques,
des portiers, des gouvernantes composaient ma clientèle.
Il fallait traverser les cours des plus beaux hôtels et aller
rendre visite, dans leurs greniers, à ces malheureux qui
n'avaient pour fortune que leurs gages et dont le travail
était la seule ressource. Il fallait me résoudre à accepter
le modique salaire que mon humanité eût voulu leur
laisser. J'étais exposé aux humiliations les plus irritantes.
Comme on savait que ma clientèle n'était ni brillante ni
fort nombreuse, la renommée me signalait comme médecin sans pratiques, ce qui achevait de me détruire. Un
jour que l'héritier d'une grande fortune et d'un beau
titre me fit appeler, je trouvai le jeune dandy noncha-
lamment étendu sur un sofa. Devant lui couchée sur un
coussin de velours reposait une jolie levrette, la favorite
du maître. Une tasse de café, que le jeune homme sa-
vourait lentement, était dans sa main : j'entre; sans lever les yeux, il m'indique du doigt la levrette malade [1];
puis déposant sa tasse il se met à me lorgner. Je ne fus

---

[1] La même aventure est arrivée au célèbre docteur Abernethy.
Appelé par une vieille dame du grand monde à donner des soins
à son singe favori, malade d'une indigestion, il aperçut, dans
la même chambre, un enfant habillé bizarrement, petit-fils de
la maîtresse de la maison. Cet homme singulier regarda al-
ternativement et attentivement ces deux personnages; puis leur
tâtant le pouls tour à tour, d'un air grave : «Madame, dit-il,
messieurs vos fils n'ont qu'à faire diète et à boire du thé.» Il
s'en alla.

pas maître de mon indignation, et révolté de cette impertinence, je sortis. Trois ans après je retrouvai le dandy chez un de mes amis; ce ne fut pas mon adversaire le moins redoutable : les obstacles que sa malignité me suscita entravèrent longtemps mon succès.

Quelques semaines après, appelé en consultation avec un docteur célèbre, je crus que cette circonstance, en prouvant à l'un de mes confrères, plus avancé que moi dans la carrière médicale, la capacité d'un jeune collègue, l'engagerait à me servir. Je ne m'attendais pas à l'outrageante condescendance qu'il me témoigna. Je venais d'indiquer un symptôme fort exact, et ma remarque était prononcée avec modestie.

— Vous croyez donc, me dit cet homme avec arrogance, que c'est d'apoplexie qu'il s'agit?

— Elle est à craindre, répliquai-je.

— Jeune homme, reprit-il, dirigeant vers la femme du malade un regard où se peignait une insolente pitié, je vous donne ma parole d'honneur qu'une apoplexie et une épilepsie sont choses tout à fait distinctes. — Apprenez cela, monsieur.

Ces paroles, prononcées d'un air de dédain impossible à décrire, produisirent leur effet. La maison me fut fermée.

Que faire? que devenir? Je donnai des leçons de grec et de latin à un jeune pair du royaume, qui ne put s'élever jusqu'à la compréhension de l'aoriste de τύπτω, et s'arrêta court devant les premières règles de la syntaxe latine. Pour perspective je n'avais, après tant d'efforts et de privations, que la prison et la détresse. Le métier de soldat eût mieux valu pour moi que cette vie d'espérances vaines et de cuisantes douleurs. Mes dettes s'accumulaient; l'état de grossesse de ma femme augmentait nos dépenses et ajoutait à mon chagrin par l'impuissance

où j'étais de subvenir à tout ce qu'une telle situation eût
exigé de moi. L'économie la plus rigoureuse, jointe à
une anxiété toujours croissante, détruisait notre santé.
Mille rêves douloureux se pressaient dans mon esprit :
mille plans chimériques devenaient l'aliment stérile dont
se nourrissait mon désespoir. Je voulais fonder un journal médical, professer publiquement la médecine, offrir
mes services à un médecin accrédité. L'argent me manquait : trois cents livres sterling seulement me restaient
encore; j'avais à payer le vieil usurier.

De plus habiles eussent exploité les accidents que le
hasard leur offrait. Le travail et la persévérance avaient
été mes seuls appuis. Je vivais dans une anxiété forcée
et dans une oisiveté fébrile. Je prévoyais l'instant où la
société me rejetterait loin d'elle, être nuisible et malfai-
sant; incapable de payer mes créanciers, j'allais perdre la
dernière ressource de l'honnête homme, ma réputation.

Un jour, accablé de ces tristes pensées, j'allai m'asseoir sur un des bancs du parc Saint-James et je croisai
les bras : une apathie mortelle s'emparait de moi. Je
comparais à ma propre destinée le sort de ces enfants et
de ces ouvriers qui passaient devant moi, de ces soldats
marchant en mesure au son du tambour et du fifre, de
ces enfants qui jouaient sur le gazon; et je ne pouvais
étouffer les larmes qui m'oppressaient. Tous étaient plus
heureux que moi. Je pensais à cette créature délicate que
j'avais perdue en l'épousant. Je n'osais rentrer à la maison : sa résignation me navrait. Qu'étaient devenues nos
chimères enthousiastes et nos belles rêveries? Un enfant
allait naître; il allait me nommer son père.

Un vieillard, dont la toux fréquente annonçait la disposition asthmatique, vint s'asseoir près de moi; il vit
mon abattement, et, par une question adressée d'un air

de bienveillance, il engagea une conversation que j'aurais soutenue avec peine, s'il ne m'avait parlé de sa maladie. Ce sujet, dont je m'étais occupé spécialement, excita mon attention, et je répondis comme médecin à plusieurs questions qu'il m'adressa. Il m'écouta avec intérêt, s'informa de mon adresse, et après une demi-heure de consultation en plein air il m'offrit une guinée que ma fierté refusa. Le malheur est timide et fier. Je n'osai pas demander au vieillard son adresse. Son valet de chambre vint lui dire que sa voiture l'attendait : et je restai persuadé de ma ruine.

Donnerai-je ici le détail de toutes les humiliations, de tous les désappointements qui m'accablèrent, de mes inutiles visites chez les médecins en crédit, de ce que j'éprouvai à mesure que mon faible pécule s'épuisait, de mes angoisses près du lit de ma femme, de l'espèce de stupeur et d'idiotisme où me plongea la certitude de mon désastre. Quoi de plus cruel que de marcher, les yeux ouverts, à un abîme inévitable! Au milieu de cette ville éclatante, un homme bien né, élevé pour une profession libérale, allait périr de faim dans toute l'horreur du mot!

Le soir je me glissais le long des murs : l'abstinence qui me privait de mes forces exaltait ma sensibilité morale ; cette atmosphère grisâtre et lourde, ce bruit monotone et lugubre des carrosses roulant au loin semblaient s'accorder avec ma stupide résignation. Les animaux eux-mêmes, nourris par l'homme qui les emploie, trouvaient dans la maison de leurs maîtres les aliments qui allaient me manquer; le meurtrier recevait de ses geôliers sa pitance ordinaire, et moi je périssais sans avoir commis d'autre crime que ma ridicule confiance envers une société que le charlatanisme séduit, que le talent sans protecteur n'intéresse jamais. Avec quelle ironie amère je contemplais cet habit que je portais, indice menteur d'une aisance que je ne possédais pas, vaine et pitoyable livrée !

La cruauté que les hommes exercent envers leurs semblables est rarement le résultat d'une méchanceté préméditée ; c'est par vanité, par légèreté, par personnalité qu'ils font mal. C'est surtout par cette jalousie de métier, sentiment qu'on nous inspire dès le premier âge sous le nom d'émulation et qui porte des fruits si funestes. Le vieillard valétudinaire que j'avais rencontré dans le parc Saint-James m'envoya chercher un mois après notre entrevue : son état empirait ; ma conversation lui avait inspiré quelque confiance. Il était riche : je lui donnai mes soins pendant l'absence momentanée de son médecin ordinaire. Le retour de ce dernier renversa de nouveau mes espérances. L'introduction d'un jeune docteur inconnu fut à ses yeux un crime au premier chef. Il en témoigna son étonnement, son mécontentement, son humeur. Le malade eut peur, me renvoya en me faisant payer mes visites, et mourut peu de mois après.

Cent livres sterling de dettes, vingt-cinq livres de capital, une somme énorme à payer, nulle ressource pour y subvenir.

Ces souvenirs, que je ne me rappelle pas à moi-même sans une sorte de frémissement et de terreur, perdraient une partie de leur utilité pour mes lecteurs, si j'en affaiblissais la nuance. Je me vis obligé de renvoyer ma domestique. Émilie se soumit à la nécessité de tenir elle-même la maison ; et quand je rentrais la trouvant occupée des plus humbles soins du ménage, quand je la pressais contre mon cœur palpitant, quelles larmes amères et brûlantes sortaient de mes yeux !

J'avais à Londres un parent éloigné dont la hauteur avait toujours été pour moi une sorte d'épouvantail. Je me décidai à le chercher : il voyageait sur le continent; j'écrivis; mes lettres restèrent sans réponse; une de ses tantes, vieille fille dévote, ayant entendu parler de ma situation, m'envoya dix livres sterling dans le pli d'une lettre, où elle me témoignait une pitié insolente et me défendait de m'adresser jamais à son neveu. Accablé de ces dédains, je perdais confiance en moi-même. Le sentiment de la dignité humaine s'efface de notre âme, nous perdons le courage de la fierté, quand la fortune nous écrase; il nous semble qu'elle est juste et que sans doute nous méritons les coups dont elle nous meurtrit. Un frère du parent que je viens de citer revint à Londres. Croira-t-on que j'eus la faiblesse de me présenter chez lui? La leçon que je venais de recevoir ne m'avait pas instruit de l'inutilité d'une telle démarche. Je saisissais le plus faible rameau, la plus légère espérance.

Ma santé était détruite, mon cerveau brûlant me menaçait d'une maladie inflammatoire; une diète forcée m'avait amaigri; j'étais devenu le fantôme de moi-même. Mes genoux tremblaient, mes lèvres entr'ouvertes et frémissantes témoignaient mon agitation pendant la course assez longue qui me conduisit à l'hôtel du grand personnage. Le temps était magnifique; tout souriait autour de moi; il me semblait que cette joie et cette activité insultaient à mon angoisse, que ces maisons et ces équipages somptueux me repoussaient loin d'une société éclatante, moi, misérable banni. Dirai-je qu'en approchant de la grand'porte, je me sentis si faible, que dans l'impuissance où j'étais de me soutenir je fus obligé d'entrer chez un pharmacien, et d'y prendre quelques gouttes d'éther pour me rendre de la force?

Je soulevai timidement le lourd marteau ; un homme d'une large encolure entr'ouvrit la porte massive, et, voyant que j'étais à pied, sans domestique, il me toisa sans me laisser entrer.

— Qu'y a-t-il pour votre service ? me dit-il d'un ton brusque et familier.

— Monsieur le comte *** est-il chez lui ?

— Il y est : que lui voulez-vous ?

— Je voudrais lui parler, repris-je d'un ton plus ferme. L'arrogance de ce valet m'irritait.

— Je crois que cela n'est pas possible, continua-t-il en me regardant du haut en bas. Monsieur est rentré ce matin à six heures. Il repose maintenant.

— Puis-je l'attendre ? Vous lui montrerez ma carte, et vous lui direz que j'ai à lui parler pour affaires personnelles.

— Repassez sur les quatre heures.

— Je vais attendre, répliquai-je plus irrité.

On me fit entrer. Qui ne connaît ces domestiques, rangés en ligne dans les avenues qui conduisent aux demeures des nobles ? Cette insolence est plus prononcée en Angleterre que partout ailleurs. L'influence de l'aristocratie anglaise s'y fait sentir et lui communique une teinte d'ironie froide et insultante. Piqueurs, valets de chambre, gens de service, passaient et repassaient devant moi en ricanant. De nombreux équipages s'arrêtaient devant la porte, leurs maîtres en descendaient ; on les introduisait dans les appartements intérieurs, et je restais là, en butte aux insultes des valets.

Deux heures s'étaient écoulées. J'entendis un domestique annoncer plusieurs personnes ; je l'appelai, et lui demandai pourquoi l'on ne m'introduisait pas, puisque le maître de la maison était visible.

— Parole d'honneur, me dit cet homme, je n'en sais rien. Et il me ferma la porte au nez.

Le sang bouillait dans mes veines; je sonnai : le même homme revint.

— Annoncez-moi, lui dis-je.

— Impossible, répondit-il en riant.

Je fis tous mes efforts pour conserver mon sang-froid : dans ce moment même, un mouvement se fit, un carrosse s'approcha de la porte.

— Vous direz à lord S***, s'il vient ici, s'écria une voix languissante, que je viens de sortir pour me rendre chez lui ! Le carrosse roula, la porte se referma, tout rentra dans le silence. Je sonnai encore.

— Eh bien ! monsieur le comte *** est-il visible maintenant?

— Il vient de sortir, monsieur. Le même sourire sardonique n'avait point quitté les lèvres de ce valet.

— Pourquoi ne l'ai-je pas vu? repris-je en frémissant de colère. Lui a-t-on montré ma carte?

— Oui, monsieur, répliqua cet homme de l'air le plus dégagé : on la lui a montrée, et, en la lisant, il a dit : *Je n'ai pas le temps de voir ce monsieur.*

Je m'élançai vers la porte et me précipitai dans la rue. Trois années après, cet homme qui m'avait si durement repoussé mourut d'apoplexie. Il était joueur; un accès de colère, suite de quelques chances défavorables, lui coûta la vie.

Continuer ce long récit de peines cuisantes et d'injures qu'il me fallut dévorer, n'est-ce pas imposer au lecteur le supplice que j'éprouvais? Le peu de secours que je recevais m'arrivait sous la forme d'aumônes, et était accompagné de lettres insultantes; un de mes confrères me fit parvenir *une guinée*, avec le billet que

voici : il n'est pas inutile d'ajouter que mon correspon-
dant, auquel je m'étais adressé dans l'espérance d'être
introduit par lui dans quelques maisons honorables, tirait de sa profession huit à douze mille livres sterling de
revenu annuel.

« Le docteur R... ne peut rien faire pour le docteur...
Il place une guinée sous le pli de cette lettre, et a l'honneur de lui rappeler qu'on s'expose à une ruine certaine quand on entre, sans ressources pécuniaires, dans
la carrière où le docteur... aurait dû ne pas s'engager. »

Enfin sonna l'heure fatale, prévue depuis longtemps,
et que rien ne pouvait retarder ; nous étions à la
veille du jour où *Amos* l'usurier devait venir toucher
les intérêts exorbitants dont nous étions convenus. Dix
schellings me restaient ; ma femme nourrissait un malheureux enfant, né dans ces déplorables circonstances.
Je me déterminai à faire une dernière tentative auprès
de ce locataire dont j'ai déjà parlé et qui occupait notre
premier étage. C'était un de ces hommes fantasques
que l'Inde nous renvoie, étrangers au reste du monde,
Asiatiques par la sensualité, Anglais par la hauteur et
la réserve, se piquant de ne plaire à personne, de ne
faire comme personne et de n'écouter qui que ce soit.
Il fallait voir cet homme de bronze, statue verdâtre et
immobile, prendre position derrière un immense para-
vent qui le protégeait à la fois contre les vents coulis et
les visiteurs, deux objets de sa haine et de son effroi. La
flanelle le couvrait de la tête aux pieds, un grand feu
brûlait devant lui aux jours caniculaires. Il ne cessait
point de maudire le climat britannique ; un bonnet de
fourrure emboîtait sa tête et retombait sur son col. Placé
devant lui pendant des heures entières, un Hindou

(*Klinkapôre* ou *Glingapôre* était son nom), chantait je ne sais quelle mélopée monotone, que le maître écoutait avec extase : l'égarement de ses yeux que le soleil du tropique avait privés de leur rayon visuel mais non de leur éclat, la contraction de cette figure ramassée sur elle-même et sillonnée de rides desséchées offraient un spectacle étrange.

La demande d'un prêt d'argent, adressée à un tel personnage, était une idée folle qui ne serait jamais entrée dans la tête d'un homme maître de ses sens. Déjà deux fois les mets indiens dont le nabab [1] se nourrissait ayant compromis sa santé, son esclave était venu m'appeler pour me prier de porter secours à son maître. En échange de mes services, j'avais reçu de lui un vieux bambou de la Chine et un éventail ; objets rares, disait-il, mais fort laids et qui ne me servaient à rien. On peut deviner avec quel embarras je fis à cet homme ma confession et lui demandai le prêt de trois cents livres sterling : je lui offrais pour garantie le montant des loyers qu'il pourrait me devoir, jusqu'à concurrence de la somme.

— Ah ! mon Dieu, s'écria le vieillard, que mes paroles semblaient accabler de frayeur.

— Veuillez, lui dis-je, excuser l'indiscrétion d'une telle demande.

— Me prenez-vous pour un usurier, docteur ?

— Non, monsieur, je vous regarde comme un homme d'honneur, qui peut, sans rien risquer, rendre service à un honnête homme.

---

[1] Sobriquet donné, comme on sait, aux Anglais revenus des Indes : c'était le titre des princes vassaux du Grand Mogol.

— Et vous pensez que je ne suis revenu des Indes que pour jeter mon argent au nez du premier venu ?

— Monsieur !...

— C'est entendu, monsieur ; je ne prête pas ! » Et il ferma la porte sur moi.

Le lendemain arriva l'usurier. Dieu sait ce que j'éprouvai, quand, d'un pas que l'âge rendait chancelant, et que la cupidité précipitait, il monta l'escalier. Pâle, abattu, calme comme le désespoir, je lui dis que, pour aujourd'hui, je ne pourrais pas lui remettre cette somme, mais que demain... hélas! je n'osais achever. Son regard perçant m'interrogea, et il se retira sans mot dire.

Trois jours après, c'était le jour de Noël, j'avais dépensé mes derniers schellings, pour offrir à ma pauvre Émilie un repas moins succinct, et l'âme navrée, je m'asseyais à cette table chargée de quelques mets plus délicats que ceux auxquels nous étions habitués, quand deux hommes sonnèrent : ils me présentèrent une bande de parchemin avec la plus exquise politesse; c'était le *writ*[1] qui me conduisait en prison. Émilie s'évanouit ; les gens de justice me permirent de rester quelques instants de plus auprès du lit dans lequel je la portai. Quelle demi-heure que celle qui succéda à mon départ ! je sentais mon cœur se serrer, une main infernale en dessécher le sang et en arrêter les battements. Bientôt une *maison de dépôt*[2] fut mon asile. Persuadés que j'avais

[1] Jugement ou *écrit* (*writ*, *written*) ordonnant l'arrestation du créancier.

[2] *Spunging-houses*, maisons où l'on déposait le débiteur avant son installation définitive : leur état de malpropreté et les impôts odieux qu'on y prélevait sur les malheureux que l'on y amenait, constituaient une des plaies les plus honteuses de la législation et de la pénalité anglaises, qui ont subi une réforme à cet égard.

de l'argent sur moi et que je refusais de leur acheter les soins qu'ils vendent si cher, les gardiens de ce lieu me laissèrent, dans un temps froid, sans couvertures, sans draps, sans aliments. Je tombai sur la paille qui devait me servir de lit : ma pensée était sans mouvement et sans action comme mon corps : le souvenir de ma femme, celui de mon enfant ne se présentaient à moi que comme des fantômes armés de poignards; je n'avais plus d'idées. Cette immobilité stupide dura jusqu'au lendemain matin : une voix bien connue frappa mon oreille; je me sentis enlacé dans les bras d'une femme et couvert de ses baisers. Émilie, que je ne reconnus qu'après quelques moments avait obtenu du vieux locataire ce prêt de trois cents livres sterling.

Je rentrai chez moi, accompagné ou plutôt soutenu par Émilie; je me hâtai de monter chez le nabab; des larmes de reconnaissance coulaient de mes yeux.

— Ah! monsieur, lui dis-je, en m'approchant de lui, vous êtes mon sauveur... la vie d'une famille entière dépendait de vous. Quelle gratitude serait égale au service que vous venez de me rendre?

Il m'écoutait froidement, et me répondit :

— Tout cela m'est absolument inutile. Je préférerais votre billet à vos remerciements.

Cette insensibilité me glaça; j'écrivis et signai la reconnaissance [1] qu'il me demandait; et je sortis après l'avoir salué.

Au lieu d'un créancier, je me trouvai en avoir deux; le temps s'écoula; aucun changement ne s'opérait dans

---

[1] Selon la loi anglaise, la reconnaissance d'une dette, sans époque assignée pour le payement, est toujours valable pour l'arrestation du signataire.

ma position. Ma femme succombait à un malaise nerveux qui me déchirait l'âme. Je n'avais plus le sentiment
de mon être. Les courts instants de mon sommeil étaient
livrés à un délire auquel la douce voix de ma femme
m'arrachait de temps en temps.

— Tais-toi, pour l'amour de Dieu, pour l'amour de
moi, ne parle pas ainsi! Ces mots me rappelaient à moi-
même. Notre locataire, assassiné par le plus mauvais
régime auquel un mortel puisse se soumettre, brûlé intérieurement par l'usage des aromates et des épices, s'avan-
çait rapidement vers la mort. Je le soignais; c'était une
scène étrange que ces rapports entre un malade silencieux, bourru, presque outrageant, et un docteur dont
la santé profondément altérée empirait chaque jour. Nous
nous parlions peu ; il recevait mes ordonnances, les exécutait, et je sortais ; la dette que j'avais contractée envers
lui s'opposait à ce que je réclamasse le prix de mes visites. Il ne me disait rien à ce sujet. Le scorpion de la
fable expirant dans les tortures d'un feu qui l'environne
et auquel il ne peut échapper, était le juste emblème de
ma vie et de mes souffrances. Mon seul désir était de reposer à jamais, avec les miens, dans l'étroite demeure de
la mort. Je me croyais placé au milieu d'un cimetière,
dont la glace couvrait les tombes, et sur laquelle un linceul de neige étendait son voile blanc.

Si deux mois de plus se fussent passés ainsi, mes forces
intellectuelles auraient fait naufrage. Vers le commencement du mois de mars, sur les huit heures du soir, je
me trouvais dans le *Haymarket*[1]; mon œil égaré s'arrêtait sur l'affiche de l'Opéra : les voitures arrivaient à la

---

[1] Le marché au foin. Le théâtre de Haymarket et le grand
péra donnent sur cette place, ou plutôt sur cette grande rue.

file; les disputes des cochers, le bruit des assiégeants qui se pressaient autour du bureau, ne m'arrachaient pas à ma rêverie. Un cri aigu, partant de l'endroit où se trouvaient les voitures, arriva jusqu'à moi : je m'élançai de ce côté.

Un landau, dont les chevaux effarouchés reculaient, avait atteint le bras gauche d'une jeune personne placée dans une autre voiture et allait enfoncer la caisse de cette dernière. Je me trouvai à portée d'arrêter les chevaux effrayés, les deux carrosses se débarrassèrent, et je m'empressai de me diriger vers la jeune personne, victime de cet accident. Son épaule était démise, une blessure affreuse à voir faisait ruisseler le sang de son avant-bras. Un homme âgé et une jeune dame tenaient dans leurs bras la jeune fille évanouie. Je leur fis connaître ma profession ; le comte de C*** s'empressa de me faire monter dans la voiture. Je plaçai sa fille dans la position qui devait lui être le moins pénible, je bandai sa plaie avec ma cravate, et deux domestiques, chargés d'aller à la recherche de M. Cline [1], ne tardèrent pas à le ramener. A quoi tient la fortune ? Cet accident changea ma vie. Shakespeare n'a pas oublié ce *flux* et ce *reflux* capricieux du sort humain.

Le talent du chirurgien Cline amena bientôt à une réduction complète la dislocation du bras. Les bandages nécessaires furent disposés, et je reçus du comte, avec les expressions les plus vives de reconnaissance, un billet de dix livres sterling. Il me pria de revenir le lendemain matin, de bonne heure. Que l'on imagine ma joie, quand je rentrai chez moi ; ma femme, effrayée de mes mouvements, essaya de me calmer ; la délicatesse de son

---

[1] Célèbre chirurgien de Londres.

instinct lui faisant craindre qu'un désappointement nouveau ne me rejetât dans un désespoir plus profond, elle sut modérer ma joie sans m'ôter le courage.

Le sort me devint favorable. La famille du comte, dont je devins le médecin habituel, m'introduisit dans plusieurs familles. Le hasard m'avait offert ce patronage indispensable sans lequel ma ruine allait s'accomplir. Je vis mon revenu dépasser mes dépenses ; non-seulement au bout d'une année je me trouvai à jour, mais je soldai l'usurier Amos. Mon excellente femme parut dans le monde ; ceux qui m'avaient traité avec mépris furent les premiers à m'accabler de politesses. J'eus le plaisir de rendre au médecin dont j'ai parlé plus haut la guinée insultante dont il m'avait gratifié ; ma considération et mon crédit s'accrurent. Les leçons sévères d'une longue adversité ne furent pas perdues pour moi. Notre vieux locataire hindou mourut subitement ; il partagea sa fortune entre le chanteur Clinkapôre et moi, qu'il institua son légataire universel.

Telles sont les chances bizarres qui m'ont conduit à une situation paisible et respectable. J'y ai puisé plus d'une instruction utile : j'ai appris à tendre une main amie à mes jeunes confrères, à ne désespérer jamais, à ne jamais me laisser enivrer par les promesses de la fortune ni accabler par ses revers.

II

Tout le monde a répété cet axiome : « Que les femmes savent opposer à la douleur physique une force, une intensité de courage dont nous serions incapables. » Elles plient sous le faix de l'angoisse qui nous briserait ; leur existence plus souple et plus nerveuse se relève avec une merveilleuse élasticité. Nées pour être mères, celles à qui Dieu confia le soin des générations et la transmission de la vie devaient, pour accomplir les vues suprêmes, résister à ce que la souffrance a de plus poignant.

Madame Saint-A***, femme d'un pair du royaume, était depuis plusieurs mois en proie à un fléau de son sexe, *un cancer* au sein. J'étais son médecin ordinaire, et je ne voyais pas sans un profond sentiment de peine cette belle personne, dont la douceur était angélique, succomber à un mal affreux. On sait avec quelle rapidité ce fléau, dévorant les chairs de la victime, la soumettant d'heure en heure à une nouvelle agonie, porte dans son sein une morsure plus douloureuse que les déchirements de la flamme et du fer. C'était un spectacle touchant que cette résignation à des douleurs atroces : point de cris ; à peine des larmes : quand nous réussissions à lui donner quelques intervalles de repos, elle levait vers nous ses beaux yeux, d'une expression si tendre, et qui témoignaient la vive gratitude qu'elle ressentait. Aucun symptôme d'impatience ou d'irritation, aucune plainte.

Un matin je la trouvai étendue sur le sofa de son salon. Le velours rouge qui recouvrait le meuble faisait ressortir sa pâleur extrême. Ses sourcils légèrement plissés, quelques rides au front, annonçaient seuls le triomphe qu'elle remportait sur la douleur. Il y avait dans ce repos une intensité de souffrance qui faisait frissonner.

— Comment avez-vous passé la nuit? lui demandai-je.

Sa voix était tremblante, mais douce. — Oh! répondit-elle, cette nuit a été bien cruelle. Je suis heureuse que mon mari ne soit pas ici; il aurait beaucoup souffert!

Alors entra dans sa chambre, en sautant et en riant, un petit garçon de quatre ans, son fils unique. Ce bel enfant aux cheveux blonds et bouclés, ignorant que sa mère expirait peu à peu; le contraste de tant de gaîté et de vie, avec tant d'angoisses et la mort voisine; c'était une des situations les plus tragiques du monde. Je pris l'enfant entre mes bras, je le plaçai sur mes genoux, et je cherchai à l'amuser en faisant sonner les cachets et la chaîne de ma montre: j'avais peur que ses cris et ses caresses ne troublassent le repos de sa mère. Elle le regarda fixement avec une expression indéfinissable. Puis sa main blanche, transparente, maigrie par la souffrance, couvrit ses yeux; je vis des pleurs. Elle ne prononça pas un mot. La vue de son fils avait vaincu son courage.

Cependant la maladie fit de rapides progrès. Une opération devint inévitable. Un chirurgien habile, qui me secondait avec beaucoup de talent et de zèle, se chargea de communiquer à la malade cette nouvelle. Il lui demanda si elle croyait avoir assez de force pour soutenir l'opération. Un sourire triste se dessina sur ses lèvres.

— Oui, dit-elle; voici déjà quelque temps que j'y pense, et je me suis habituée à cette idée; je m'y soumettrai de mon mieux, à deux conditions : l'une, que mon mari n'en saura rien; la seconde, que, pendant l'opération, l'on ne me liera point les mains, et qu'on ne me bandera pas les yeux.

Elle appuyait sur cette dernière condition d'une manière tellement expresse, que nous n'osâmes pas nous y opposer. Elle était calme, résolue; le chirurgien me regardait d'un air de crainte.

— Je vous devine, lui dit-elle; mais j'espère bien vous prouver qu'une femme sait avoir du courage.

Nous convînmes du jour. Le chirurgien, son aide et moi, nous fîmes placer dans la voiture qui devait nous conduire chez la malade la boîte d'instruments nécessaires pour l'opération.

— Êtes-vous bien sûr, dit le docteur R*** à son domestique, que tout est à sa place, et que rien ne manque?...

Sans se contenter de la réponse affirmative qu'il reçut, le docteur visita lui-même la boîte, et s'assura que toutes les précautions avaient été prises. Ce n'était pas sans motif. Un jour, je m'en souviens encore avec douleur, je vis un patient expirer entre les bras du chirurgien, faute de cette attention indispensable. On ne put trouver dans la boîte l'instrument d'une forme spéciale dont un cas particulier exigeait l'emploi : cet oubli fut la mort de l'infortuné.

Madame Saint-A*** demeurait à deux milles de Londres. A deux heures, notre voiture s'arrêtait à sa porte. On nous introduisit dans un salon dont les fenêtres ouvraient sur un magnifique jardin; cette situation isolée et le silence profond qui y régnait convenaient à la triste scène. Le domestique qui nous ouvrit était pâle; il nous regardait comme des bourreaux, non comme des médecins. Le peuple et les classes qui s'y rattachent n'ont pas beaucoup de foi dans la science médicale. Ces linges, ces serviettes, ce bassin pour recevoir le sang de la victime; l'eau chaude, l'éponge, la lame brillante des instruments que l'on affile et que l'on essaie; tout cela les effraye. Les préparatifs d'une bataille n'ont rien d'aussi redoutable. Le canon gronde, les armes étincellent, tambours et trompettes retentissent : cette pompe meurtrière et magnifique enivre l'homme d'espoir, d'ambition et d'orgueil. La salle de l'opérateur est le théâtre obscur d'un supplice douloureux, dont le succès est problématique.

Enfin, on envoya dire à madame Saint-A*** que tout était prêt et qu'on l'attendait.

Le chirurgien ne voyait là que l'exercice ordinaire de sa profession et l'occasion heureuse de déployer son habileté, et souriait de mon inquiétude; je repoussai, non sans indignation, quelques plaisanteries assez déplacées, lorsque la porte s'ouvrit; madame Saint-A*** entra suivie de deux domestiques. Sa physionomie était calme, sa démarche ferme. Son pâle visage éclairait d'un sourire aussi triste que le dernier rayon des jours de novembre. Elle pouvait avoir de vingt-six à vingt-sept ans; et, dans ce moment même, sans parure, prête à subir une opération terrible, elle paraissait belle. Ses longs cheveux bruns, dont un reflet cendré variait la nuance, flottaient épars sur son front et sur ses épaules dont la blancheur l'eût emporté sur celle de l'ivoire. Ses yeux bleus, naturellement voilés et à demi couverts par de longs cils châtains, avaient perdu cette expression de langueur et de pensive rêverie qui en faisait ordinairement le charme. L'anxiété y étincelait, et la puissance de l'âme, la force de volonté cherchant à triompher à la fois des terreurs réunies de la mort et de la douleur, ne pouvaient étouffer entièrement cette agitation trop naturelle qu'on lisait dans ses regards. Ses traits étaient réguliers; le ciseau le plus habile n'eût pas arrêté avec une délicatesse et une précision plus exquises les contours de la bouche et du nez. Son teint, ordinairement peu coloré, semblait transparent comme l'albâtre, dans ce moment où le sang, violemment refoulé vers le cœur, abandonnait les autres parties du corps. C'est une observation singulière, mais vraie et appuyée sur des faits assez nombreux, que les plus belles personnes sont surtout exposées à cette terrible maladie.

On jeta un grand châle des Indes sur la robe de mousseline blanche qu'elle portait; elle s'assit. Tant d'innocence et de beauté destinées à subir l'angoisse mortelle que le bourreau n'inflige pas au plus coupable! Il n'y a, contre de telles idées, qu'un seul recours et un seul espoir, c'est la croyance en un monde supérieur.

Un *decanter* rempli de vin de Porto et un verre furent placés sur une table à côté d'elle. Elle me fit signe de m'approcher, et comme si elle eût deviné mon émotion, elle m'invita à boire un peu de vin.

— Permettez-moi, lui dis-je, madame, de vous offrir quelques gouttes de ce vin.

— Volontiers, si vous croyez que cela me soit utile, répondit-elle d'une voix à peine intelligible.

Ses lèvres effleurèrent le verre, et elle me le rendit, en me disant avec une expression de gaieté presque douce :

— Allons, docteur, je crois que vous avez aussi besoin de tonique. Oui (et sa voix devint émue), je vous devine, et je suis bien sensible à vos attentions pour moi, à votre bonté, à la crainte que vous voudriez dissimuler.

Je replaçai le verre sur la table, admirant cette grâce de discours et ce charme de sensibilité vaillante. Elle se retourna vers le chirurgien, et lui dit :

— Mon cher docteur, pardonnez à la faiblesse d'une femme, et à ce que vous pourrez regarder comme un frivole caprice. Voici une lettre de mon mari; elle m'est chère; elle contient l'expression de toute son affection pour moi. Pourriez-vous la tenir... là... devant mes yeux... pendant le temps que je passerai ici!... J'ai besoin de la voir... je sens que cette idée vous fera pitié; mais vous m'accorderez sans doute cette grâce... vous le voulez bien, n'est-ce pas?

— Madame, en vérité, je ne puis consentir à cela. Il est impossible que cette lettre n'augmente votre émotion. Le plus parfait repos nous est nécessaire.

— Vous êtes dans l'erreur, reprit-elle avec fermeté. Elle produira l'effet contraire; je vous assure que la vue de cette lettre me donnera du courage... Et si je dois...

Elle allait achever... « *Si je dois mourir...* » mais elle s'arrêta; elle ne put prononcer ces mots : cette femme forte craignait la mort. Ses yeux se fermèrent un instant, sa main froide se couvrait d'une transpiration glacée. Elle me donna la lettre; elle ne tremblait pas; elle était immobile.

— Si je vous accorde ce que vous exigez, lui dis-je alors (et c'est malgré nous que nous y consentons), ce sera sous une condition; vous me permettrez de vous tenir les mains pendant l'opération.

— Avez-vous peur? me répondit-elle; et un sourire agita ses lèvres.

Cependant elle ne fit plus de résistance. Le chirurgien s'impatientait de nos délais. Tout était prêt. Il s'approcha de l'air le plus dégagé du monde; vous eussiez dit qu'il

s'agissait d'une fête ou d'une noce. Aucune trace d'émotion sur son visage. Je donne ce docteur pour le modèle
des chirurgiens opérateurs : un malade, à son aspect, ne
doit plus croire à la mort, tant cette figure est riante,
épanouie, tant ses paroles sont rassurantes?

— Allons, allons; le tête-à-tête est-il achevé? Voyons,
madame, il faut vite terminer cette petite affaire; ensuite
nous aurons la santé, la joie, et nous causerons tant
qu'il nous plaira.

— Je suis prête, monsieur. Tous les domestiques sont-
ils sortis? demanda-t-elle à l'une de ses femmes de
chambre.

— Oui, madame, répondit cette femme, qui fondait
en larmes.

— Et mon petit Henri? En prononçant ces mots, la
voix de madame Saint-A*** s'affaiblissait. On lui répondit
affirmativement.

— Eh bien, me voici prête.

Une des femmes de chambre souleva le châle qui couvrait ses épaules, le chirurgien la plaça obliquement sur
un des coins de la chaise, rejeta son bras gauche sur le
dos du siége, et lui ordonna de tenir la tête tournée vers
l'épaule droite; elle découvrit sa poitrine avec autant de
calme que s'il eût fallu changer de vêtement pour aller
au bal. Elle me donna sa main droite. Je pris de la main
gauche la lettre de son mari, et je la plaçai devant ses
yeux, comme elle l'avait désiré. Elle me remercia d'un
de ces regards qui ne s'oublient jamais. Son langage me
disait : *Je serai forte; vous verrez ce que je puis..* Elle
souriait à la mort présente. Héros du champ de bataille,
vous dont le sang coule, et qui gardez un front serein,
cette femme vous vaut!

Ses paupières s'abaissèrent, ses yeux se fermèrent à

demi; elle les tint attachés sur le papier que je déployais
devant elle; sa pensée, son âme, sa vie, semblaient se
concentrer sur une écriture si chère et si connue. On
eût dit qu'elle voulait échapper à la douleur en transpor-
tant son existence hors d'elle-même. L'air d'assurance
du chirurgien ne le quitta pas un instant; il commença
d'une main ferme et d'un coup d'œil sûr sa terrible opération. Je vis l'acier pénétrer dans le sein palpitant; et
la confiance que j'avais dans l'admirable habileté dont il
a fourni tant de preuves me donna la force de rester
spectateur de cette scène. Elle trembla quand la lame
aiguë pénétra dans la chair vive; un frissonnement convulsif agita son corps; une teinte verte couvrit son visage;
mais elle ne bougea pas, elle ne fit pas un mouvement
pour se dégager; et ne prononça pas une seule parole.

J'espérais un moment qu'un évanouissement subit
l'arracherait aux angoisses de l'opération, et que, pendant cet état d'insensibilité, on pourrait achever l'extir-
pation du cancer. Il n'en fut pas ainsi. Son œil, dont la
convulsion de la douleur semblait augmenter l'éclat, ne
se détachait pas du papier sur lequel son long regard
semblait se perdre avec une intensité d'affection et d'attention inexprimable. L'opération dura longtemps; elle
fut plus douloureuse encore que nous ne devions nous y
attendre; un seul soupir s'échappa de son sein déchiré.
Quand le dernier bandage fut appliqué :

— Docteur, murmura-t-elle, est-ce fini?

— Oui, madame; nous allons vous mettre au lit.

— Non, non. Je marcherai bien; j'espère pouvoir me
soutenir.

Elle tenta de se soulever; nous l'en empêchâmes, dans
la crainte, trop fondée, que le mouvement n'eût pour
elle des conséquences funestes. Elle renonça à son projet,

et nous la déposâmes sur son lit. A peine couchée, elle tomba dans un évanouissement profond. Nous la crûmes morte.

Dans cette lutte épouvantable, l'énergie vitale avait-elle succombé? Le miroir que nous approchions de ses lèvres immobiles ne se ternissait plus que d'une imperceptible vapeur. Cependant nous la vîmes revenir à la vie. Un narcotique qui lui fut administré lui procura sept heures de sommeil, et le lendemain le danger le plus imminent était passé. Sa convalescence fut lente. Je la soignai assidûment, avec zèle, avec persévérance; et j'eus le bonheur de la voir renaître.

Un jour qu'elle venait de recevoir une lettre qui lui annonçait le retour de son mari, je la vis triste, et quelques mots qui lui échappèrent me révélèrent la pensée féminine qui venait d'agiter son cœur. Elle rêvait à sa beauté, dont le fléau n'avait pas altéré le charme, mais qui portait sa cruelle empreinte: je la consolai de mon mieux.

— Ah! s'écria-t-elle... et mon mari! Puis elle s'arrêta, essuya une larme, et dit :

— J'espère cependant qu'il m'aimera encore!

III

LE DUEL.

Je ne rapporterais point les détails du duel dont on va lire le récit, si je n'étais bien sûr que tous les acteurs du drame ont péri et que les familles mêmes auxquelles ils appartenaient, dispersées ou éteintes, ne pourront me reprocher d'en rappeler les circonstances.

Un jeune lord dont je tairai le nom, et dont la race n'existe plus, m'avait invité à passer le temps des chasses avec lui dans son petit château du Somersetshire : on sait que ces résidences temporaires, nommées *Shooting-boxes* [1], sont le rendez-vous ordinaire des gens de bon ton que la vie monotone de leurs tourelles et la vie brillante de Londres ont fatigués pendant l'été et pendant l'hiver. C'est là que les goûts de la jeune noblesse anglaise se satisfont pleinement. Lord Byron, dans New-stead-Abbey, fut un exemple remarquable de ce genre d'existence peu morale, d'ailleurs vive, amusante, entraînante, étourdissante, et où la morgue aristocratique rentre dans l'indépendance sauvage et ne devient roture que par l'extrême véhémence de ses excès.

Lord F***, qui devait suivre la carrière des armes, se trouvait entouré dans sa résidence de Somerset d'une

---

[1] *Loges-de-chasse;* rendez-vous de chasse.

foule de jeunes militaires, dont la gaieté impétueuse et l'esprit vif jetèrent un grand mouvement sur la scène brillante et champêtre où je n'étais que spectateur. Mille folies, mystifications perpétuelles, plaisanteries sans fin, bonne chère, excellent vin, de beaux chevaux qu'on mettait sur les dents, les fermiers du voisinage dont on respectait le repos et les pâturages, mais dont on attaquait sans pitié les filles et les femmes; comédies impromptu, soupers prolongés très-avant dans la nuit, paris extravagants, parties de chasse interminables, la pêche, le jeu, le tir au pistolet; toutes ces distractions devinrent monotones après quinze jours. Lord F*** nous proposa de varier nos plaisirs : la petite ville de T*** est située à peu de distance du château que nous habitions. Nous fîmes annoncer dans les papiers publics un bal par souscription, qui devait avoir lieu dans cette ville, et où tous les nobles des environs et leurs familles ne pouvaient manquer d'affluer. Le patronage de lord F***, la présence de ses brillants amis, y attirèrent une société nombreuse : on vint à notre bal de dix lieues à la ronde; tout réussissait au gré de nos désirs.

Il fallait voir cette petite ville, trop exiguë pour la foule des danseurs qui s'y étaient rendus, transformée en une espèce de campement, théâtre d'une bacchanale joyeuse. Le son des instruments, répété par de hautes collines qui l'environnaient, allait éveiller les habitants d'alentour; et les bourgeois, excités par le spectacle, improvisèrent de leur côté une fête presque aussi bruyante que la nôtre. C'étaient Abdère et les Abdéritains.

Les beautés des environs avaient répondu à notre appel. Jamais cavaliers aussi élégants, société aussi choisie, n'avaient attiré leurs regards! Comme tous ces jeunes cœurs battirent! La plupart des amis de lord F*** se

distinguaient par la grâce des manières. Presque tous
connaissaient à fond ce manége de coquetterie, ce
dialecte insignifiant et puissant, cet art de toucher le
cœur des femmes, au moyen d'un jargon frivole, composé de riens qui enchantent et d'adroites flatteries qui
enivrent. Je n'avais, moi, aucun de ces avantages : ma
figure est sans régularité, ma taille sans noblesse; mes
manières sont sans apprêt. Spectateur d'une scène mou-
vante et animée, j'y jouai le rôle de comparse. Mes études, mes malheurs, mon attachement pour ma femme
et les plaisirs paisibles du foyer ne m'ont pas rendu propre à ce métier de séduction légère. Je me contentai de
danser deux contredanses avec une de ces pauvres créatures auxquelles on ne fait point d'attention, parce
qu'elles sont humbles et timides.

Parmi nos danseuses, une jeune personne se faisait
remarquer. Surnommée *la Violette de Hazeldon*, par al-
lusion à la grâce de son caractère et au charme de ses
manières, elle était environnée d'adorateurs. Ses yeux
étaient en effet de la teinte azurée et profonde dont cette
jolie fleur brille quand elle s'épanouit : grands, languissants, pleins d'ardeur et de tendresse, ils répandaient un
prestige de sensibilité et d'énergie sur des traits dont la
régularité eût pu d'ailleurs paraître froide. Le contraste
d'une physionomie sévère et de ces regards qui trahissaient la vie de l'âme avait quelque chose d'enchanteur : on croyait y lire à la fois la profondeur des affections, leur constance et leur force. Une forêt de cheveux
châtains se répandait en boucles naturelles et soyeuses
sur un beau front et des épaules charmantes : délicatesse
exquise, fierté gracieuse; quelque chose de flexible et de
noble dans la tournure.

Tous nos jeunes gens, excepté lord F***, captivés par

les charmes de cette jeune personne, rivalisaient auprès d'elle de galanterie et de soins. Un jeune capitaine des gardes du corps, héritier d'une grande fortune, remarquable par sa taille athlétique et la beauté de sa figure, semblait briguer avec plus de zèle que les autres l'honneur de plaire à la jeune Marie. Le plus empressé, après lui, était un jeune homme d'une famille distinguée et qui se destinait à la carrière diplomatique. Souriait-elle à l'un, l'autre fronçait le sourcil; semblait-elle écouter avec plus d'attention les discours du capitaine, le plus vif mécontentement apparaissait sur le visage de son rival, que je nommerai *Trévor*, afin de cacher le nom véritable de sa famille, dont les relations de parenté étaient aussi nombreuses qu'honorables.

Le capitaine *** avait pris la main de la belle Marie, avec laquelle il comptait danser la première contredanse. Trévor l'arrêta en lui disant :

— Capitaine, j'ai la parole de mademoiselle. Mademoiselle, ajouta-t-il en se tournant vers Marie, c'est à vous que j'en appelle.

Les joues de Marie se teignirent d'une rougeur subite : elle prévit la querelle.

— Je crois, dit-elle, me souvenir en effet d'avoir promis à M. Trévor : si je le pouvais, je danserais avec tous les deux. Capitaine! vous ne m'en voulez point, n'est-ce pas? Et le regard suppliant de la jeune fille semblait demander grâce au rival jaloux.

Le capitaine s'éloigna, non sans avoir jeté sur Trévor un regard insultant.

Je connaissais la hautaine inflexibilité de l'un et de l'autre. Trévor, tout en dansant avec Marie, cherchait de l'œil le capitaine, dont il avait saisi la pensée secrète.

Aux soins attentifs dont il comblait sa danseuse se joignaient une anxiété secrète et une colère concentrée.

Huit jours après, lord F*** invita à dîner la plupart de ceux qui l'avaient accompagné au bal dont je viens de parler. Trévor et le capitaine étaient de ce nombre; je résolus de les observer tous deux. Le capitaine arriva le premier et alla se placer à la fenêtre. Trévor descendit de cheval près de la porte extérieure; le capitaine en l'apercevant pâlit; ses lèvres se contractèrent; il quitta son poste d'un air de tranquille indifférence. Il se tenait debout à l'extrémité de la salle, précisément en face de la porte d'entrée. Les rivaux se saluèrent mutuellement, avec une froideur marquée, mais sans impolitesse.

Vingt convives entouraient une table couverte de mets recherchés : vins excellents, service splendide, tout semblait aller à merveille; la bonne humeur, les saillies circulaient; le capitaine et Trévor, fort éloignés l'un de l'autre, paraissaient avoir oublié leur rivalité. A huit heures un quart, on servit le dessert, et de nombreux *decanters* pleins de vin de Porto, de Champagne et de Madère furent placés devant nous. Quelques-uns de ces toasts bizarres que nos jeunes gens ont coutume de porter, quand les gens de service ont disparu, donnèrent une impulsion plus vive à la gaieté générale. Alors notre amphitryon se leva, portant au-dessus de sa tête un verre dont la mousse écumeuse du vin de Champagne faisait étinceler les bords :

— Chers amis et compagnons de gloire et de plaisir, s'écria-t-il, que vos coupes se remplissent! Il s'agit d'un toast qui vous sera cher; rasade pleine! c'est la loi! Nous buvons à la santé de la belle Marie, de la *Violette d'Hazeldon!* Je vous convoque tous; faites-moi raison de ce toast !

Des acclamations unanimes attestèrent notre admiration pour la beauté de Hazeldon. Le capitaine et Trévor ne furent pas les derniers à répéter le nom de la jeune fille. La main du capitaine trembla, lorsqu'il approcha le verre de ses lèvres.

— Ah! çà, s'écria un jeune étourdi, qui se chargera de répondre pour elle et de remercier l'assemblée au nom de la belle de Hazeldon?

— Parbleu, son favori de la soirée; Trévor, répliqua un autre.

— Allons, Trévor, debout! Pourquoi tant de modestie? Vous l'avez monopolisée pendant le bal. Impossible de danser avec elle: à peine avait-on le temps de lui adresser une parole.

— Pour moi, interrompit lord F***, je crois que le capitaine a aussi des droits à faire valoir. J'ai remarqué plus d'un sourire de la belle Marie; faveurs légères, mais significatives et qui s'adressaient au capitaine.

Trévor et son rival, également embarrassés, gardaient le silence. Le capitaine pressait violemment et d'un air agité le verre qu'il tenait à la main. Déjà étourdis par les fumées du vin, les convives prirent parti, l'un pour l'officier, les autres pour le diplomate, qui se taisaient obstinément pendant que l'on discutait leur prééminence avec autant de véhémence, de zèle et de bruit, que si le salut de l'État eût dépendu de ce débat ridicule. De temps en temps le capitaine lançait à Trévor un regard courroucé. Un jeune baronnet du comté de Cornouailles, que la physionomie sérieuse des deux jeunes gens étonnait et qui commençait à pressentir les suites de cette scène, essaya d'apaiser l'irritation croissante des rivaux :

— Je demande la parole, s'écria-t-il, et voici ma mo-

tion. Vingt à parier contre un, que le jeune cœur de
Marie est encore indécis. Qu'avons-nous de mieux à
faire? Consultons le hasard; croix ou pile! Que Trévor
et le capitaine s'en remettent au sort; le gagnant sera le
chevalier en titre!

On rit beaucoup; le front des rivaux ne se dérida
pas. Le capitaine était pâle; l'œil arrêté sur la liqueur dont son verre était rempli et qu'il buvait à petits
coups, il cherchait à paraître indifférent et paisible : son
émotion se trahissait malgré lui. Plus âgé, plus maître
encore de lui-même, Trévor restait immobile; son embarras et son agitation étaient à peine sensibles. Tout ce
que l'âme humaine contient de violent se trouvait éveillé
et irrité par cette circonstance inattendue.

— Capitaine, dis-je tout bas à mon voisin, j'ai cru en
vérité que cet honneur si vivement disputé vous appartenait, lorsque j'ai vu Marie rougir d'orgueil et de plaisir
en recevant vos premiers hommages.

Il essaya de sourire.

— Vous avez raison, me dit-il; Trévor n'a aucun droit
à revendiquer le titre qu'on veut lui conférer : c'est mon
avis du moins.

L'air sombre des interlocuteurs glaça les assistants.

— Mes amis, dit alors Trévor d'un ton dégagé, on a
fait, ce me semble, beaucoup de bruit pour rien ; mais
puisqu'il en est ainsi, puisque cette discussion est engagée, puisque je me trouve forcé de dire ce que je pense,
personne ici, je le crois, n'a le droit de me disputer une
préséance que j'ai conquise. Le guerrier que j'ai pour
rival (et il appuya sur ces paroles d'une manière marquée) avouera même que la belle Marie m'a conféré le
titre et les fonctions que je réclame. Il est vrai que le ca-

pitaine *** a l'œil brillant, la mine fière, le ton séduisant...

— Trévor, s'écria le capitaine, rougissant de colère, pas d'insolence !

— *Insolence !* que diable ce mot peut-il signifier ? Voulez-vous me chercher querelle, capitaine ? Je n'en crois rien. M'est-il échappé quelque chose qui ait pu vous choquer ? Je le regrette ; telles ne sont point mes intentions. D'honneur, j'en serais désolé. Quant à la belle dont il est question, permettez-moi, messieurs, de revendiquer de nouveau le plaisir et le droit d'être ici son représentant. Oui, capitaine, j'oserai prendre la parole au nom de ma jolie danseuse, et remercier pour elle l'honorable assemblée qui vient de proposer un toast à sa santé.

Trévor avait mêlé avec assez d'adresse dans ce petit discours la légèreté, la plaisanterie, la bonne humeur et même la politesse. J'espérais que le capitaine se calmerait ; au lieu de suivre l'exemple que lui donnait son rival, il s'écria d'une voix que la colère rendait tremblante :

— Vous vous trompez, Trévor ; j'en jure sur l'honneur ; vous vous trompez. Savez-vous ce que la jeune Marie a pu me répondre et quels sont ses secrets sentiments ? Savez-vous si, au lieu d'accepter vos services avec joie, elle ne les a pas subis ?

— Allons donc ! J'ai revu Marie le lendemain matin, et je puis vous assurer...

— Le lendemain ! vous l'avez vue le lendemain ! Par quels motifs ?

— Je ne vous dois point compte de ma conduite.... Je suis, continua-t-il (en avalant un verre de vin, qui, succédant à des libations multipliées, acheva de lui enlever la conscience de ses paroles et de ses actes), je suis

maître d'adresser mes hommages à Marie; tant pis pour
ceux qui le trouvent mauvais!

Ses joues se couvraient d'une rougeur ardente; sa
voix chevrotait; ses amis cherchaient vainement à l'arrêter. Il se leva en chancelant, évidemment troublé par
les vapeurs du vin :

— Marie a reçu mes aveux; j'ai reçu les siens : je le
déclare, pour vous ôter, capitaine, toute envie de continuer cette discussion. Je dis donc...

Un murmure général s'éleva contre Trévor, que l'état
où il se trouvait pouvait seul excuser.

— Trévor, reprit son adversaire, vous faites une action basse, un acte de malhonnête homme. Il continua
d'un ton douloureux et concentré : Je ne puis me conte-
nir, je ne le puis... Vous voulez perdre une personne
innocente et faible; et moi, qui vous ai écouté avec indignation... je déclare à mon tour, en face de tous nos
amis assemblés, que vous êtes... vous m'entendez... que
vous êtes un *lâche!*

Il appuya sur ce dernier mot, qu'il prononça lentement. Un silence profond régna dans la salle.

— *Lâche!* répondit Trévor, dont la voix devint plus
grave et dont la figure pâlit. Vous m'accusez de bassesse
et vous m'appelez... *lâche!*

Alors, le verre à la main, il se leva, et debout, en face
du capitaine, il répéta ce mot : *Lâche!*

— Oui, je l'ai dit, reprit l'autre d'un ton ferme.

— Vous savez quelles excuses vous me devez.

Le capitaine se rejeta sur le dos de sa chaise, et
fixant sur Trévor un regard intrépide :

— Je ne dis jamais rien dont je doive rougir ou m'excuser : n'attendez de moi rien de tel.

— Et n'attendez pas, reprit Trévor, lançant sur le ca-

pitaine son verre rempli de vin, n'attendez pas non plus
que je vous demande excuse de cette insulte ?

Le verre, en se brisant, meurtrit et ensanglanta le visage du capitaine. Les convives se levèrent en tumulte ;
ce n'étaient que cris confus, mouvements incohérents,
exclamations qui se croisaient et se combattaient. Les
deux adversaires restaient calmes au milieu de cette
scène de désordre. Le capitaine essuyait tranquillement
le vin qui souillait son jabot et son gilet : Trévor, les
bras croisés et immobile, conservait l'attitude qu'il avait
prise ; bientôt son rival s'avançant vers le maître de la
maison, lui dit tout bas :

— Mon cher F***, vous avez ici des pistolets : termi-
nons à l'instant et ici même ce léger différend. Mon ami
le capitaine V... se chargera des soins nécessaires.

— Calmez-vous, mon cher, répondit lord F*** très-
agité : tout ceci est absurde. Voulez-vous faire de ma
maison un théâtre de meurtre, et pour une querelle de
table ! Quelle folie ! Allons, donnez-vous la main et soyez
amis ; des gens d'honneur, comme vous l'êtes, ont déjà
fait leurs preuves : voyons, un peu de raison, et que
tout soit fini.

— Vous savez aussi bien que moi, reprit le capitaine,
que ce que vous demandez est impossible. Capitaine V...,
faites-moi le plaisir d'apporter les pistolets. Vous les trou-
verez dans le tir de sa seigneurie. Mais à propos, continua-t-il, ne vaudrait-il pas mieux nous transporter dans
la galerie même où se trouvent les armes ? cela serait
plus convenable, ce me semble.

Le capitaine, qui avait dans sa vie assisté à plus d'une
affaire de ce genre, parlait de tout cela avec un sang-
froid parfait.

Plusieurs des jeunes étourdis qui remplissaient la salle, et qui avaient beaucoup bu, s'écrièrent :

— Eh bien ! que l'on en finisse ; c'est une affaire qu'il faut arranger à l'instant. Des pistolets ! des pistolets !

Un cousin de lord F***, jeune homme d'une violence extrême, les interrompit par ses clameurs :

— Ils faut qu'ils se battent ! il n'y a pas le moindre doute à cela !

— Maudite soit cette petite fille pour laquelle deux honnêtes gens vont s'égorger chez moi ! s'écria lord F*** ; maudit soit le moment où ce débat absurde a commencé ! Mon cher Trévor (il s'avança vers le groupe qui entourait Trévor), je vous en prie, je vous en supplie, je vous le demande comme une grâce, quittez ma maison. Qu'il ne soit pas dit que le meurtre a couronné le repas que j'offrais à mes amis ! Est-ce que cette querelle ne peut pas se terminer sans effusion de sang ? Allons, morbleu ! il le faut ; venez, Trévor, venez avec moi.

Il avait saisi le bras de ce dernier et le traînait du côté du capitaine.

— Je vous remercie, disait Trévor ; mais tous les efforts de votre bienveillance sont inutiles. Impossible de terminer ceci autrement que par un combat ; et plus tôt nous en serons quittes, mieux cela vaudra. Mon ami lord P..., me sert de témoin ; il aura la bonté de se charger de tout. Allons, dit-il à lord P..., il est mon temps ; le capitaine V... vous attend : mon cher, rejoignez-le, je vous prie.

Un des spectateurs s'approcha de Trévor et lui dit que le capitaine était sûr de son coup ; que sa balle, à dix toises, coupait un schelling en deux.

— Vraiment ! s'écria Trévor sans pâlir. Il ne me reste

qu'à écrire mon testament ; j'ai les yeux d'une taupe, et mon affaire est réglée.

Il quitta ses amis et alla trouver le capitaine, qui causait vivement avec quelques officiers dans un coin de l'appartement. Trévor lui tendit la main. Le capitaine, fronçant le sourcil et immobile, se retourna et garda le silence :

— Capitaine, lui dit Trévor, on prétend qu'un homme que vous avez pour point de mire est un homme mort.

— Eh bien ?

— Vous n'ignorez pas que je suis myope, peu habitué à tirer le pistolet et assez maladroit de ma nature.

Un murmure sourd s'éleva dans l'assemblée. « Quoi ! me dit mon voisin ; Trévor recule ; il tergiverse ! Cela m'étonne ! » Le capitaine, sur la figure duquel se peignait une curiosité mêlée de surprise et de mépris, se tut quelques moments.

— Où voulez-vous en venir ?

— Vous allez le savoir. Il n'est pas juste que nos armes soient inégales. Pensez-vous, mon bon, que je consentirai à me tenir là, debout, devant vous, et à recevoir paisiblement votre balle, sans vous la rendre ? Non pas. Vous avez voulu que ce combat eût lieu. Votre folie en est cause ; vos paroles l'ont provoqué. C'est une affreuse et ridicule affaire ; j'en conviens ; mais vous ne devez l'imputer qu'à vous. Nous nous battrons vis-à-vis l'un de l'autre, face à face, sein contre sein, pistolet contre pistolet, à bout portant et à travers la table. Oui, messieurs (et sa voix s'éleva d'une manière furieuse) ; nous tomberons ensemble, nous périrons ensemble ; nous irons au diable de compagnie, et tout sera dit.

— C'est horrible, c'est infâme, c'est infernal ! On entendit ces paroles retentir de toutes parts et se propager

comme un écho. Nous ne serons pas témoins de cet exécrable combat. Nous ne voulons pas en entendre parler.
C'est une boucherie et non un duel ! Sept ou huit personnes se précipitèrent hors de la salle. Le capitaine ne
répondit rien. Il consultait ses amis, et attendait qu'ils
eussent décidés dans leur sagesse ce qu'il avait à faire.

— A présent, s'écria Trévor, quel est le *lâche*?

— Vous le saurez tout à l'heure. Vos propositions sont
celles d'un cannibale. Vous voulez un meurtre, un double meurtre ; vous l'aurez. Et puisse la malédiction qui
s'attache à l'assassin tomber sur vous ! Deux familles
vous reprocheront la mort de deux fils uniques. J'ac-
cepte.

Les joues du capitaine était couleur de cendre : cependant aucune hésitation ne se faisait remarquer dans son
langage.

— Les armes sont-elles prêtes ? demanda Trévor, sans
faire attention aux paroles du capitaine.

On lui répondit que les deux témoins étaient sortis
pour tout préparer. Il fut convenu que l'on se battrait
dans la galerie destinée au tir et située au bout du parc,
loin du corps de logis principal. En vain les spectateurs
essayèrent-ils de faire comprendre aux antagonistes combien leur duel était barbare et épouvantable. Deux d'entre eux se détachèrent et montèrent à cheval pour aller
avertir la police. Lord F*** s'élança vers le lieu où le
combat devait se passer et prévint les deux témoins de la
résolution que venaient de prendre Trévor et le capitaine. Tous deux rejetèrent avec indignation les pistolets
qu'ils avaient commencé de charger, et s'écrièrent qu'ils
ne se mêleraient plus désormais d'une affaire si peu digne
d'hommes d'honneur et qui n'était à leurs yeux qu'un
double assassinat prémédité. Cependant lord F*** leur

communiqua un projet qu'ils accueillirent avec joie : ils chargèrent à poudre le canon des deux pistolets, et convinrent de les remettre entre les mains des deux adversaires comme s'ils eussent été chargés à balle. Deux bougies furent placées sur la table. Trévor et son rival entrèrent ; ils semblaient impatients de se donner la mort.

— Avez-vous, me dit l'un des assistants, les bandages et les instruments nécessaires ?

— Que nos armes fassent leur devoir, interrompit Trévor ; nous n'aurons, ni l'un ni l'autre, besoin de bandages.

Comme je manquais de tout ce qu'une telle circonstance exige, un domestique reçut l'ordre de monter à cheval et d'aller emprunter, chez un chirurgien qui demeurait à peu de distance, les instruments et l'appareil que je n'avais pas. Quinze figures pâles et attentives entouraient la table.

— Êtes-vous prêt, monsieur Trévor ? demanda à ce dernier l'un des amis du capitaine.

— Je le suis.

Les ennemis se placèrent en face l'un de l'autre. Je suivais leurs mouvements avec anxiété. Leurs muscles étaient tendus, leur figure blanche et immobile, leur œil fixe, leur physionomie résolue, leur front calme et leurs sourcils abaissés.

— Qui nous donnera le signal ? demanda le capitaine à voix basse. Dans cette sorte de duel, celui qui tire une seconde avant son adversaire est un assassin.

Le chirurgien chez qui le domestique avait été envoyé arriva en ce moment. — Vous donnerez le signal, lui dit-on aussitôt. Il couvrit ses yeux de ses mains.

— Allons, lui cria Trévor, vous tardez trop !

Le capitaine et Trévor serrèrent les mains de leurs amis. Le chirurgien s'avança les yeux fermés, et d'une voix tremblante :

— Haut les pistolets!

Le canon des deux armes toucha le sein des deux adversaires.

— Quand j'aurai compté trois, vous tirerez! Une.... deux... trois!...

Le choc les fit reculer de quatre pas; leurs amis s'élancèrent vers eux.

— Qu'est-ce que cela? s'écrièrent-ils à la fois. Qui ose se jouer de nous? Quels insolents nous trompent comme de faibles enfants? Ces pistolets n'avaient point de balles!

Lord F*** et les témoins expliquèrent aux deux ennemis la ruse dont ils espéraient tant de succès et qui n'en eut aucun. Ce fut en vain qu'on leur représenta qu'ils avaient prouvé leur courage, que la tache était lavée, qu'une réconciliation était nécessaire. Trévor, dont les dents pressées semblaient prêtes à se broyer, criait : « Non! non! cela ne sera pas.

— Le remède est facile, dit le capitaine : voici deux poignards suspendus au lambris; ils sont d'égale longueur; choisissez!

Trévor saisit le sien avec violence.

— On ne nous trompera plus : en garde. »

La vengeance et une infernale soif de sang étincelaient dans leurs regards. Nous restions là, pénétrés d'horreur. Les poignards brillèrent; à peine l'œil pouvait-il suivre leurs mouvements rapides. Il était difficile de décider lequel des deux montrait le plus d'adresse, tant la fureur qui les animait donnait de promptitude à leurs attaques. L'un d'eux tomba : c'était le capitaine; son cœur était percé d'outre en outre. Sa main s'appuya sur sa blessure :

« Ah! mon Dieu! » s'écria-t-il, et ses yeux se fermèrent. Trévor tomba à genoux près de son adversaire; sa figure était agitée de mouvements convulsifs : ses traits bouleversés respiraient l'effroi; ses mains jointes se pressaient avec violence.

— N'est-ce pas un songe? s'écria-t-il.

. . . .

Trévor voyagea, ne revit jamais la jeune Marie, ne se maria jamais, et mourut loin de son pays. Cette scène est encore présente à ma mémoire, comme un rêve sanglant, comme un horrible cauchemar, plutôt que comme un fait de la vie réelle.

IV

LA TÊTE TOURNÉE.

—

Janus, on le sait, a deux faces : l'une vieille, l'autre jeune ; l'une triste, l'autre riante. L'hypocondrie ressemble beaucoup à ce dieu de la Fable : elle se présente à l'observation sous un point de vue tour à tour comique et tragique. Dans les sujets flegmatiques ou mélancoliques c'est une tristesse profonde, un dégoût de la vie, un penchant aux idées sombres et aux partis désespérés. Souvent les hommes de génie sont livrés sans remède à cette affection qui jette un crêpe lugubre sur leur vie et sur leurs ouvrages. Jean-Jacques, Cowper, Byron étaient des hypocondriaques sublimes. C'est une maladie de la rate et du foie qui a peuplé les cellules d'anachorètes, dicté la plupart des systèmes de philosophie ascétique, fondé l'inquisition, allumé ses bûchers et prêté à la muse quelques-uns de ses plus tragiques accents. Il est rare que même parmi les hommes vulgaires, un véritable hypocondriaque de la nuance morose parvienne à dissiper les vapeurs dont il est obsédé. On peut le distraire ; mais l'arracher à cette douleur, le régénérer, lui rendre la vie douce et facile ; c'est ce qui dépasse les forces, l'habileté et les ressources du médecin.

L'hypocondrie gaie (si je puis hasarder cette expression que la science ne consacre pas) offre des chances de guérison plus probables. Cette maladie s'empare-t-elle d'un sujet sanguin ou bilieux, d'un tempérament vigoureux ou ardent ? tout change. Au lieu de rêveries sombres, vous trouvez, pour symptômes de la même affection, les chimères les plus incroyables et les hallucinations les plus drôles. L'homme qui se croyait transformé en théière, et qui, plaçant sa main sur sa hanche et ployant son coude pour former l'anse du vase, étendait l'autre bras pour en figurer le bec et le goulot, n'était qu'un hypocondriaque de la plaisante espèce.

J'ai observé plus d'une maladie semblable et j'ai toujours reconnu les mêmes symptômes chez les malades. Leur conviction dans leur chimère est inébranlable ; si vous essayez de la détruire, ils vous haïssent. Conséquents avec eux-mêmes, ils tirent d'un principe absurde des déductions logiques. L'homme-théière commençait par avaler des feuilles de thé dans leur état naturel, il buvait ensuite de l'eau, afin d'opérer l'infusion. Triste preuve de la faiblesse de nos facultés si orgueilleuses de leur étendue, si facilement désorganisées !

Parmi mes observations de ce genre je choisirai, non la plus merveilleuse, mais l'une des plus notables. Le héros de l'anecdote était un homme d'esprit, connu par des ouvrages savants, où la finesse et la gaieté de l'imagination se joignent à la profondeur des recherches. Il a cessé de vivre ; la plupart de ses amis le reconnaîtront à ces traits d'originalité caractéristique qui nous amusèrent souvent.

N... avait reçu de la nature, avec des facultés distinguées, la physionomie d'un érudit. On y lisait cette âpre gaieté intérieure qu'éveillent les ridicules d'autrui. Ses yeux noirs, aux larges prunelles, vous avertissaient en se fixant sur vous de sa puissance sa-

4.

tirique. Ses traits coupés à angles aigus, ses sourcils
osseux dont la proéminence couvrait, sans éclipser leurs
rayons, des yeux enfermés dans deux cavernes plutôt
que dans deux orbites ; sa double lèvre informe, son
nez baroquement taillé ; l'irrégularité de son front inégal
et couvert de protubérances qui défiaient la science phré-
nologique, le signalaient à la raillerie : mais ses regards
pleins d'intelligence et de sarcasme arrêtaient l'épi-
gramme. Il y avait aussi du caprice et de la singularité,
une fantaisie volage, quelque chose de burlesque em-
preint sur cette figure anomale. Riche, maniaque,
célibataire, systématique ; ardent et effréné dans ses
passions, persévérant dans ses études et ses travaux,
irritable, susceptible, pétillant de saillies imprévues, il
était misanthrope au fond, jovial par accès. Une imagination brillante se jouait sur le tissu sombre de sa
pensée, comme la clarté d'un fanal sur les ondes nocturnes. Il ne souriait jamais ; le plissement de ses sourcils, le pincement de ses lèvres, la contraction de son
front, l'éclat de ses yeux composaient une physionomie
dont un sculpteur gothique eût enrichi volontiers le
mascaron placé au-dessus d'une porte ; c'était Rabelais
endoctrinant ses ouailles et se moquant d'elles en les
sermonnant. Ses mots les plus spirituels et les plus pi-
quants étaient prononcés d'un ton de psalmodie et de
contrition ; ce convive dont la gravité morose vous avait
épouvanté trouvait des éclairs inattendus qui faisaient
éclater autour de lui une gaieté vive et imprévue. Ses
lèvres laissaient quelquefois échapper une explosion de
rire immédiatement suivie d'un silence profond.

Qui n'a pas connu ses manies ? son amour pour le
thé, le silence et le coin du feu ? les étranges soirées
que nous passions chez lui, nous regardant les uns les

autres, vidant notre tasse sans mot dire, et nous retirant après une heure de cet innocent entretien? Une de ses nouvelles connaissances parlait-elle trop haut, il se levait tout à coup, s'écriant d'un ton dolent et comme un enfant gâté : *Je m'en vais!* demandait son chapeau, et laissait ses visiteurs maîtres du salon. Toute la bonne société de Londres devinera le nom de mon ami N..., et se souviendra de ses caprices, de ses talents, de son esprit, de sa causticité, de sa laideur.

Un matin, son domestique nègre entra chez moi, au moment où j'allais sortir. L'effroi se peignait sur ses traits, et un bégaiement vague joint à sa prononciation africaine m'empêchait de comprendre un mot de ce qu'il voulait me dire.

— Oh!... doctar, doctar... venir voir maîtra... mal... très-mal... affreux... venir voir maîtra!

— Je ne te comprends pas. Explique-toi mieux, parle plus lentement et plus clairement; je n'ai pas de temps à perdre.

— Oh! maîtra, très-mal.... lui très-vilain..... tête tourne... lui très-drôle... lui très-souffrant...

— Lui! lui!... ton maître?

— Maîtra... oui, doctar... lui tourne tête!... (et le noir se frappait le front de la paume de la main).

— Ah! ah! repris-je en imitant ce signe manuel; je comprends, Nambo; la tête lui tourne.

— Oui, oui, doctar; tête à lui tourne... très-vilain, oh, très-terrible!

— Ah çà! Nambo, quel motif te fait croire que la tête de ton maître a tourné; où est-il maintenant?

— Maîtra, au lit, tout étendu... un peu mieux cepen-dant... mais tête à lui tourne...

— Comment le sais-tu?

— Lui, dire à moi, lui crier : « Nambo! Nambo tête à moi était tournée! »

Je commençai à croire que notre pauvre N... était devenu fou; ce qui m'étonnait, c'est qu'il eût fait confidence à son nègre que la tête lui tournait. Je continuai mon interrogatoire :

— Il est donc fou, ton maître? dis-je à Nambo, il ne sait plus ce qu'il fait?

— Oh! pas fou... pas fou du tout, doctar? Lui... tête comme ça .. tête tourne...

Le pauvre Nambo avait pris sa tête entre ses deux mains; il la tournait et retournait comme s'il eût voulu la démonter, faire passer son menton par-dessus ses épaules, et se métamorphoser en l'un de ces pauvres damnés du Dante, dont la nuque correspondait à leur poitrine et les yeux à leur épine dorsale, et qui ne pouvaient regarder personne en face, sans tourner le dos à leur interlocuteur.

Je m'épuisais en efforts inutiles pour essayer de comprendre Nambo, que je chargeai d'avertir son maître que ma première visite serait pour lui. Chemin faisant, je me demandais ce que pouvait signifier le langage muet de Nambo. Le pauvre N..., dont la tête depuis quelque temps était fort dérangée, avait-il perdu le bon sens? Était-ce simplement le torticolis que le nègre voulait indiquer? N... était-il réellement malade? Ou n'était-ce qu'une de ces demi-folies que l'on appelle caprices, bizarreries, singularités? Je savais combien N... y était sujet.

Cependant j'arrive; Nambo traverse les corridors et l'escalier, m'annonce, m'introduit; me voici près du lit de mon malade.

Rien d'extraordinaire dans la chambre à coucher, dont on avait fermé les volets. Le malade s'était beaucoup agité, comme le prouvait l'état de désordre où se trouvait son lit. Il avait les bras croisés sur la poitrine, la tête penchée sur l'épaule gauche et enfoncée dans l'oreiller. Sa figure pâle et hâve, son air d'épuisement et de souffrance m'étonnèrent; il ne bougea pas, mais fixant sur moi un long regard :

— Docteur, ô mon cher docteur! quelle chose épouvantable! quelle situation horrible! C'est bien hideux, n'est-ce pas?

— Hideux, horrible, épouvantable! Et que voulez-vous dire, au nom du ciel? quelle situation? Que vous est-il arrivé? Êtes-vous malade?

— Je vous le demande!... si je suis malade!... Il s'arrêta un instant, et reprit: C'est cependant ce matin à huit heures que j'en ai senti le premier symptôme.

— Si vous parlez en énigmes, je ne pourrai ni vous guérir, ni vous comprendre.

— A huit heures, continua le malade sans m'écouter; Ah çà! ne trouvez-vous pas la chose curieuse et l'observation digne de figurer sur vos tablettes? Quel effet ai-je produit sur vous, au moment où vous êtes entré? Aviez-vous envie de vous moquer de moi ou de me plaindre? C'est une question de pure curiosité que je vous adresse?

— Pour moi, je vous demanderai si c'est pour me mystifier que vous m'avez fait venir ici. Je suis très-occupé; n'abusez pas de mon temps.

— Vous mystifier! N'avez-vous plus d'yeux? Êtes-vous aveugle ce matin? Vous ne voyez donc pas l'étrange métamorphose? vous ne le voyez pas!

— Je vois que vos paroles sont celles d'un fou ou d'un fiévreux; voyons, donnez-moi votre pouls.

— Moi, un fou! Sur l'honneur, c'est vous qui l'êtes,
ou qui venez ici pour m'insulter.

— Telle n'est pas mon intention.

— Ne voyez-vous pas ma tête?...

— Eh bien! votre tête?

— Eh bien! elle n'est plus à sa place; ma tête a
tourné.

En disant ces mots, N*** me regardait fixement, avec
une expression de mécontentement extrême. Je ne pus
étouffer un fou-rire.

— La tête vous a tourné! C'est ce dont je me suis
aperçu depuis que j'ai mis le pied ici.

— Docteur! pas de mauvaises plaisanteries! Ce ton
est extrêmement déplacé. Je ne souffrirai pas qu'on insulte à mes souffrances! N'est-ce donc pas assez, continua-t-il en pleurant à chaudes larmes, n'est-ce pas assez
de me résigner aux horribles sensations que j'éprouve?

Je m'assis tranquillement près du chevet de son lit.

— Quel est votre mal, monsieur N***?

Il se leva sur son séant, et bouillant de colère :

— Quel est mon mal? quel est mon mal? Vous me
rendrez fou! Ne le voyez-vous pas? Ne voyez-vous pas
que mon crâne a changé de place, que ma tête a tourné,
que mon menton repose actuellement sur mon dos, que
mon sinciput et mon occiput ont échangé leurs positions
respectives, que mon front se trouve par derrière et ma
nuque par devant. Horrible! horrible!

Il cacha sa tête dans ses draps; je riais. Il se releva
furieux.

— Docteur, il est temps que nous nous quittions.

— Pourquoi?

— Vous m'outragez!

— Encore une fois, je ne veux ni vous outrager ni vous déplaire.

— Quoi! je vous appelle ici pour vous demander vos conseils et vos secours sur l'un des accidents les plus affreux, les plus déplorables dont un homme puisse être victime; vous voyez mon malheur; et vous, dont la profession est de soulager les maux de vos semblables, vous les aggravez par vos rires impertinents. Encore une fois, voulez-vous me soigner? voulez-vous me guérir? Finirez-vous ces éclats ridicules et qui m'irritent? Répondez-moi, ou faites-moi le plaisir de quitter ma maison.

Je reconnus qu'il parlait sérieusement et qu'il était tout prêt à mettre sa menace à exécution. Il était évident qu'une folie momentanée, mais impérieuse et insurmontable, le dominait. Au lieu de le contrarier, je résolus d'entrer dans ses idées, et imposant silence à mon émotion, composant ma figure, je changeai de ton et je m'adressai à lui du ton le plus calme, le plus posé.

— Bien, mon cher N***, je vois maintenant ce dont il s'agit...

— C'est fort heureux !

— Le fait est que dès mon entrée dans votre chambre à coucher je me suis aperçu de votre infirmité. Seulement, la chose est si extraordinaire, l'accident est si peu commun, que connaissant vos fantaisies et vos idées singulières, j'ai cru que vous vouliez plaisanter.

— Plaisanter !

— Et que vous vous amusiez à tourner la tête de cette manière pour me mystifier...

— Hélas! non; ce n'est que trop réel.

— Bien réel; vous en êtes sûr?

— Si j'en suis sûr !

— Et cet étrange état ne dépend pas exclusivement de votre volonté?

— Parbleu! c'est trop fort; croyez-vous que je veuille me défigurer à jamais et me mettre au supplice?

— Non, je vois que c'est un phénomène... une anomalie... Le cas est rare... mais enfin... le cauchemar produit quelquefois cet accident.

— Docteur, me prenez-vous pour un enfant? interrompit N***. Croyez-vous que je me méprenne sur votre intention ironique? Vous vous trompez; et, je le répète, vous avez grand tort de me railler ainsi. Épargnez un malheureux. Je suis de sang-froid; ma tête est saine; je raisonne; je jouis de toutes mes facultés, et je n'en sens que mieux l'horrible nouveauté du fait que je signale à votre attention, en me recommandant à votre bon cœur et à votre savoir. Ce fait n'est que trop réel, trop véritable. Ma tête a tourné, comme j'ai déjà eu la douleur de vous le dire.

— Je m'en aperçois, repris-je d'un ton aussi sentimental qu'il me fut possible. Puisque l'accident incroyable dont vous vous plaignez n'est, comme vous le dites, que trop réel, il nous reste à en détruire les malheureux effets. Il s'agit de remettre chaque chose à sa place, et je n'en désespère pas;

L'accident est horrible, épouvantable, affreux;
Mais il n'est pas plus grand que la bonté des dieux [1].

— Toujours de l'ironie, docteur; je vous préviens...

— Allons, mon cher N***, au lieu de vous fâcher contre moi, instruisez votre médecin de la manière dont cette

Vers de Shakspeare, imités par Ducis (*Hamlet*).

révolution de votre tête s'est opérée. Quels en ont été les premiers symptômes? Ont-ils été douloureux? Avez-vous senti votre crâne rouler violemment sur le tronc, ou bien le phénomène a-t-il été lent et progressif?

— Vous allez tout savoir. Cette nuit ou plutôt ce matin, je rêvais que j'étais aux Barbades : vous n'ignorez pas que j'y possède quelque patrimoine, des plantations, héritage de mon oncle. J'allais visiter (ou du moins je le croyais) une de ces plantations et je me trouvais environné de mes esclaves noirs, quand une bourrasque violente souffla du nord-est. Arbres, hommes, animaux, le sol même qui me portait, tout fut balayé en un clin d'œil. Je voulus tourner la tête pour contempler ce désastre. Alors le vent, redoublant de fureur, me contraignit à la singulière évolution dont vous voyez le résultat. J'essayai de rendre aux diverses parties de mon corps la première régularité de leur position; ce fut en vain. Je me réveillai. Quel fut mon effroi! Je reconnus que ma tête était placée à rebours; j'implorai la miséricorde du ciel; je lui demandai d'écarter de moi ce fléau : je ne pus y réussir. Ah! docteur! quelle calamité! Je suis bien hideux, n'est-ce pas?

— Sans doute; mais il y a remède à tout... Montrez-moi votre langue... Que je tâte encore votre pouls!... Hé! mais... un peu de fièvre!... Cela n'est pas étonnant!...

J'examinai ensuite avec soin et avec une apparence de gravité son cou, sa tête, son dos, sa poitrine, et je consacrai à cet examen un espace de temps considérable. Je prolongeai mon opération, afin de ne pas trahir la gaieté presque irrésistible à laquelle je ne voulais pas céder.

— Comment une si cruelle dislocation ne m'a-t-elle pas tué? demanda le malade.

— Cela tient, repris-je, à la souplesse des cartilages.

— Et toutes mes fonctions s'opéreront-elles encore ?

— Comme si de rien n'était.

— Je crains que l'opération nécessaire à mon rétablissement ne soit dangereuse et cruelle.

Je n'eus pas la force de répondre. Enfin, je m'écriai, comme Archimède :

— Je l'ai trouvé ! je l'ai trouvé !

— Quoi ?

— Le remède que je cherchais.

— En vérité ?

— S'il est un remède capable de réussir, c'est celui auquel je songe. Votre tête reprendra sa place ordinaire et jouira de ses facultés accoutumées.

— Vous me le promettez ?

— Je réponds du succès, pourvu que vous suiviez mes conseils.

— Ah ! cher docteur, comment vous prouverai-je ma reconnaissance ? Un service si essentiel dépasse toute récompense possible. Cent livres sterling ne me coûteront pas, si vous réussissez à m'arracher à ce fléau qui cause mon désespoir.

— Malgré la certitude presque entière d'une heureuse guérison, je ne voudrais pas vous flatter d'une espérance vaine. Si vous n'exécutez de point en point mes prescriptions, mes tentatives pourront demeurer sans succès. Afin d'être plus sûrs de notre fait, nous laisserons le remède opérer pendant une journée entière. Vous resterez au lit, les rideaux et les volets hermétiquement fermés ; me le promettez-vous ?

— Certainement. Mais en quoi consiste ce remède ? Dites-le-moi.

— Cela est inutile, et ma révélation imprudente pourrait même devenir dangereuse à présent.

— Dois-je m'attendre à une douleur violente? Je la supporterai; j'aime mieux la mort que mon état actuel.

— Ne craignez rien : de la patience, de la docilité; tout sera dit.

— Mais enfin, ce remède?...

— Je m'engage sur l'honneur à vous instruire complétement, quand vous serez guéri.

— Doit-il opérer intérieurement ou extérieurement?

— De l'une et de l'autre manière : le remède intérieur ne sera que préparatoire; au remède extérieur est réservée l'efficacité de la guérison.

Or, ce remède (il est bon que le lecteur en soit averti) n'était ni dangereux ni cruel. Trois pilules de farine de froment par heure; un cataplasme de mie de pain appliqué sur le cou, et destiné à amollir les parties environnantes; quelques gouttes de laudanum pour procurer du repos au malade : voilà mon mode de guérison, la brillante découverte que je fis ce jour-là. Vivement pressé de questions, je pris un ton plus solennel encore, je toussai, je m'interrompis; je dissertai longuement, et je laissai mon malade dans la persuasion la plus intime que bientôt il aurait la tête placée comme les autres hommes et le front perpendiculaire à sa poitrine. J'espérais que la sensation de moiteur causée par le cataplasme, jointe à mes pilules religieusement avalées de vingt minutes en vingt minutes, produirait sur ce cerveau blessé l'effet que je désirais, et je promis de revenir le lendemain matin. En quittant la maison de N..., je riais tout haut. Une dame de mes amies, bonne âme, me rencontra; elle ne manqua pas de répandre dans ma clientèle le bruit charitable que je me moquais de mes malades, et que leurs souffrances excitaient ma gaieté.

Que les philosophes expliquent, s'ils le peuvent, cette incroyable illusion; qu'ils nous disent comment un homme peut déraisonner si logiquement, appeler le médecin pour une maladie qu'il n'a pas, résister au témoignage de ses sens et croire que sa tête est à droite lorsqu'elle se trouve à gauche; que les physiologistes nous l'apprennent. Mon homme au cou tordu n'avait rien de dérangé dans l'appareil de la vision, son nerf optique n'était point renversé, sa santé était florissante et vigoureuse.

Le lendemain, sur les onze heures, j'étais chez N... Je rencontrai d'abord le nègre Nambo. Ses gros yeux blancs brillaient de gaieté sur sa face noire, les muscles de son visage étaient tendus; je vis que le malade exerçait sur tous la même influence et que le nègre n'y pouvait pas résister.

— Ah! s'écriait Nambo, maîtra!... sens dessus dessous... Tête à droite, habits à gauche... Drôle, drôle drôle!

Il tournait et retournait les pans de son habit, le boutonnait avec violence, et ne parvenait point à me faire comprendre ce qu'il voulait dire. J'entrai chez N..., et le plus comique spectacle me mit au courant.

On avait servi le déjeuner sur une table placée devant le feu. L'un des amis de N..., jurisconsulte distingué était assis à cette table et se trouvait en face de la porte d'entrée. L'hypocondriaque tournait le dos à la même porte. Au lieu de se vêtir à l'ordinaire, il avait inventé pour son usage une mode en harmonie avec l'état de sa tête retournée par l'ouragan de la Jamaïque. Pantalon gilet, bas, habit, jusqu'à sa cravate, tout se trouvait

ontre-sens; les boutons de devant se croisaient sur son
os, et le nœud de la cravate artistement formé dé-
loyait son élégante blancheur sur la nuque du patient.
es deux côtés, la métamorphose était admirable et le
avestissement sublime. Les quatre boutons et les pans
e derrière du frac se développaient et brillaient par de-
ant; le pantalon mis à l'envers bouffait sur ses ge-
oux, la chemise étalait son jabot sur l'épine dorsale et
col s'élevait sous les oreilles. Voilà ce que Nambo avait
é obligé d'accomplir, et le beau costume sous lequel
otre ami se présentait à mes regards.

Celui qu'il avait invité à déjeuner tenait ses yeux fixés
ur la grille du foyer; il n'osait regarder le malade, et
soin qu'il prenait de conserver son sérieux le gonflait
our ainsi dire. Je m'approchai gravement et en silence;
s deux amis se levèrent pour m'accueillir : la profonde
istesse de N..., sa caricature étrange, le double effort
ie nous faisions pour conserver notre solennité, com-
osaient une scène que je n'oublierai pas. J'étouffais; un
ger bruit, une espèce de soupir que m'arracha une con-
ainte trop violente et trop longue fut le signal d'une
ouble explosion qui choqua singulièrement le malheu-
ux objet de notre gaieté. Je mordais ma lèvre inférieure;
s longs éclats de rire du convive provoquaient les
iens, la figure de N... était toujours là, et ce duo bur-
sque dura plus de trois minutes. N... se leva furieux.

— Que signifie, messieurs, s'écria-t-il, une conduite si
trordinaire?

Noyé dans les convulsions d'un rire inextinguible, je
répondis rien et me contentai de lui montrer du doigt
trange habillement qu'il portait. Cette apologie fut
n de le satisfaire. Il entra dans une incroyable rage,
frappant du pied la terre, sonna furieusement. Nambo

entra. Les imprécations dont N*** nous couvrait redoublaient avec notre gaieté. — Nambo, reconduisez ces
messieurs, reconduisez-les jusqu'à la porte; n'attendez
pas que je les chasse de chez moi...

Le nègre se mit à rire plus fort que nous; N*** l'aurait
battu, si la disposition incommode de ses habits n'eût
arrêté ses mouvements. Enfin nous nous assîmes; les
plus bouillantes émotions se calment.

— Vous êtes d'habiles gens, vous autres docteurs! s'é-
cria N*** avec l'accent du mécontentement le plus vif.

— De quoi vous plaignez-vous, mon cher N*** ?

— De votre cataplasme, de vos pilules de farine, charlatanisme ridicule qui ne m'a fait aucun bien. J'avai
envie de forcer mon nègre à l'avaler; le scélérat mourai
de rire en le plaçant. La médecine est une farce; le
médecins sont des faiseurs de dupes; et moi, je suis u
sot de me fier à vous.

Il retomba dans une profonde mélancolie.

— Comment vais-je faire? s'écria-t-il tout à coup. J
constitue un problème curieux et triste de physiologi
et de pathologie. Ma tête se trouvant, ainsi que vous l
voyez, placée à rebours, toutes les apparences me tron
peront; ma volonté luttera contre mes actions : quan
je voudrai avancer, je reculerai. Plus de perspective po
votre malheureux ami. Mon existence ne sera qu'u
rétrospection éternelle. Si ma tête veut que je marcl
en avant, mes pieds me porteront en arrière; doub
mouvement qui se neutralisera lui-même par sa contr
riété et me réduira nécessairement à cet état de circo
volution qui fait le supplice des canards et des dindo
quand les malheureux ont perdu l'une de leurs ail
Sensations, perceptions, tout se trouvera donc brouil
nterverti, confondu! Où en suis-je? que vais-je deveni

L'apôtre saint Paul a parlé de moi quand il a dit : « Je vois la loi de mes membres entrer en combat avec la loi de mon esprit. »

— Votre érudition ne souffre pas de votre infirmité, repris-je en riant.

— Mais comment, continua-t-il, comment mes fonctions ordinaires pourront-elles s'accomplir? comment les organes cérébraux et les organes digestifs s'accommoderont-ils de cette perversion bizarre des facultés? Suis-je donc un paradoxe incarné, un mensonge vivant, un monstre qu'après ma mort on plongera dans l'alcool, pour l'offrir à la curiosité des badauds?

Tant d'esprit associé à tant de folie! Un homme si profondément aveuglé déduisant des conséquences précises d'une absurdité évidente! Je plaçai l'un de mes doigts sur son nez, ma main sur son ventre, et, le contraignant à rester debout, je lui dis :

— Mes deux mains sont-elles perpendiculaires l'une à l'autre?

— Oui.

— L'une n'est-elle pas appuyée sur votre abdomen, et l'autre sur le bout de votre nez?

— Oui.

— Eh bien, votre nez étant au milieu de votre visage, n'est-il pas clair?...

— Laissez-moi! ne me fatiguez plus. Voici une heure que vous me forcez de tenir la tête tournée sur mon épaule, seulement pour vous moquer de moi. Pourquoi vous obstiner à me railler? c'est trop de cruauté.

Il tomba sur son fauteuil comme un homme que de longs efforts ont accablé : ses yeux se fixèrent sur le foyer, puis il se mit à rire. Je crus qu'il reprenait l'usage de ses sens.

— De quoi riez-vous?

— D'une idée. Si je commettais quelque crime penda-
ble, comment ferait-on pour me pendre? Le beau spectacle! comme la canaille rirait! Le bourreau n'aurait
pas le courage d'exécuter ses fonctions. Supposez encore
que l'on voulût m'administrer le fouet; la surintendance
des opérations me serait facile... Eh! qu'en dites-vous?
Je pense aussi à la drôle de figure que je ferais à cheval;
et si je m'avisais d'être amoureux, si...

— Ne vous arrêtez pas là-dessus; ne fixez pas vos regards sur le mauvais côté des choses!

— Il le faut bien, le mauvais côté est le seul que je
puisse regarder.

Il ne put s'empêcher de rire avec nous; puis, comme
il avait besoin de son mouchoir, il exécuta machinale-
ment ce mouvement de la main droite, habituée à se diriger pour cette opération vers la poche de derrière. Cela
l'étonna. Il chercha le mouchoir dans la poche qui le contenait et qui reposait sur sa cuisse.

— L'habitude est si forte! s'écria-t-il; mais j'en viendrai à bout: oh! je saurai me vaincre; il le faudra.

Je me levai; il me suivit, me tendit la main, et tout
embarrassé qu'il fût dans ses habits étrangement disposés, il m'accompagna jusqu'à la porte.

— Voilà qui est bien, lui dis-je; pour un homme qui
marche à reculons, vous avez une admirable facilité de
mouvements, n'est-il pas vrai?

Il réfléchit un instant, et répondit d'un air triste:

— Ce n'est pas sans peine; vous ne savez pas quels sont
mes efforts; mais il faut bien se résigner.

Je le quittai. Cette folie dura un mois; raisonnements, remèdes furent inutiles. Je lui prodiguai les bains,
les fumigations, les douches; rien ne réussit. Enfin le

hasard fit tomber entre mes mains un vieux livre de médecine, dont l'auteur rapportait une cure opérée par lui sur un malade non moins bizarre que mon ami-N***. Ce malade était un roi qui croyait que son nez, colossalement grandi, était devenu plus gros que son corps. La guérison avait été due à une commotion violente. Je résolus d'enchérir sur le vieux médecin, et de soumettre mon patient à un choc électrique. Je combattis ses arguments, je levai ses scrupules, je lui persuadai que, pour replacer sa tête sur ses épaules dans une position commode et naturelle, la machine électrique était le seul agent. Il se rendit à mes raisons, aussi extravagantes que l'était sa folie. Nous prîmes jour effectif.

Figurez-vous le salon de ce pauvre N***, éclairé par deux bougies versant une faible lueur ; Nambo le nègre, déjà terrifié par ces préparatifs, nous aidant à tout mettre en ordre ; un chirurgien de mes amis occupé avec moi à charger la machine ; et le malade étendu dans sa chaise longue, jetant un coup d'œil effrayé sur la roue de cristal et ses accessoires. Nous parvînmes, non sans peine, à lui attacher les bras et à lui bander les yeux : précautions nécessaires, lui disions-nous, pour l'empêcher de se remuer involontairement et pour assurer l'efficacité de la commotion. Nambo, qui nous voyait sourire, commençait à perdre sa gravité. Il eût gâté nos affaires : nous le mîmes à la porte.

Voici la machine chargée : elle étincelle, bruit, éclate ; N..., frappé, s'élance, et je n'ai pas le temps de donner à son cou le mouvement violent qui devait guérir son imagination blessée. Cependant il se tâte, il se remet en place.

— Quelque chose s'est détaché, s'écria-t-il ; cela va mieux.

5

— Du courage, et ne bougez pas !

Nous rechargeons la machine, et nous attachons plus solidement les bras du patient. Le conducteur est appliqué à la partie malade, ou à celle que N... croit malade. L'étincelle part; mon aide frappe assez violemment l'occiput de N... : je saisis ce moment pour faire tourner sa tête sur ses épaules, de manière à lui causer une sensation douloureuse sans le blesser.

— Ah! nous écriâmes-nous à la fois.

— Est-ce fini? balbutia N...

— Oui, la métamorphose est complète.

— Dieu soit loué! Que je me regarde! vite un miroir! Ah! mes amis! quel service! quel bonheur!

Il se mit au lit, y resta deux jours, et fut guéri.

V

LE FAUSSAIRE.

En 1810, vers les derniers jours du mois de juillet,
après une tournée fatigante, je trouvai en rentrant chez
moi, à cinq heures du soir, une carte élégante, portant
les mots suivants : « M. *Gloucester*, n° 20, rue du Ré-
gent, » et au bas, au crayon, ces paroles qui continuaient
la phrase... « serait charmé de recevoir, dans la soirée,
la visite du docteur ***. »

Je consultai mon registre, où je ne trouvai pas le nom
de M. Gloucester. Sans savoir d'où pouvait me venir ce
nouveau malade, je me rendis chez lui. C'était une de
ces maisons neuves, qui semblent faites pour être mon-
trées comme objets de curiosité plutôt que pour être ha-
bitées : un stuc blanc ; des colonnes jetées au moule et
cuites au four. J'aime peu ces décorations de théâtre,
qui ne conviennent point à la résidence de l'homme ;
une architecture solide et commode doit caractériser
l'édifice où nous mourons, où nous naissons, où nous
souffrons. Ces embellissements, que la pluie détruit, que
l'orage flétrit, déshonorent la vie ; théâtre puéril, fait
pour des acteurs d'un moment. Le domestique, dont la
livrée était brillante, m'introduisit dans de riches appartements : là, comme à l'extérieur, la somptuosité était
sans goût. Tapis éclatants, dessin sans élégance. De larges

rosaces pourpres et jaunes brillaient au plafond. Il y
avait du désordre dans ce luxe, de la malpropreté dans
cette splendeur. Les laquais n'étaient pas à leur poste.
Le parquet était mal frotté; les décorations de l'escalier
ressemblaient moins aux ornements d'un intérieur aisé
qu'aux balustrades dont les boutiques à la mode s'environnent.

Des rideaux écarlates aux larges plis, dont un beau soleil de juillet faisait éclater la transparence, projetaient
leur reflet pourpre sur les tentures du salon. De nombreux cadres dorés, renfermant des gravures assez communes, étaient suspendus aux murailles. Au milieu, sur
une table ronde de marbre noir, journaux, lithographies,
ouvrages périodiques confusément épars. Une autre table
de forme oblongue était chargée de masques, de gants,
de fleurets, de pistolets, de gantelets pour boxer. On reconnaissait autour de soi les insignes, mais non la réalité
de la vie supérieure. Il était évident que tous ces beaux
meubles sortaient de la boutique du tapissier, que la
plupart de ces objets de fantaisie n'étaient placés là que
pour la parade, et que leur possesseur faisait plus souvent
usage des instruments de l'escrime que de ces livres dont
les feuilles n'étaient pas même coupées.

J'avais jeté un regard rapide sur cet intérieur curieux,
lorsque le maître de la maison se leva pour me recevoir.
Je m'assis après l'avoir salué. C'était un homme encore
jeune, d'une physionomie féminine, dont les traits assez
réguliers manquaient de franchise. Vous cherchiez, en
l'apercevant, à quelle classe de la société il pouvait appartenir, et vous cherchiez en vain, tant il semblait indécis et comme en suspens entre le bon et le mauvais
ton, entre le gentilhomme et l'homme de rien. Ses cheveux, qui bouclaient naturellement et dont la nuance

était fort agréable, étaient arrangés avec une sorte de
négligence prétentieuse, indiquant le besoin d'être remarqué et celui de passer pour dandy. Étendu sur un
sofa, le journal à la main, les jambes allongées et affectant une posture mélancolique, dont il augmentait l'effet
en appuyant son coude sur la table et sa tête sur la
paume de sa main ; — M. Gloucester produisait sur moi je
ne sais quelle sensation désagréable, plus facile à énon-
cer qu'à expliquer ; c'était un de ces gens dont la tournure est équivoque, et en face desquels on ne se sent
point à l'aise. Vous ne savez comment les traiter, ni
quelle est l'opinion que vous devez avoir d'eux : poli,
vous craignez que votre politesse ne soit perdue ; impoli,
vous vous reprocheriez de l'inconvenance. Plus M. Gloucester redoublait de civilité envers moi, moins il réussissait à détruire cette répugnance instinctive.

Il prenait des airs légers et gracieux dont je lui savais
mauvais gré. Il essayait ce ton d'indifférence légère qui
chez lui me semblait ridicule. Je lisais sur sa figure,
dans ses manières et dans ses discours : *Je voudrais être
comme il faut* ; et je lui refusais intérieurement ce titre
d'homme à la mode dont il paraissait avide. Il me semblait en porter la livrée sans en avoir les droits. Je me
rappelais ce personnage de Ben-Johnson, *Fungoso* [1], qui
achète la défroque des grands seigneurs pour devenir
grand seigneur lui-même, et se montre à la cour sous ce
beau costume.

Quoi qu'il en soit, j'appris de M. Gloucester qu'il était
sujet à une irritation nerveuse.

— Depuis plusieurs jours, me dit-il, une mélancolie

---

[1] *Every Man out of is humour.* C'est la meilleure des comédies
de Johnson.

singulière m'accable; mon esprit cède à des terreurs paniques; il me semble que toutes les calamités me menacent à la fois. Je cherche vainement le repos. Dans le monde, au milieu de mes amis, je tremble, mes nerfs frémissent; je cherche en vain à me rassurer, à retrouver du calme. Assurément c'est une triste position. Mes nuits sont sans sommeil; je n'ai plus d'appétit. Un frisson involontaire s'empare de moi ; enfin j'éprouve souvent des tentations de suicide.

Je l'examinai ; je tâtai son pouls. Les mains du gentilhomme démentaient son costume et son langage. Ce n'étaient point ces doigts blancs et arrondis, ces ongles longs et soigneusement taillés, dont l'acier entretient la transparence et la blancheur. Les mains de M. Gloucester étaient calleuses; leurs dimensions étaient rustiques, et leur forme grossière. Cette observation confirma mes doutes. Je demandai au patient si quelque peine morale n'était pas cause du dérangement de ses nerfs; si des affaires de famille, un mariage manqué, une inclination malheureuse, peut-être des pertes de fortune ou les chances du jeu, ne l'avaient pas jeté dans cet état.

— Non, me répondit-il.

— Mais il est impossible que vous n'ayez pas quelque chagrin secret...

Il rougit, pâlit, balbutia.

— Songez que vous ne devez rien me cacher, et que la première condition de votre guérison, si toutefois la médecine peut alléger vos maux, est une confession ingénue, une franchise entière.

Je vis qu'il hésitait à me communiquer ses pensées secrètes ; je ne le pressai pas davantage.

— Non, reprit-il; c'est une maladie héréditaire; tous les membres de ma famille en sont plus ou moins affectés.

Docteur, j'ai désiré apprendre de vous quelles ressources votre art peut m'offrir.

— Aucune qui puisse guérir les maux de l'âme.... Amusez-vous ; allez dans le monde ; prenez beaucoup de distraction ; si, comme il le paraît, vous avez de la fortune, procurez-vous tous les amusements que la richesse donne... changez d'air...

- Il soupira et s'agita un peu.

— Cela est impossible ! reprit-il.

Je ne voulus pas m'enquérir des motifs de cette impossibilité. Je me levai. Il glissa dans ma main deux guinées, et me pria de revenir le lendemain au soir.

Je n'avais point envie d'entretenir avec ce monsieur de longues relations. En cherchant à me rendre compte de sa position et de son rang, il me semblait que je découvrais dans son extérieur et dans son langage tous les indices caractéristiques du chevalier d'industrie. La vie de ces héros est mêlée, on le sait, d'ombre et de lumière, de succès et de disgrâce ; j'attribuais à quelque infortune peu digne de pitié les souffrances nerveuses dont il se plaignait. Je lui rendis cependant une seconde visite. Je le trouvai couché sur son ottomane, les bras croisés sur la poitrine, une jambe suspendue et se balançant comme si elle eût cherché au loin une pantoufle perdue, et dans l'attitude la plus maniérée que l'on puisse imaginer. Il ne se leva pas, et d'un air languissant :

— Je suis très-mal. Asseyez-vous, docteur, me dit-il... charmé de vous voir... Car, en vérité, je suis diablement mal à mon aise ; si je ne vous avais pas vu, je ne sais trop comment j'aurais fait pour passer la nuit.

Il parlait bas ; les mots se pressaient confusément sur ses lèvres. Je tâtai son pouls dont la rapidité annonçait une surexcitation nerveuse très-prononcée.

— Avez-vous suivi mon ordonnance ?

— Oui ; mais c'est égal ; je ne m'en porte pas mieux.

— Il faut attendre ; il faut surtout vous calmer.

M. Gloucester se leva ou plutôt bondit de son canapé, fit deux ou trois pas en long et en large, frappa le marbre de la cheminée de son poing fermé, essuya la sueur qui couvrait son front, et continua ses discours incohérents.

— Diable ! je ne sais ce que je deviendrai... cela va mal, cela va mal. J'aurais bonne envie de me couper la gorge.

— Quelqu'un des membres de votre famille a-t-il eu le cerveau dérangé ?

— Bah !... vous vous trompez, docteur : vous n'êtes pas sur la voie... je ne suis pas fou...

— Expliquez-moi donc ce que vous entendez par cette maladie héréditaire dont vous me parliez hier ?...

— Allons, docteur... je vais, moi, vous donner le seul remède qui me serve dans ces cas-là. Je veux être pendu, continua-t-il d'un ton de familiarité vulgaire qui m'offensa ; je veux être pendu, s'il y a d'autre médecine et de meilleure potion que le bon vin.

Deux bouteilles et des verres étaient placés sur la table. Il versa d'une main tremblante la liqueur qu'il voulait m'offrir et dont les trois quarts se répandirent sur le parquet. En moins d'une minute il sabla lui-même deux larges rasades ; son geste et ses manières me persuadaient que j'avais affaire à un habitué de tavernes, vainement déguisé en homme à la mode. J'ôtai mes gants, et au moment où j'allais les placer sur la table, j'aperçus une bande de papier très-fin qui occupait l'endroit où j'allais les déposer. Cette bande de papier ressemblait à un billet à ordre ou à une lettre

de change ; je tendais la main pour la passer à M. Gloucester, quand il s'élança de nouveau du canapé où il
avait repris sa place, m'arracha le papier, le froissa
violemment, et le mit dans sa poche. Il avait l'air très-
agité.

— Avez-vous aperçu la signature ? l'avez-vous lue ?

— Non.

— Eh bien ! docteur... c'est, voyez-vous, un jeune
écervelé de mes amis... un fou... charmant garçon d'ailleurs... qui m'emprunte quelquefois de l'argent... et ne
me le rend jamais... Je serais fâché que l'on vît son nom.
Vous me comprenez...

Je crus alors comprendre que mon honnête gentilhomme avait coutume de pêcher en eau trouble, et que
prêter à usure était sa ressource favorite. On sait que,
pour ne courir aucun danger, ces gens d'honneur ont
soin d'extorquer à leurs victimes des lettres de change
représentant une valeur beaucoup plus considérable que
la somme prêtée. Je me sentais en mauvaise compagnie,
et mon embarras était extrême. J'avais repris le cours
de mes questions médicales, et j'espérais être bientôt
quitte de cette visite ennuyeuse. M. Gloucester, reprenant ses airs nonchalants, me parlait des douleurs nerveuses qui avaient troublé, la veille, sa soirée d'Opéra,
quand un coup de marteau ébranla la porte d'entrée.
M. Glocester tressaillit. Il pâlit, et je vis ses mains se
serrer convulsivement sur le coussin de l'ottomane. Peu
d'instants après, nous entendîmes le bruit d'une alterca-
tion violente qui avait lieu au rez-de-chaussée. J'avais
fait connaissance dans ma jeunesse avec les gens que la
justice dépêche à ses victimes, et je ne tardai pas à reconnaître de quoi il était question. Deux hommes dont
la physionomie ne s'oublie pas, armés de bâtons, vêtus

de redingotes, affectant de parler doucement et à voix basse, entrèrent dans l'appartement.

Comment ne pas reconnaître, à ces indices, et surtout à leur politesse, les alguazils de Newgate [1] ?

— Au nom de la loi, je vous arrête comme faussaire ! s'écria l'un d'eux.

M. Gloucester bégaya, porta sa main sur son cœur, pâlit de nouveau : sa respiration était saccadée ; la sueur dégouttait de son visage.

— Messieurs (il essaya de se remettre), de quoi, s'il vous plaît, de quoi... est-il question ?

— Pardon, mon gentilhomme, reprit le Myrmidon [2], vous vous appelez Édouard Warney, n'est-ce pas ?

— Moi... moi... je me nomme... Gloucester...

A peine entendait-on les paroles qui sortaient de ses lèvres.

— Ah ! ah ! ah !... Gloucester, s'écria l'autre alguazil, qui cherchait moins curieusement à déguiser sous des formes civiles le triste office qu'il remplissait ! Gloucester ! le fameux comte ! Allons, M. Gloucester, en route ! il faut nous suivre.

— Vous nous avez coûté diablement de peine, M. Gloucester-Warney !

— Savez-vous lire ? voici votre passeport.

Il montrait au jeune homme, qui était retombé sans connaissance sur le sofa, une pancarte imprimée et timbrée ; c'était le mandat d'amener.

— Vous voyez bien qu'il ne vous entend pas ! accordez-lui quelques instants.

---

[1] Prison où l'on renfermait les prévenus de vol et de faux.
[2] Sobriquet populaire donné aux recors.

— Ah ! monsieur est médecin, à ce que m'a appris le domestique, qui ne voulait pas nous laisser monter.

Les deux hommes, qui avaient remis leur chapeau sur leur tête, l'ôtèrent ; ma qualité de docteur avait conquis leur respect.

— Monsieur le docteur, me dit le plus poli, il faudrait le remettre sur ses pieds, et le plus tôt possible ; il nous le faut tout de suite : nous vous serons fort obligés.

Je détachai la cravate de ce malheureux, étendu devant moi ; j'écartai les plis de son jabot, et de l'eau froide que je lui jetai au visage le fit revenir. Il sortit de son évanouissement, et tremblant, glacé, haletant, il fixa sur moi des regards où se peignait un étonnement stupide. Je cherchai quelques paroles consolatrices, difficiles à trouver.

— Docteur ! quel horrible rêve ! sont-ils partis ? sont-ils partis ? dites-le moi.

Sa main était froide comme celle d'un cadavre. Un des recors s'approcha.

— Allons, allons, plus d'enfantillages ; vite, voici les manchettes.

L'alguazil aux paroles de douceur tenait une paire de menottes ; l'autre un pistolet d'arçon.

— O docteur ! docteur ! sauvez-moi !

Il serrait mes mains ; il s'attachait à moi avec une énergie convulsive.

— Soyez homme, mordieu ! s'écriait l'alguazil en jurant. Que diable ! dépêchons-nous ; ôtez-moi ce plumage, bel oiseau, et passez un habit qui vous convienne ; ce vous mène en cage, mon gentilhomme.

Le malheureux, tombant à genoux devant eux, et les yeux remplis de larmes, s'écriait :

— Pitié ! pitié ! ayez pitié de moi !

Malgré la bassesse du personnage, j'étais ému de compassion.

— J'espère, dis-je aux hommes de justice, que vous n'ajouterez pas à son malheur en le traitant avec une inutile sévérité.

— Oh! pas du tout, pas du tout.. Qu'il se conduise bien, nous ne lui ferons pas de mal.

Ces gens ôtèrent la robe de chambre magnifique que le jeune homme portait, lui passèrent un habit neuf de la dernière mode et du meilleur goût, que son valet de chambre stupéfait leur donna et placèrent son chapeau sur sa tête. Immobile pendant cette opération, il ne semblait pas y donner la moindre attention. L'élégance recherchée de son costume contrastait étrangement avec l'égarement de ses traits. On lui mit ses gants dont la nuance était brillante et le daim superfin. Il les laissa faire.

Cependant il s'approcha de la fenêtre et l'ouvrit, dans l'intention, que son geste révélait d'une manière évidente, de se précipiter dans la rue. L'un des officiers de justice s'en aperçut et courut à lui.

— Si c'est là le jeu que vous jouez, ce n'est pas notre affaire, à nous, mon garçon... du calme!

La main de l'alguazil avait saisi le cou du patient, et le serrait comme un écrou.

— De la patience, mon enfant; et résignez-vous à porter pendant la traversée les petits bracelets que voici. Pourquoi ne vous êtes-vous pas tenu tranquille? on vous aurait épargné ce petit désagrément. Mordieu! nous savons nous conduire!

Au lieu d'écouter ces consolations si amicales, il se débattait violemment et tentait de briser ses menottes. L'écume couvrait ses lèvres.

— Eh bien! s'écria-t-il d'un ton sombre et d'une voix entrecoupée, menez-moi.... traînez-moi... partout où vous voudrez... en enfer!

Il tomba épuisé sur une chaise. L'un des officiers commença la visite de ses papiers, remplit ses poches de tout ce qu'il trouva dans les tiroirs, boutonna ensuite sa redingote, et dit au malheureux de l'accompagner.

— Êtes-vous raisonnable? voyagerons-nous tranquillement, mon petit mouton?

Le prisonnier ne répondit rien; il était plus mort que vif.

— Vous avez sans doute un fiacre? interrompis-je; vous ne pensez pas à le traîner à travers les rues, dans l'état où il se trouve?

— Oui, c'est très-bien, répondit le recors; mais qui *bouchera le trou*[1]?

Son camarade, l'homme poli, traduisit cette expression pour mon usage :

— *Qui payera?* comme dit Jacques.

Je donnai quelques schellings, et je me hâtai de quitter la maison.

Le lendemain les journaux m'instruisirent des détails du crime, qu'ils eurent soin d'exagérer avec leur emphase ordinaire. Gloucester, ou plutôt Warney, jeune ouvrier, avait quitté son état pour se livrer à la fabrication de fausses lettres de change. Depuis dix-huit mois qu'il faisait ce métier, il avait réalisé des sommes considérables, consacrées à ce luxe et cette splendeur dont je l'avais vu entouré. Il s'était introduit dans quelques clubs fréquentés par des gens comme il faut, et, sous le nom de Gloucester, il avait assez bien soutenu son per-

---

[1] *To stump up.* Terme d'argot.

sonnage. La fortune, qui l'avait longtemps servi, finit par le trahir. Un billet de quarante-cinq livres sterling, dont l'acceptation était fausse et dont la signature, imitée par Warney, semblait appartenir à l'un des plus riches banquiers de Londres, fut cause de cette arrestation dont j'avais été l'involontaire témoin. Peu de temps après, on instruisit son procès qui ne fut pas long. Convaincu et condamné à mort, il fut excepté du pardon que Sa Majesté, sur le rapport de l'avocat général [1], accorda cette année à tous les condamnés.

Il n'est pas toujours vrai que notre pitié soit fondée sur l'estime; le crime même ne l'exclut pas. Je plaignais ce jeune homme, enlevé à l'existence dont il goûtait tous les plaisirs; je le plaignais même de cet égarement coupable, qui l'avait empêché de prévoir le dénoûment de sa fourbe criminelle. Telle était la disposition d'âme où je me trouvais, quand je reçus la lettre suivante du chapelain de Newgate.

« Monsieur,

» Édouard Warney, condamné à mort pour crime de
» faux, me charge de vous présenter ses humbles res-
» pects. Il subira le dernier supplice mardi matin. Il dé-
» sire beaucoup vous parler, et regardera comme une
» grâce spéciale un moment d'entretien que vous lui
» accorderiez dans la journée du lundi. Ne lui refusez
» pas cette faveur, monsieur; le malheureux a, je crois,
» un secret à vous communiquer : votre visite sera un
» acte de charité. »

J'avais invité plusieurs amis à dîner chez moi le lundi;

[1] Recorder.

je leur écrivis, et remis la partie à un autre jour. Que
pouvait-il avoir à me dire? Quel motif pouvait le rap-
procher de moi? Quel secret pouvait-il me confier?
Refuser à cet infortuné la grâce qu'il demandait eût été
un acte de barbarie. Je me déterminai à vaincre ma répugnance, à triompher de ces sentiments d'effroi involontaire dont me pénètrent les vengeances de la justice
humaine, et à rendre visite au malheureux Édouard
Warney. Ce ne fut pas sans terreur, je l'avoue, que je
me dirigeai vers Newgate. Une vivacité et une délicatesse d'impressions presque féminines sont un des traits
distinctifs de mon tempérament. Plus j'approchais de ce
séjour d'angoisses, plus mon cœur se serrait. Le gouverneur d'Old Bayley, auquel je m'adressai, chargea un des
geôliers de m'ouvrir les portes, et je pénétrai dans l'enfer.

Quel est celui qui traversa une fois ces longues galeries
noires, ces corridors tortueux, ce labyrinthe funèbre,
ces ténèbres que de faibles lampes ne dissipent pas, sans
en avoir conservé le terrible, l'épouvantable souvenir? Et
ce silence profond, interrompu par le frémissement des
grilles de fer qui retombent derrière vous; et ces pa-
trouilles de la prison, qui se promènent lentement; le
fusil chargé, le long des noires avenues; et cette privation d'air, de lumière, qui vous dit : « Ici la liberté
expire; » et la certitude de n'avoir près de soi que vice
et cruauté, bourreaux et victimes; la lie de la société,
les immondices de l'humanité; crimes, bassesses, vio-
lences, fureurs, tout ce qu'une grande capitale renferme
d'odieux et de vil, concentré dans la même enceinte,
fermentant dans le même égoût!.,. L'écho de mes pas,
leur retentissement dans ces cavernes me faisaient frémir. Je m'arrêtais involontairement, quand mon guide
me dit :

— Nous y voilà, monsieur.

Il souleva les barreaux de fer qui assuraient la porte : j'entrai.

— Eh ! jeune homme, cria le guichetier ; voilà le docteur. Remuez-vous !

Le cachot était étroit et sombre. Une petite lampe fumeuse, placée sur une vieille table, éclairait à peine les objets. Près de la table se trouvaient assis le condamné et un homme âgé, d'une figure vénérable, portant une longue redingote boutonnée jusqu'au menton. Les yeux du vieillard étaient fixes. C'était son père !

Il ne m'aperçut point à mon arrivée ; le condamné se leva, murmura quelques paroles et retomba sur son siége. — Une Bible était ouverte devant lui ; nous restâmes longtemps en silence. Quelle scène ! quel contraste entre ce malheureux qui avait à peine vingt-quatre heures à vivre et le dandy de Regent-Street. Ridicule et faux sous son costume de fat, le malheur qui suit le crime, en le marquant d'un sceau de réprobation, l'avait rendu digne de pitié. L'orbe de ses yeux caves nageait dans le sang ; une teinte verte couvrait sa figure amaigrie ; la transpiration avait collé sur son front pâle les anneaux de ses cheveux enlacés et devenus solides. Il portait un habit noir, une cravate noire. Un mouchoir trempé de larmes était près de lui. De temps en temps, il portait à ses lèvres desséchées un verre d'eau placé sur la table.

Mais le père surtout attirait mon attention. Quelques cheveux blancs étaient semés sur sa tête chauve et abaissée. Les mains jointes et appuyées sur ses genoux, le regard fixé sur son fils, il fallait lire dans ses yeux ternes, dans ces traits que le chagrin avait usés, le désespoir muet du vieillard. C'était un artisan respectable

qui habitait une ville de province et qui avait envoyé
à Londres son fils aîné, pour y continuer son apprentis-
sage.

Je contemplais cette triste scène. Les yeux du condamné se remplissaient de larmes.

— Je ne peux plus lire ! s'écria-t-il. Docteur, vous êtes
bien bon de vous être rendu à ma prière... je vous remercie... j'ai quelque chose de particulier à vous dire.

Il appuyait sur ces derniers mots, dans l'espérance de
se faire comprendre de son père, dont la présence l'em-
barrassait. Hélas ! le cœur du malheureux vieillard était
brisé. Il n'entendait, il ne voyait plus. Son regard était
fixé sur le vide ; son attitude n'avait pas changé.

— Il faut absolument que nous soyons seuls, reprit
Warney.

Puis il alla vers la porte, et pria le guichetier d'éloigner doucement son père. Le guichetier entra. Le jeune
homme prit la main du vieillard, qui se contenta de la
livrer, sans faire aucun signe.

— Mon cher père !... je vous en prie... laissez-nous
seuls quelques instants. J'ai à parler à Monsieur.

Il essayait de soulever son père, qui ne l'écoutait pas.
Ce mouvement le rendit à lui-même.

— Oh ! oui... oui... sans doute... Eh ! bien...

Il se leva d'un air égaré, regarda autour de lui ; puis,
par un élan soudain et comme si un éclair inattendu
l'eût frappé, il enlaça le jeune homme de ses bras, le
pressa sur son sein, et prolongea en poussant de longs
sanglots cette étreinte convulsive.

— O mon enfant ! mon pauvre enfant !

Le guichetier entraîna le vieillard. Warney, avec lequel je restai seul, fut quelque temps à se remettre de
son trouble.

6

— Je vous remercie de nouveau, me dit-il en soupirant, de votre condescendance pour un homme qui ne doit pas vous en sembler digne. Permettez cependant à un malheureux, ajouta-t-il en saisissant mes deux mains et en les pressant dans les siennes, de vous témoigner avant de mourir sa reconnaissance. J'ai une autre grâce à vous demander. C'est une triste commission, mais qui sera bientôt remplie. Vous ne m'affligerez pas d'un refus.

— Tout ce que je pourrai, tout ce que les lois et ma position me permettent, je le ferai.

J'attendais avec anxiété la communication qu'il avait à me faire.

— Merci, docteur, mille fois merci !... J'aurai bientôt achevé... ce que j'ai à vous dire me coûte trop pour que je ne me hâte pas... Je suis un misérable... j'ai séduit une pauvre fille...

Tout son corps frissonnait. J'essayai de le rassurer..... Il se tut quelques moments, fit un effort sur lui-même, et reprit en ces mots :

— Puisse Dieu me pardonner !... Elle est grosse... et sur le point d'accoucher... Hélas ! (continua-t-il en sanglottant) elle ne me connaît pas sous mon véritable nom ; elle ignore aussi celui sous lequel je me suis fait connaître dans Regent-Street : et quand elle lira dans les journaux qu'Édouard Warney a subi le dernier supplice, elle ne saura pas que ce malheureux, c'est moi... Mon horrible situation lui est inconnue... C'est vous, monsieur, c'est vous que je supplie de lui apprendre, lorsque tout sera... fini... lorsqu'elle pourra supporter un coup si affreux... O monsieur, au nom de Dieu, pour donner la paix aux derniers moments d'un infortuné, ne me refusez pas... rendez-moi ce service... promettez-moi de la voir... Elle demeure près du parc Hyde, rue de Grosve-

nor... son nom est écrit sur ce papier... Par charité,
vous qui semblez bon... monsieur... prenez soin d'elle
pendant sa grossesse... familiarisez-la peu à peu avec l'i-
dée de son malheur... dites-lui que mes derniers soupirs
ont été pour elle... dites-lui de me pardonner et de prier
Dieu pour moi... pour moi, qui ai détruit sa vie entière...
et qui ne me pardonnerais pas ce crime, quand même
j'aurais plus d'un jour à vivre... Cette bourse contient
trente livres sterling [1]... C'est tout ce que je possède au
monde... Vous en prendrez cinq... le reste, vous le donnerez à l'infortunée que j'ai perdue... Marie ! Marie !

Il tomba la face contre terre ; puis se relevant, il embrassa mes genoux de ses bras. Mes larmes tombèrent
sur sa figure.

— Soyez béni, soyez béni, s'écria-t-il ; vous êtes le
seul homme qui puissiez pleurer sur moi. Que le ciel
vous rende ces pleurs charitables !... Vous ferez ce que
je vous demande, vous le ferez ?

— Oui... jeune homme... oui... soyez-en sûr... C'est
une tâche cruelle ; mais je la remplirai. Aux trente livres sterling que vous me remettez, j'en ajouterai trente
autres ; et si je peux protéger celle dont vous vous re-
prochez si amèrement la ruine...

Il ne me laissa point achever, ses remercîments et ses
sanglots redoublèrent. J'étais incapable de supporter
plus longtemps une pareille scène. J'adressai au condamné quelques paroles de piété et de consolation ; il
s'empara encore de mes mains qu'il baigna de larmes
sans pouvoir parler. Peu de moments après, j'avais traversé de nouveau ces lugubres passages, et j'étais dans
ma voiture qui me conduisit chez moi.

Sept cent cinquante francs.

Dirai-je par quelle singularité, après avoir passé une nuit affreuse, poursuivi par le fantôme du malheureux Warney, je ne pus résister le lendemain matin au désir de le voir encore? A sept heures du matin, je me trouvais sur le théâtre de l'exécution [1]. L'ignoble potence s'élevait en face de moi. La pluie tombait; la conduite du peuple était indécente, ridicule, hideuse. Ce spectacle n'avait rien de solennel pour elle; les filous se glissaient dans la foule; les femmes du port s'appelaient en se maudissant et en s'injuriant. On riait, on jurait, on se pressait. Huit heures! La cloche du Saint-Sépulcre sonna cette heure fatale; la cloche de la prison, dont le battant couvert d'un crêpe rend un son si lugubre, ne tarda pas à lui répondre. La canne à pomme d'or des sous-shérifs, postés au pied de l'échafaud, étincela sous un rayon de soleil: Warney parut enfin, monta sur l'échafaud d'un pas ferme... Je n'en vis pas davantage.

La jeune Marie mourut un mois après ses couches; et le vieillard, frappé de paralysie trois jours après l'exécution, expira entre mes bras.

[1] La place d'Old Bayley.

VI

ELLE EST FOLLE.

—

Il y a trois ans, la bonne société de Londres s'occupait beaucoup d'un mystère qu'elle ne pouvait pénétrer. Sir Bernard Harleigh, homme d'esprit et de grande naissance, avait épousé six mois auparavant une jeune héritière, jolie, riche, bien élevée, Anna Belwood. Après un voyage sur le continent, ces deux personnes, qui possédaient fortune, terres, considération, s'étaient peu à peu éloignées du monde où lady Anna Harleigh avait brillé quelque temps. Sir Bernard ne s'occupait que de sa femme, lady Anna ne s'occupait que de son mari. Mais un chagrin, secret, inconnu, profond, avait pénétré sous le toit domestique. Peu à peu ils s'habituèrent à ne pas recevoir. Sir Bernard, qui avait débuté brillamment dans la carrière politique et qui avait fréquenté la Chambre des Communes, cessa de porter de ce côté intérêt. La santé de lady Anna s'altéra peu à peu, et comme on ne pouvait assigner aucun motif raisonnable à cette situation mystérieuse, le public toujours charitable ne manqua pas de noircir le ménage.

—Elle maigrit, disaient les femmes, lorsque lady Anna entrait dans un salon. Pauvre jeune femme ! elle a pleuré : ses yeux sont rouges ; il est impossible de ne pas la plaindre. Vous souvenez-vous, ma chère, que l'autre soir, au bal de la douairière de Pembrocke, sir Bernard perça la foule des danseurs qui l'environnaient, et qu'au moment où elle allait faire partie d'un quadrille, il lui dit qu'il était temps de se retirer et l'emmena? Il doit se passer des choses étranges dans cette maison ; je donnerais cent guinées pour me trouver quelques instants derrière le rideau.

— Ils ne sont pas heureux, ou du moins j'en ai peur, s'écriait un vieux dandy suranné ; j'ai toujours pensé qu'ils ne se convenaient pas.

— Tout cela est fort singulier, après tout, reprit la marquise de Clarynn, vieille douairière dont la fille avait brigué la main et la fortune de sir Bernard : j'ai vu lady Anna pâlir et se troubler au moment où son mari causait peinture et poésie avec ma jeune Élisabeth.

Je ne recueillerai pas toutes les observations, suggestions, conjectures, tous les contes absurdes, toutes les confidences ridicules, tous les romans calomnieux qui coururent à ce propos de salon en salon et de boudoir en boudoir. La rumeur la plus générale attribuait à sir Bernard un vice caché qui faisait le malheur de sa femme : il jouait, disait-on.

Pour comprendre l'étonnement des salons anglais, et excuser un peu ces mille scandales, il faut se reporter à une époque peu éloignée, où sir Bernard Harleigh avait reçu des mains d'un vieux père sa jeune fiancée. Sir Bernard, dont le caractère mélancolique et réservé, dont l'organisation nerveuse et irritable, les études diplomatiques et l'ambition refoulée avaient inspiré à ses amis quelque froideur et quelque défiance, — devenu tout à coup aimable, gai gracieux, — avait laissé de côté Puffendorff et la lecture des sessions du

Parlement. La gaieté et la grâce de sa femme l'avaient arraché aux habitudes graves de sa pensée et de sa vie. Le bonheur qu'il goûtait avait ajouté à ses qualités d'homme d'État et d'homme d'esprit quelque chose de bienveillant qui lui avait manqué jusqu'à ce jour. L'entrée que sa jeune femme fit dans le monde fut flatteuse. La mort d'un oncle riche versa dans les caisses de la famille une opulence nouvelle. Quiconque était admis chez lady Anna avait reçu le brevet d'homme à la mode. Déjà l'amitié de son mari était recherchée par les ministres, et ses adversaires politiques eux-mêmes étaient obligés de compter avec lui. Nulle coquetterie de la jeune femme, aucune imprudence, aucun écart de son mari n'avaient fourni de prétexte à ces bizarres romans, inventés pour expliquer ce que personne ne comprenait.

D'où pouvait venir une métamorphose si peu attendue? Elle, reine des salons, directrice de la mode; lui, favori de la fortune, orateur applaudi; pourquoi avaient-ils renoncé à leurs *routs* splendides et à leurs concerts? Pourquoi chez lui cette irritabilité, ce silence obstiné, cet air d'agitation sombre? Pourquoi les architectes, les tapissiers, les peintres et les artistes, chargés de décorer et d'embellir sa résidence de Grosvenor-Square, avaient-ils été congédiés avant d'avoir achevé la moitié de leur œuvre coûteuse? Pourquoi lady Anna, dont la santé, la gaieté, la grâce spirituelle avaient été un objet d'envie pour tout ce qui l'entourait, restait-elle les mains croisées, l'air distrait et rêveur, l'œil fixé sur les tourbillons harmonieux des danseuses?

Que le jeu, ce gouffre des fortunes bien ou mal acquises, absorbât silencieusement le patrimoine de sir Bernard; qu'il méditât quelque grande manœuvre poli-

tique; que son amour pour sa femme ne fût pas payé de
retour; qu'il eût découvert dans l'histoire de ses antécé-
dents ou dans les annales de sa famille quelque tache
déshonorante ou ineffaçable, c'était ce que personne ne
pouvait affirmer. On apprit que sir Bernard, en entrant
dans le club des Amis de la Constitution, avait reçu une
lettre fort longue dont la lecture avait contracté son visage. Ce qui mettait le comble à l'étonnement général,
c'était le ton respectueux, tendre, attentif, profondément
triste des deux époux l'un envers l'autre. Rien n'était
plus convenable; mais on eût dit qu'ils nourrissaient l'un
pour l'autre un intérêt mélancolique. Tantôt lady Anna
jetait sur son mari un regard furtif, et ses yeux se remplissaient de larmes; tantôt sir Bernard interrogeait
d'un regard attentif les traits déjà altérés de sa jeune
épouse, qui tombait alors dans une rêverie à laquelle
rien ne pouvait l'arracher.

Un voyage en Suisse, la naissance d'un fils, ne changèrent rien à cette situation. La santé de lady Anna était
plus faible qu'à son départ; une profonde tristesse semblait peser sur la famille. Le baronnet vendit sa maison
de Londres, et sans prévenir personne, se retira dans son
château de Huntingworth, à treize milles de la capitale.
S'il voulait par cette démarche faire perdre la piste à
la curiosité toujours malveillante que le public exerce
sur les gens qu'il ne comprend pas et qui devient plus
âpre à mesure que l'on réussit moins à soulever le voile,
sir Bernard ne pouvait agir avec plus d'adresse. La société
ne tarde pas à oublier les absents; et bien que les sœurs
de lady Anna fissent encore les délices d'Almack et l'or-
nement des bals à la mode; bien que l'on prononçât de
temps à autre le nom « de ce pauvre sir Bernard, » deux
mois ne se passèrent point avant que les hypothèses de

toute nature fussent tombées dans le domaine de l'histoire ancienne. On savait seulement que les visites des parents qui avaient cru devoir s'informer par eux-mêmes de la santé des deux époux avaient été accueillies avec une froideur singulière, et que nul d'entre eux ne s'était senti le courage de renouveler cette épreuve.

Médecin de Harleigh avant son mariage, je n'avais eu depuis cette époque nulle occasion de le revoir. Le 25 avril 1830, une lettre portant le timbre de la Chambre des communes et le port-franc de sir Bernard me fut remise à sept heures du soir par mon domestique. Voici ce qu'elle contenait :

« Cher docteur, demain entre neuf et dix heures, ma chaise de poste viendra vous prendre. Votre savoir et votre zèle me sont nécessaires. J'habite, comme vous le savez, Huntingworth, maison située à peu de distance de Londres. Je vous prie en grâce de ne vous refuser sous aucun prétexte au service que je vous demande. C'est une affaire de vie ou de mort : lady Anna y est seule intéressée. Je vous recevrai; peut-être même, pour vous donner des instructions indispensables, aurai-je soin d'aller à votre rencontre. Quoi qu'il en soit, je vous attends.

BERNARD HARLEIGH.

» P. S. Je rouvre cette lettre pour vous recommander un silence absolu, non-seulement sur les résultats de votre visite, mais sur votre visite même. »

Les intentions du baronnet furent remplies avec une scrupuleuse exactitude, et la chaise de poste, à dix heures moins un quart, se trouvait devant ma porte, sans que j'eusse dit à ma femme quelle était l'aventure qui me contraignait à la quitter.

Le postillon arrêta ses chevaux à quelque distance de la grille du parc et me prévint que son maître lui avait ordonné d'agir ainsi; que sans doute sir Bernard était sur la route en m'attendant. Il me pria de mettre pied à terre. Je descendis; je marchai jusqu'à la grille du parc; je ne rencontrai pas sir Bernard. La grille s'ouvrit, je m'enfonçai dans l'avenue. Nul mouvement autour de moi; cela m'étonnait. Sir Bernard avait toujours aimé le luxe et entretenait de nombreux domestiques. La porte principale du château était fermée. Je frappai, une vieille femme vint m'ouvrir en me demandant si j'étais le docteur. Je répondis affirmativement, et sans plus de cérémonie elle me dit :

— Allez, M. le baronnet vous attend.

La vieille ne prit pas même la peine de me conduire, et je m'aventurai de mon mieux, à travers une antichambre décorée de vieux tableaux. Une porte était ouverte sur la droite; j'y entrai à tout hasard, et me trouvai dans une bibliothèque ornée de statues et de bustes, recevant le jour à travers un dôme de verre et brillant des plus belles reliures. Une double porte qui se trouvait dans le fond s'ouvrit tout à coup et donna passage au baronnet qui s'avança rapidement vers moi, me prit la main, la secoua fortement et me témoigna le plaisir qu'il avait de me voir. Il avait le cou nu, le collet de sa chemise rabattu sur ses épaules et une longue robe de chambre de velours vert broché d'or. Cette tête belle et noble était nuagée d'une tristesse profonde et d'une teinte de distraction douloureuse.

— Vous êtes tout à fait aimable, docteur, me dit-il, et je ne puis trop vous remercier de l'empressement que vous avez mis à vous rendre à nos prières. Je désire que le cours de vos affaires n'ait été interrompu en rien. Avez-vous déjeuné ?

— Oui, mais le voyage m'a rendu de l'appétit, et j'accepterais volontiers une tasse de café ou de chocolat.

— Très-bien, très-bien : faisons auparavant un tour dans le parc ; j'ai deux mots à vous dire, puis nous irons retrouver lady Anna dans la salle à manger.

Le ton du baronnet était bref, précis, péremptoire. Nous descendîmes dans le parc ; il marchait si vite, que j'avais peine à le suivre. Pour moi, qui attendais avec anxiété le mot de l'énigme, l'explication du mystère, je me tus, attentif aux paroles de sir Bernard.

— Il s'agit, me dit-il, des intérêts les plus graves, les plus mystérieux, les plus confidentiels. Docteur, je suis trop heureux de vous avoir trouvé ; non-seulement vous êtes un homme de talent, mais l'on peut avoir en vous entière confiance, et vous êtes incapable de la trahir.

Je ne répondis qu'en m'inclinant pour remercier le baronnet qui, arrêtant sur moi un regard profond que j'eus peine à supporter :

— Vous avez vécu dans le monde, et vous avez sans doute entendu parler de lady Anna et de moi. Je n'ignore pas quels discours on a dû tenir, je n'ignore pas que les soupçons du public se sont arrêtés sur elle, et malheureusement il y avait des motifs réels : le temps est venu... il est impossible de rien cacher ; je crois, docteur, que vous avez rencontré lady Anna dans le monde ?

— Sans doute, et je me rappelle parfaitement que, dans tous les salons où elle paraissait, elle éclipsait ses rivales les plus admirées ?

— N'avez-vous rien remarqué ?

— Sous quel rapport, sir Bernard?

— Mais sa physionomie, son air, ses traits, son attitude, son expression, son langage, n'avaient-ils rien qui
vous parût singulier?

— Permettez-moi de rappeler mes souvenirs. Il me
semble l'avoir vue fort languissante, triste, lasse, l'œil un
peu terne, surtout dans les derniers mois de son séjour
à Londres; ces divers symptômes ne sont pas très-signi-
ficatifs, et il était facile de se rendre compte de cet abattement passager, sans rien craindre pour la santé ni pour
la vie de lady Anna.

— Est-ce donc là, reprit le baronnet, ce que l'on a
pensé généralement de lady Anna et de sa situation?

— Cette explication était simple et naturelle, et il était
difficile qu'elle ne vînt pas à l'esprit de tout le monde.

Je ne sais quelle expression de mécontentement abaissa
le sourcil et obscurcit la physionomie de sir Bernard.

— Ah! ah! s'écria-t-il, comme le monde juge,
comme il se trompe!... Docteur, continua-t-il, en saisissant mon bras et le serrant fortement, un mot, un
seul mot qui fait mon supplice vous expliquera tout.
Savez-vous une chose? c'est que lady Anna... est
folle!... Elle est folle, entendez-vous!

Ce dernier mot était prononcé de manière à ce qu'il
fût difficile de l'entendre. Le baronnet couvrit sa figure
de ses deux mains étendues, et nous gardâmes le silence
pendant quelques minutes.

— Folle! repris-je, en répétant presque involontairement le dernier mot du baronnet. Vous servez-vous de
cette expression dans le sens médical, dans le sens réel
et strict, ou comme on l'emploie dans le monde?

— Hélas! il serait inutile de le dissimuler. C'est à une
folle, à une véritable folle que vous allez avoir affaire;

c'est avec elle que vous allez déjeuner. Docteur, si vous saviez ce que j'ai souffert! quelle fièvre dans mon cerveau! quelle torture dans tout mon être, depuis que ce fléau est tombé sur moi! Docteur, je l'ai vu venir par degrés, j'ai observé sa marche, j'ai vu, j'ai senti cet épouvantable fardeau s'accroître, s'appesantir et m'écraser peu à peu.

— Revenez à vous, m'écriai-je, en voyant des larmes jaillir de ses yeux, tout n'est peut-être pas désespéré.

— Non, non, je suis bien, je me sens mieux, docteur; vous comprenez la nécessité de ne pas laisser lady Anna soupçonner le motif qui vous amène ici; inventez des prétextes, dites que c'est moi qui vous ai appelé, que je crains d'avoir la goutte, par exemple; surtout ne l'alarmez pas sur sa situation. Elle est calme, tranquille, et pour deviner le mal auquel elle est en proie, il faut l'examiner bien attentivement. Observez ses yeux, docteur; observez-les, point d'imprudence surtout... Ah! je croyais l'avoir entendue; tout m'agite, mes nerfs sont horriblement ébranlés... docteur, ne me compromettez pas, ne me compromettez pas!...

Il ne tarda pas à me conduire dans la salle à manger, dont la porte en s'ouvrant me laissa voir lady Anna, toujours jolie, mais extrêmement pâle, et qui, un journal à la main, était assise près de la table à thé. Une longue robe de mousseline blanche la couvrait, et ses beaux cheveux bruns, bouclés naturellement, retombaient des deux côtés de son pâle visage. Elle eu l'air étonné de me voir, se leva, et d'un regard sembla demander à son mari quel motif m'amenait; en servant le thé, sa main tremblait, ses joues pâlissaient et rougissaient tour à tour.

— Sir Bernard, dit-elle à son mari, vous sentez-vous malade?

— Ma santé est parfaite, dit-il en essayant de sourire.

Nous étions tous fort embarrassés, et la conversation
ne semblait pas devoir être vive; j'essayai de rompre le
charme en adressant la parole à lady Harleigh.

— Je regrette, madame, d'avoir troublé votre lecture ;
le *Morning-Post* que vous tenez à la main contenait sans
doute des choses dignes d'attirer votre attention?

— Oh! nullement, répondit-elle ; je lisais une ridicule
description de la fête donnée à Londres par la comtesse
Bury. Déjeunez-vous avec nous, monsieur?

— Une seule tasse de thé, madame, sera tout ce que
je demanderai à votre hospitalité ; mais, à propos de fête,
permettez-moi de remarquer que vous manquez à celles
de Londres. On a craint que vous n'eussiez résolu de
prendre le voile, et que vous ne fussiez perdue pour la
société que vous avez aimée quelque temps. On se plaint
de vous, sir Bernard, qui avez enlevé à tant de succès et
de brillantes soirées celle qui en faisait le charme.

— Je ne doute pas que nous n'ayons, comme tant
d'autres, fourni de bonnes pages à la chronique scandaleuse de votre excellente capitale, interrompit le baronnet avec une vivacité qui me surprit. Voyons, dites-nous
un peu quelle est l'histoire dont nous sommes les par-
rains et les héros involontaires!... Dites-nous cela, je
vous prie.

Je jetai les yeux sur lady Anna, dont la main tremblante avait peine à soutenir sa tasse et qui regardait
son mari avec une attention craintive et comme douloureuse.

— Je crois, sir Bernard, que l'opinion attribue votre
retraite inattendue à je ne sais quel dépit, à un peu de
mauvaise humeur contre le gouvernement, à des dé-

goûts politiques! On vous blâme, ainsi que lady Harleigh, de vous être imposé tout à coup la loi de cet exil étrange et inattendu.

— Que voulez-vous, docteur? s'écria-t-elle, il faut bien que je me résigne, comme tant d'autres...

— Au malheur et à la torture de l'ennui, interrompit brusquement le baronnet, comme s'il eût craint que sa femme achevât la phrase qu'elle avait commencée.

— Oui, reprit-elle, à l'ennui, et même aux discours frivoles d'un monde qui ferait bien de nous oublier.

Sir Bernard se leva, toucha légèrement ma botte du bout de la sienne, me demanda la permission de se retirer un moment pour écrire une lettre, et me laissa seul avec lady Anna. Que l'on imagine mon embarras; je ne connaissais ni le degré ni le genre de folie de cette jeune femme intéressante dont tous les discours semblaient dictés par la convenance, la sagesse et le bon goût. En vain l'observais-je attentivement, je ne pouvais découvrir dans ses regards cette inquiétude ardente et vague, signe ordinaire de l'insanité; elle paraissait affligée et languissante, mais calme, réservée et parfaitement maîtresse d'elle-même.

— Sir Bernard, lui dis-je pour ranimer enfin la conversation qui tombait, sir Bernard semble jouir d'une santé excellente.

— Mon mari a toujours l'air de se bien porter : je crois qu'une maladie réelle ne se trahirait même chez lui par aucun symptôme extérieur.

— Je regrette, milady, je regrette infiniment de ne pouvoir vous adresser le même compliment. Vous semblez souffrante?

Elle soupira.

— C'est un abattement moral plutôt qu'une maladie physique, reprit-elle.

— Cette retraite subite, cette solitude absolue, suffiraient pour expliquer l'abattement dont vous vous plaignez. Je crois qu'un hiver passé à Londres vous ferait le plus grand bien, madame; si aucun motif ne s'y oppose, pourquoi...

— Oh! j'ai des motifs... les motifs les plus graves...

En prononçant ces mots, elle baissa les yeux comme si elle eût voulu échapper à mon inquisition, que la politesse n'eût peut-être pas avouée, mais que justifiaient ma situation et mon titre. Je crus la glace enfin rompue et le secret fatal sur le point de lui échapper; je rapprochai ma chaise de la sienne, et d'un ton respectueux à la fois et plein d'intérêt et d'émotion :

— Ces motifs si mystérieux, si pressants, madame, oserai-je vous demander quels ils peuvent être?

— Il n'y a rien de mystérieux dans ce que je vous ai dit, docteur, reprit-elle avec une froideur marquée et une expression presque sévère.

— Que lady Anna veuille me pardonner le respectueux intérêt qu'elle fait naître et une question qui n'a rien de déplacé dans ma bouche. Votre santé, madame, semble subir une altération dangereuse, et sir Bernard, votre mari, a conçu des inquiétudes qu'il a dû me communiquer...

— Mon mari! mon mari!... ah! Dieu! Et c'est pour moi, docteur... pour moi, que vous êtes ici?

— Est-il nécessaire de vous cacher la peine que votre état de langueur cause à sir Bernard? Rien de plus naturel, ce me semble, que ma démarche et que la sienne...

Dans son étonnement, lady Anna était restée pâle et immobile.

— Ainsi, docteur, ainsi mon mari me croit malade... Et quel est mon mal, selon lui? Vous a-t-il indiqué une maladie spéciale? quelques symptômes particuliers?

— Une tristesse habituelle, la perte de l'appétit, la faiblesse, la langueur, l'insomnie...

Les lèvres tremblantes, les yeux étincelants des larmes qui restaient suspendues sous ses longues paupières, lady Anna se leva, le mouchoir à la main, se retourna du côté de la croisée, et sembla vouloir se soustraire encore à mon observation. Je la suivis, je pressai légèrement sa main qu'elle dégagea de la mienne; puis, me regardant fixement et d'un air égaré, elle fondit en larmes.

— Oh! docteur, si vous saviez! si vous saviez ce qu'il y a de douleur amère, là, dans mon cœur! quelle misérable créature je suis, à quel malheur je suis réservée... toujours... toujours...

— Jugez-moi digne de votre confiance, lady Anna; au nom du ciel, dites-moi la cause d'une émotion qui, j'en suis sûr, peut se calmer et s'apaiser! Qui a pu vous nuire, vous déplaire, vous affliger, chère lady?

— Vous le dire! oh! je ne le dois pas, je ne l'ose pas, je ne le puis pas! qu'il est pénible à garder, ce secret! mais qu'il serait terrible à dire! Ne le devinez-vous pas? Ne l'avez-vous pas entendu murmurer dans le monde? avouez, avouez-le!

Il y avait une expression d'agonie si violente dans ces dernières phrases, que je ne doutai plus de la situation de l'infortunée. Le mari rentra, tenant une lettre cachetée, saisit la main de sa femme, lui donna un baiser tendre sur le front et m'interrogea du regard. Je me

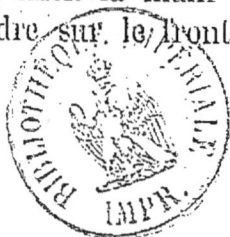

7

levai, je saluai lady Harleigh et je sortis; le baronnet,
qui m'accompagna, me pria de le suivre dans sa bibliothèque. Nous restâmes debout dans l'embrasure d'une
vaste croisée gothique.

— Eh bien! me demanda-t-il tremblant.

Je remuai la tête, et un soupir m'échappa.

— Vous a-t-elle dit que la manière dont nous vivons
ici et les ordres que j'ai donnés la fatiguaient?

— Nullement.

— Pauvre femme! malheureuse Anna! malheureux
que je suis!

Je ne pus empêcher sir Bernard d'appuyer son front
sur la balustrade de la fenêtre ouverte et de pleurer amèrement.

— Que faire? s'écria-t-il enfin; quel remède dans une
situation si triste? Arrangeons tout pour que le secret
soit gardé! Que personne ne puisse deviner ce qui nous
arrive! J'ai bien peur, continua-t-il, qu'une retraite
plus absolue encore... ne devienne nécessaire... Hélas!
sans doute; mais je me chargerai de choisir la maison
et le docteur auxquels nous confierons ma chère lady
Anna. La médecine a fait de grands progrès sous ce
rapport; Londres possède plusieurs établissements où
le secret est gardé avec le plus grand soin, où la surveillance est exacte et le traitement aussi doux que bien
dirigé.

— Misère! misère! Ma femme! la compagne de mon
cœur et de ma vie, arrachée à ses enfants, à sa famille,
à son toit domestique, pour être jetée dans une... dans
une...

Il n'osa continuer, il s'arrêta brusquement. La voix lui
manqua; ses lèvres se contractèrent; sa bouche écuma.

Il reprit, baissant la voix et se penchant vers mon oreille :

— Docteur, j'ai un autre secret à vous dire; le puis-je? oui, sans doute; vous êtes homme d'honneur. Il y va de ma fortune; il y va de ma gloire. Cinquante mille livres sterling de plus par an, qu'en dites-vous? Eh! qu'en dites-vous? docteur!

J'écoutais, saisi d'un étonnement qui ne cessait de s'accroître. Sa voix grossissait; son œil s'enflammait; sa parole devenait confuse et obscure. Que pensez-vous, lecteur, que sir Bernard Harleigh eût à m'apprendre? Qu'il avait, à force d'études chimiques, découvert un secret plus merveilleux que la panacée de Paracelse et que *l'arcanum majus* des alchimistes; que le roi, ayant appris de quelle découverte sir Bernard était possesseur, était entré dans une colère inouïe et lui avait fait offrir un ministère, sous condition qu'il ne découvrirait à personne son secret; que, sur son refus Sa Majesté l'avait assiégé d'espions, et que sous peu de jours on allait le traîner en justice, comme accusé de haute trahison; en un mot, j'appris, à n'en pas douter, que sir Bernard Harleigh, l'homme grave, riche, célèbre, puissant, qui accusait sa femme de folie, était lui-même un fou !

Ce dénoûment imprévu m'accablait; une sueur froide couvrait mon corps qui frissonnait. A la fin de son étrange récit, un long éclat de rire, un de ces rires tragiques, apanage des fous, lui échappa; il étendit le bras, et du bout de son index il toucha mon visage. Je me retournai. La porte entr'ouverte me laissa voir lady Anna, toute pâle, et qui, sans doute effrayée de me savoir seul avec son mari, était accourue. Tout s'expliquait, la mélancolie, le silence, la douleur muette de la jeune femme; la bizarre tranquillité de l'habitation, l'air distrait du baronnet; la crainte souvent manifestée par lui que sa femme ne se fût plainte des mauvais traitements qu'elle avait subis. Il était fou!

— Ne croyez pas, au surplus, reprit-il, sans faire attention à mon effroi, à ma surprise, à mon silence; ne croyez pas que je vous aie appelé pour rien : non, non; vous saurez plus tard... Je vais être privé de ma fortune, de mon rang, de mes titres... Il fallait bien m'ouvrir une nouvelle route vers l'indépendance; je l'ai trouvée. Vous plairait-il de la partager? je vous l'offre. Vous avez des connaissances positives qui me manquent et qui sont d'une nécessité absolue pour le succès d'une telle entreprise. Soyons partenaires, associés. Acceptez-vous?

Je répondis par un signe affirmatif.

— Nous réglerons plus tard le chapitre de nos intérêts respectifs. Ah! mes amis du Parlement et mes très-honorables électeurs, que direz-vous quand vous verrez votre grand homme plongé dans le commerce des bougies?... Eh bien! docteur, pas un mot? vous supputez déjà le profit d'une spéculation aussi belle! C'est trop tôt, mon cher; nous aurons du mal, je vous le jure, avant d'obtenir un résultat. Notre premier devoir est de songer à cette pauvre lady Anna. Elle sait mon secret; et c'est ce qui lui a fait perdre la tête; les femmes ne résistent pas à ces idées de fortune immense et soudaine. Pauvre femme! pauvre femme!

Il prononça ces mots d'un ton si pénétré, que je fus prêt à fondre en larmes. Puis croisant les bras, absorbé dans une contemplation profonde, il sembla m'oublier totalement, s'appuya contre la croisée, et pendant cinq ou six minutes garda le silence. Je méditai sur la conduite que j'avais à suivre et je résolus d'aller trouver M. Courthrope, beau-frère de Harleigh, et de m'entendre avec lui sur les moyens à prendre pour la sûreté personnelle de lady Anna.

— A propos, s'écria tout à coup le baronnet, sortant de sa léthargie, je pensais que... Mais voilà une chose étrange, je ne me rappelle plus ce que je pensais tout à l'heure.

Ses sourcils contractés se rapprochaient l'un de l'autre, son front se plissait comme s'il eût voulu forcer un souvenir éteint de se réveiller et de renaître. Il tira de sa poche un billet de cinq cents livres sterling, le jeta sur la table, me l'indiqua comme prix de ma visite, et m'accompagna jusqu'à la grille du parc.

— Eh bien! reprit-il alors, en passant sa main sur son front, cette pauvre lady Anna, qu'en ferons-nous? Docteur, docteur, pas de violence, pensez-y bien!

— J'y penserai.

— Souvenez-vous de Salluste : *Priusquam incipias, consulta; sed ubi consulueris.... sed ubi consulueris....* docteur!

— *Mature facto opus sit,* repris-je en terminant la phrase de Salluste, pour faire plaisir au malheureux fou.

— Jolie phrase, bon axiome! on n'a jamais mieux dit. Allons, docteur, voici votre voiture; je compte que vous vous conduirez avec votre sagesse ordinaire, et ne doute pas que vous n'agissiez pour le mieux. Vous savez que j'attends impatiemment votre retour... Tout bien considéré, ne commencez rien aujourd'hui, entendez-vous?

Je lui fis signe de la main, je le saluai, nos chevaux partirent au grand galop; mais à peine avaient-ils fait quelques pas, nous entendîmes la voix tonnante du baronnet :

— Arrêtez, ou je fais feu sur vous.

Les postillons arrêtèrent en effet, et je vis par la portière sir Bernard, un pistolet d'arçon à la main, et qui venait en courant de notre côté.

— Je n'ai qu'un mot à vous dire, docteur, un simple avertissement, je vous soupçonne.

— Me soupçonner? Et pourquoi?

— Oui, vous méditez des projets de violence contre moi, contre moi-même.

— Eh! mon cher baronnet, je n'en médite contre personne; où avez-vous pris cela?

— Je vois plus loin que vous ne pensez; vous voulez m'arracher mon secret; vous le voulez, je ne l'ignore pas, pour vous en attribuer les avantages : mais écoutez bien, s'il vous arrive de remettre les pieds à Huntingworth, vous êtes un homme mort, je le jure.

En disant ces mots, il fit un signe de main aux postillons qui fouettèrent leurs chevaux et m'emportèrent loin de cette triste scène et du malheureux Harleigh. Deux milles plus loin, la chaise de poste eut à gravir une colline assez élevée dont les chevaux en sueur avaient peine à atteindre le sommet. J'abaissai la glace et m'adressai au postillon.

— Jeune homme, êtes-vous au service de sir Bernard?

— Pas précisément, monsieur; mais c'est à peu près la même chose.

— Avez-vous été surpris de ce qui vient d'arriver?

— Oh! il en fait bien d'autres.

— Vous pensez donc qu'il n'est pas tout à fait dans son bon sens?

— Parbleu, monsieur, si des gens comme moi avaient fait le quart de ce que monsieur a fait depuis quelque temps, on aurait bien su nous faire coucher à Bedlam.

— Que fait-il donc?

— D'abord, monsieur, nous sommes à lui, sans être à

lui : il n'a gardé qu'une vieille servante qu'il a changée
en valet de chambre : et nous, à qui il paie cependant
nos gages, il nous laisse dans une auberge, à trois milles
du château, sans jamais se servir de nous. Que dites-vous
de cela? est-ce singulier?

— A quoi passe-t-il son temps?

— La vieille servante dit qu'il ne s'occupe que de faire
bouillir des chandelles.

— Bouillir des chandelles! que voulez-vous dire?

— Oh! je ne plaisante pas, monsieur; c'est la vérité
pure : il en consomme plus de vingt par jour, et il emploie toutes ses casseroles à ce bel usage.

— Mais sa femme?

— Pauvre chère âme! elle le suit partout, elle prie,
elle pleure, elle se désole, et rien ne sert. Mais le plus
drôle, c'est qu'il veut faire croire qu'elle est folle;
comme nous l'avons toujours vue triste et pensive, et que
quelquefois elle passait des journées entières à rêver, il
était naturel que nous crussions sur parole sir Bernard,
avant que nous eussions découvert sa manie de faire bouillir des chandelles. Maintenant, pauvre dame! nous la
plaignons bien. La servante m'a rapporté qu'il passait des
nuits entières à monter la garde sur sa terrasse, un mous-
quet sur l'épaule. Il ne s'endort jamais sans placer deux
pistolets et une épée sous son oreiller : lady Anna maigrit et dépérit au milieu de toutes ces frayeurs.

— Pourquoi n'avertissiez-vous pas les parents de sir
Bernard?

— Oh ! personne ne nous aurait crus : si vous saviez
comme il est malin! il parle quand il veut avec la gravité
d'un juge, et il nous fait de la morale comme un grand
vicaire. Il a menacé de mort quiconque s'aviserait de
dire un mot de ce qui se passe chez lui; il est homme à

tenir sa parole. En bonne ou en mauvaise santé, il a toujours été fort sévère, M. Harleigh.

— Fouettez vos chevaux et dépêchons-nous ; il n'y a
pas un moment à perdre.

Les postillons bien payés, et qui d'ailleurs portaient intérêt à la triste lady Anna, firent voler la voiture qui
partit comme le vent. Je ne tardai pas à me trouver en
face de la maison de M. Courthrope, qui depuis quelques
mois avait cessé de voir Harleigh et qui même, ignorant sa situation, croyait avoir beaucoup à se plaindre
de son beau-frère. A peine eut-il appris cette nouvelle
douloureuse, il fit mettre ses chevaux à sa voiture et
nous nous rendîmes chez le célèbre docteur Yollack,
chef d'une maison de santé. Je le connaissais ; j'admirais
ses talents, son admirable expérience et le pouvoir presque magnétique qu'il exerce sur les fous soumis à sa loi ;
je savais aussi à quel degré d'insensibilité il était parvenu, combien son cœur s'était endurci et quelle gaieté
singulière il gardait au milieu des scènes douloureuses
qui l'environnaient. Il conserva son caractère habituel
et répondit à toutes nos questions avec une grande froideur, même avec un mélange d'ironie. Cependant comme
il nous voyait fort affectés de l'expédition que nous
allions tenter, il donnait à sa physionomie riante une
expression si ridiculement contrainte, un air de sympathie si peu naturelle, que cette imitation de la tendresse, cette parodie de la pitié me soulevaient le cœur.
Le soir même, à cinq heures nous nous trouvions à la
porte du parc : tout était fermé ; nous sonnâmes en vain,
personne ne se présenta, nous fûmes enfin obligés de
franchir une haie et de pénétrer comme des voleurs
dans ce magnifique domaine possédé par un maître
insensé.

— Que voulez-vous? demanda la vieille servante en ou-vrant une porte basse qui donnait sur la cuisine.

— Parler à M. Harleigh.

— Il n'y est pas. Il vient de partir pour Londres!

— Savez-vous où il doit descendre?

— Non.

— Ma bonne femme, je ne crois pas un mot de ce que vous me dites, s'écria le docteur Yollack. Je viens de voir le baronnet à la fenêtre de sa bibliothèque, dépêchez-vous de nous annoncer.

— Ah! mon Dieu! monsieur, s'écria la vieille femme toute troublée, enfin j'ai rempli mon devoir; si vous voulez absolument entrer, je ne puis pas vous en em-pêcher.

Nous entrâmes donc, malgré la vieille femme épou-vantée. Bientôt nous eûmes parcouru tous les apparte-ments, mais sans y trouver aucune trace du baronnet et de sa femme; cette recherche, qui dura longtemps, fut infructueuse; nous aperçûmes cependant, sur le pupitre de son cabinet, une lettre dont l'encre était encore fraîche et plusieurs livres ouverts qui, chargés de ses notes ma-nuscrites, semblaient attester sa présence récente. La pluie qui avait commencé pendant notre voyage était devenue violente et nous empêchait de parcourir les jar-dins et le parc. Nous désespérions de découvrir la retraite de sir Bernard, et nous nous assîmes tous trois dans une salle d'étude dont la fenêtre dominait un magnifique paysage.

— Ma foi, s'écria M. Courthrope, j'y renonce : il a été plus fin que nous.

— Mais que devient sa pauvre femme, interrompis-je, par un temps pareil? où l'a-t-il conduite? que devient-elle?

— Vous ne savez pas, interrompit le docteur Yollack,
vous ne savez pas combien ces fous ont de malice.

A peine avait-il dit ces mots, nous vîmes s'ouvrir la
porte d'une armoire antique en ébène, incrustée de cuivre, et que nous n'avions pas remarquée. Sir Bernard
en sortit. Sa physionomie était calme et sombre, il portait un costume de voyage. Le bras étendu vers nous,
le front haut et dans une attitude qu'un peintre eût étudiée et saisie, il nous adressa la parole.

— Avez-vous bien réfléchi, messieurs, aux conséquences de ce que vous faites ? Savez-vous que je me
nomme Harleigh, et que c'est ici ma maison ? Qui vous
donne le droit de vous introduire chez moi malgré mes
ordres ?

Son beau-frère et moi nous étions stupéfaits, et ne
savions que répondre ; mais le docteur Yollack, plus
habile et plus expérimenté que nous, s'avança d'un air
dégagé, le sourire sur les lèvres et tendant la main au
baronnet.

— Sir Bernard, lui dit-il, nous vous avons mille obli-
gations ; voici deux heures bientôt que nous vous cher-
chons dans tous les coins de la maison sans pouvoir découvrir votre retraite.

— Vous me cherchez, s'écria le baronnet en se recu-
lant de deux pas et se redressant de toute sa hauteur ; et
qui êtes-vous, je vous prie ? votre nom, s'il vous plaît,
monsieur ?

— Je vous supplie, sir Bernard, reprit l'imperturbable
Yollack, de nous dire où se trouve lady Anna.

L'œil du docteur était fixé sur celui du fou : je ne sais
quel magnétisme impossible à expliquer, mais dont le
baronnet sentit toute la force, plaçait par degré Harleigh
sous la puissance de son nouveau maître : son regard,

tout à l'heure si altier, devint incertain et vague. Sa voix
s'affaiblit, il s'assit sur un fauteuil et répéta sa question :

— Votre nom, monsieur ?

— Le docteur Yollack.

— Yollack Delton ? reprit le baronnet visiblement
troublé.

— C'est moi-même.

— Alors, je suis perdu.

Sa pâleur devint effrayante ; il se détourna, comme si
le docteur eût été pour lui un objet de dégoût et d'horreur. En vain Yollack tâchait de le rassurer.

— Vous, Courthrope, dit-il à son beau-frère, vous
n'êtes pas mon ennemi, vous ne voulez pas me perdre...
Ma femme se trouve dans la serre ; en voici la clef.

Nos regards consultèrent ceux du docteur qui, par un
signe affirmatif, nous permit d'aller chercher lady Anna.
La scène qui eut lieu ensuite et dont la violence fut
extrême, effraie encore mon souvenir, et le docteur indiqua par divers mouvements le regret qu'il avait de
l'avoir permise. Ce ne fut qu'à la prière de son mari lui-
même, auquel le docteur Yollack imposait une loi à
laquelle Harleigh n'essayait pas de se soustraire, que la
jeune femme cessa des lamentations et des cris dont notre
âme était déchirée.

Malgré l'agitation que cette scène nous causait, j'en
observai tous les détails attentivement. Ce que je remarquai surtout, ce fut le pouvoir croissant du docteur
sur son nouveau sujet. Dès que le docteur Yollack désirait une chose, il semblait que ce désir fût deviné par
le baronnet. Ce fut lui qui donna à sa femme l'ordre de
se retirer ; il se conformait d'avance à toutes les volontés
du docteur. Quand elle nous eut quittés, il descendit,

prit tranquillement sa canne et son chapeau, mit ses gants, et nous dit :

— Allons, le roi l'ordonne, il faut bien obéir. J'espère, monsieur le garde-des-sceaux, que vous êtes muni des pleins pouvoirs de Sa Majesté.

— Oui, répondit le docteur, soyez tranquille.

Courthrope et le docteur montèrent en voiture avec le malheureux baronnet, et me laissèrent auprès de sa femme. Je ne prolongerai pas le tableau de cette agonie. On me permettra de tirer un voile entre le public qui n'a pas de sympathie pour de telles souffrances et les scènes cruelles dont je fus témoin. Une potion narcotique que j'administrai à lady Anna endormit un peu le sentiment de ses maux et ses douleurs physiques; car son système nerveux, très-ébranlé, la menaçait déjà d'une maladie dangereuse. Les paroles que j'adressai au domestique me prouvèrent que non-seulement on n'avait pas exagéré les souffrances de lady Anna, mais qu'elles avaient dépassé le récit qui m'avait été fait. L'insensé avait frappé ce qui l'entourait d'une terreur profonde. Après avoir tout ordonné, je revins chez moi : M. Courthrope m'y attendait. Il me dit que le voyage avait été pénible; que le baronnet, après avoir gardé le silence pendant quelque temps, s'était enfin révolté et avait brisé les deux glaces du carrosse; que le docteur Yollack avait été obligé d'appeler à son aide un de ses hommes, et que M. Harleigh, en passant sa main dans la cravate de ce dernier, avait failli l'étrangler; qu'enfin il s'était mis à la portière en poussant de si grands cris, que tout le monde s'attroupait autour de la voiture. En entrant dans la maison du docteur, il avait cru entrer à la Tour; il avait protesté contre cet abus de justice, prononcé un long discours sur l'*habeas cor-*

pus et réclamé hautement contre cet abus de pouvoir.

Ce fut un jour cruel pour moi. Après avoir quitté l'infortuné Harleigh, je rentrai chez moi. A peine m'y trouvai-je, lady Anna, couverte d'un long manteau, chancelante, soutenue par sa femme de chambre, descendit du carrosse qui l'avait amenée. Pauvre victime ! combien je la plaignais ; son intention était de servir son mari comme domestique, bien qu'elle eût une santé très-faible et très-délicate, de s'attacher à lui, de ne pas le quitter jusqu'à sa complète guérison. Quelle conversation ! que d'angoisses, que de douleurs ! quelle terrible situation que celle d'une femme, qui, déjà mère d'un enfant qu'elle aime, riche, heureuse, aimée, voit tout cet édifice de bien-être et de paix détruit de fond en comble, non par la mort, mais par cette fatalité plus cruelle encore : la mort de l'intelligence !

Je cherchai à dissuader lady Harleigh, et ne pouvant y réussir, je lui promis du moins de me rendre le lendemain à Somerville-House, et de lui apporter un compte exact et circonstancié de l'état de son mari.

Harleigh, comme la plupart des malheureux que la folie atteint, avait des moments de crise et des moments lucides. Tour à tour furieux et calme, il était ; quand je le vis, plongé dans une sorte de quiétude mélancolique : assis devant un bureau élégant, dans un cabinet meublé avec recherche, il écrivait : l'étrange inquiétude de son œil flamboyant trahissait seule la maladie à laquelle il était en proie. Son attitude était calme ; il ordonna d'un ton grave à son gardien de le laisser seul avec moi.

— J'espère, lui dis-je, que votre résidence ici est aussi agréable que le permettent les circonstances.

— Je ne désire rien d'agréable, répondit-il ; je suis dégradé, je le sais ; mais je suis innocent. Ils m'ont airêté, c'est leur affaire ; d'ailleurs, continua-t-il brusquement et en reprenant la plume qu'il avait quittée, vous me permettez de continuer.

Le silence auquel il me condamnait dura quelque minutes ; ce qu'il écrivait paraissait absorber toute son attention.

— Comment va lady Anna ? demanda-t-il tout à coup, sans lever les yeux ?

— Je suis heureux de vous entendre, sir Bernard, m'interroger avec intérêt sur le compte de lady Anna ; elle craignait que vous ne fussiez fâché contre elle.

— Ah ! pas le moins du monde ! Fâché ! bon Dieu ! cela est impossible ; c'est moi qui ai des torts, ajouta-t-il en soupirant.

— Lady Anna est loin de le croire. Elle est à Londres, chez moi ; et si vous le désiriez, je pourrais la conduire jusqu'à vous.

— Vraiment... je croyais que... dans ces maisons-ci... la présence des femmes n'était pas tolérée... Comme vous voudrez, comme vous voudrez... mais surtout qu'elle n'apporte pas de sonnettes... pas de sonnettes, entendez-vous ? Je crois aussi que si nous avions un sténographe, ce ne serait pas mal en vérité... qu'en dites-vous ?

Je me prêtai, comme je devais le faire, à cette humeur insensée, à ces caprices d'une imagination malade, et je ne manquai pas d'aller trouver lady Anna, qui me suivit et se fit accompagner de sa sœur lady Julia Claremont. Harleigh nous reçut avec froideur et politesse, embrassa sa femme, lui recommanda le calme et le silence, comme si lui seul n'eût pas été la cause de ses pleurs. Deux fois je fus obligé de la rappeler à l'usage de ses sens, en lui faisant respirer un flacon de sels que je portais. Enfin, nous

nous assîmes tous; et le baronnet, d'un ton grave et sérieux, nous fit la révélation suivante :

— Il faut vous expliquer ce grand mystère, il le faut,
le moment est venu. Anna, soyez courageuse ; vous, docteur, il faut que vous nous serviez de témoin. Écoutez,
écoutez, je ne suis pas un homme sans honneur, et cependant... le sceau de Caïn est sur moi ; la marque fatale
souille mon front. Je le sens, il n'est plus possible de se
taire... pauvre Harleigh ! archange tombé !

Il feuilletait son manuscrit, comme s'il se fût apprêté
à le lire ; de grosses gouttes de sueur tombaient de son
front ; sa voix était sombre, son ton solennel... jamais
vous n'eussiez pensé que cet homme était fou, jamais.
Sa femme, immobile et pâle, l'écoutait.

— Je suis un *imposteur*, reprit le baronnet avec une
terrible énergie : un *imposteur* ! Titres, fortunes, mon
nom même, rien n'est à moi. L'Angleterre l'apprendra,
l'Europe... Se cacher davantage est impossible ; mes amis
me mépriseront, la Chambre me répudiera, ma femme
m'oubliera. Je ne suis ni baronnet, ni noble, entendez-
vous? je ne suis rien ; j'ai profané cette main pure en la
conduisant à l'autel ; j'ai volé ce nom, j'ai dérobé ces
armoiries ; je ne suis pas *moi* ! vous m'entendez?... Vous
n'êtes pas surpris? vous le saviez donc? ah! vous le saviez! ah! vous conspiriez avec mes ennemis ! ah! vous
vous entendiez avec ces misérables ; vous aussi, lady,
noble lady !...

Sa fureur, sa véhémence s'étaient accrues avec le flot
de ses paroles bouillonnantes. Il se leva, se promena dans
la chambre, s'approcha de sa femme d'un air menaçant :
elle s'évanouit, il fallut l'emporter. Pendant plus d'une
demi-heure le baronnet continua sa déclamation, insensée
dans son principe, éloquente dans son développement,

Sa folie était une folie logique; il partait de l'absurde, et s'irritait de cet absurde qu'il venait de créer. Il voyait la Chambre des communes et la Chambre des pairs prononçant sa déchéance, tous les journaux le signalant comme un infâme; sa fortune dissipée, son souvenir déshonoré, sa femme complice de ses ennemis; jamais poëte tragique n'aurait rendu avec plus d'énergie et un coloris plus ardent la situation dans laquelle le baronnet croyait se trouver, et qu'il nous présentait comme réelle. Nous le quittâmes et nous prîmes soin de sa femme, plus malheureuse que lui.

Environ huit jours après, un journal offrit à mes yeux le paragraphe suivant :

« Le fameux baronnet sir Bernard Harleigh, que sa famille a été obligée de faire enfermer dans une maison de fous, est aujourd'hui dans l'état le plus déplorable. Si l'on doit ajouter foi à la rumeur publique, les prétentions d'un tiers qui lui dispute son titre, sa fortune et ses domaines, ont détruit sa raison. Un avoué célèbre s'est chargé de défendre les droits du nouveau prétendant qui habite l'Angleterre depuis peu de temps, et qui n'est pas très-riche, à ce que l'on dit; toute l'attention du public est maintenant dirigée sur cette cause importante et sur les débats qui vont s'ouvrir. Il est difficile de concevoir une position plus affreuse que celle de sir Bernard, aujourd'hui atteint de folie, et qui, si son rival l'emporte, non-seulement sera dépouillé de tout ce qu'il possède, mais se trouvera débiteur d'une somme considérable. Les partisans et la famille de sir Bernard sont dans la consternation, et l'un des premiers jurisconsultes de l'Angleterre doit soutenir la cause de ce dernier. »

L'étonnement, la pitié, l'inquiétude, s'emparèrent de mon esprit à la lecture de ce paragraphe; sir Bernard

n'était donc pas victime, comme je l'avais cru, d'une
hallucination chimérique. Ce n'était pas un fantôme qui
l'assiégeait, toute son existence était en question; pauvre
lady Anna, quelle chute et quel contraste! Je l'allai voir,
j'allai voir sa sœur, déjà l'une et l'autre instruites. Depuis longtemps la femme de sir Bernard avait pénétré la
cause du mal qui dévorait son mari; elle aurait souffert
sans murmurer la pauvreté et l'obscurité dont on la menaçait; mais les murmures et les sourires moqueurs des
gens du monde, mais la désolation de sa famille; mais
la dévastation intellectuelle de Harleigh, mais l'impossibilité de le comprendre, de se faire entendre de lui;
voilà les douleurs auxquelles elle ne résistait pas, qui
« buvaient son sang », comme le disait Shakspeare, qui
tarissaient lentement la source de la vie chez cette infortunée.

Pendant que le public frivole et sans pitié s'occupait
de sir Bernard et des chances de son affaire, son mal se
développait à travers toutes ses phases naturelles, et prenait les formes les plus bizarres. A une léthargie complète succédèrent des paroxysmes affreux; j'allai le voir,
ce maniaque attaché à la muraille par une ceinture et
des clous de fer; hurlant des imprécations, la tête rasée,
les yeux gonflés et s'élançant de leurs orbites rouges;
c'était là le chef politique, l'espoir de son parti, l'heureux baronnet! Dans ses meilleurs moments il se levait,
ordonnait le silence autour de lui, et pérorait avec véhémence pour convaincre de son innocence l'homme qu'on
avait chargé de le surveiller.

La cause de cette désolation, de tout ce bonheur détruit, avait un fondement réel.

Un inconnu, armé sans doute de papiers de famille
qu'il s'était procurés, et peut-être de faux titres qu'il

8

donnait en preuves, attaquait sir Bernard en *supposition d'état*. Les premières ouvertures qui furent faites à Harleigh lui semblèrent ridicules; il s'en moqua; quel fut son étonnement, lorsque dans une lettre écrite par l'avoué de son adversaire il reconnut que c'était sur des faits qui n'étaient pas sans probabilité que s'appuyait le demandeur. Il y allait pour lui de la fortune, de l'honneur, et ce qui était plus encore, de l'honneur de sa mère. C'était un homme de profonde énergie, mais tout intérieur; sa tête s'exalta, se troubla. Les suites possibles de ce procès s'offrirent à lui comme des monstres; son affection pour lady Anna les lui rendait plus odieuses encore, et son orgueil ne put supporter le pressentiment d'une chute si terrible. Il vécut dans une fièvre continuelle, parlant pendant son sommeil, consacrant de longues veilles à d'inutiles méditations, taciturne pendant le jour, et dans le monde rongé secrètement par une seule pensée qu'il essayait en vain de cacher à lady Anna. Son secret lui échappa la nuit pendant qu'il dormait; sa femme en fut instruite ainsi, sans qu'il se doutât même que son inquiétude se fût trahie; pendant longtemps ils vécurent ensemble dans cet état de contrainte et de douleur que j'ai décrit plus haut et que personne ne parvenait à expliquer.

Cependant le temps s'écoula, et quelques changements s'opérèrent dans la situation du baronnet; il se tranquillisa: sa folie se réduisit à l'invention de plusieurs costumes ridicules qu'il se plaisait à porter. Ainsi il s'était fait faire un costume complet de velours gris qui dessinait exactement les formes de son corps, et un bonnet singulier à la hussarde, surmonté d'une immense plume de paon. Lorsque j'allai le visiter, il était de fort bonne humeur, il venait de faire échec et mat un de ses

confrères de la maison de santé; il me reçut bien; ses
premières paroles n'annonçaient aucun dérangement
d'esprit; mais quand je lui demandai s'il voulait recevoir
une visite le lendemain :

— Non pas demain; je suis engagé, le roi m'a fait
promettre de jouer une partie de billard avec lui.

— Je vous félicite, mais dites-moi, je vous prie, Sa
Majesté vient-elle ici, ou allez-vous à Windsor?

— Comment, vous ne savez pas que Sa Majesté demeure ici? c'est son palais, et je suis un de ses cham-
bellans.

— C'est vrai, mais à quelle heure Sa Majesté vous at-
tend-elle?

— A trois heures précises.

— Eh bien! si nous venions à midi?... répondez, sire
Bernard! Faut-il qu'ELLE vienne à midi, continuai-je en
appuyant sur ce mot *elle*?

— Elle peut venir, mais que sa visite soit courte : si
je suis troublé, ma main tremblera et je ne pourrai plus
jouer au billard.

Le pauvre fou continua ainsi, et j'obtins du docteur
Yollack, non sans quelque difficulté, que lady Anna serait reçue le lendemain. Ce devait être pour elle un
triste spectacle que celui de son mari qui, dans cette
grave circonstance, avait cru devoir ajouter encore à l'absurdité de son costume une écharpe couleur de feu. Une
grande baguette en guise de sabre, et une longue canne
d'ébène qu'il portait comme les huissiers portent leurs
masses, faisaient de cet homme si sérieux, si solennel,
quelque chose de grotesque à la fois et de triste à voir.
Il avait forcé son gardien de se vêtir de blanc, à peu près
comme un soldat autrichien, et il voulut absolument

que cet homme prît la plume en qualité de greffier et
qu'il écrivît tout ce qui allait se passer.

— Prenez la plume, reprit-il en nous saluant avec
courtoisie.

— Mon mari, mon cher Harleigh, murmura la pauvre
femme qui tremblait de tous ses membres en approchant
de lui, et qui lui tendait les bras.

— Vous pouvez vous asseoir, nous dit-il d'un air froid
et poli, en croisant les bras, s'appuyant sur la cheminée,
et fixant un œil attentif sur sa femme... Êtes-vous venue
ici de votre plein gré? continua-t-il d'un ton calme.

— Oh! oui, Henri, murmura-t-elle.

— Écrivez cela, greffier... Votre santé est-elle rétablie?

— Tout à fait.

— Écrivez, écrivez toujours.

— Je suis sûr, sir Bernard, dis-je alors pour inter-
rompre cette conversation intolérable, que vous êtes bien
aise de revoir lady Anna. Eh bien! s'il en est ainsi, ap-
prochez-vous, et veuillez le lui dire : elle craint que vous
ne soyez fâché contre elle.

Elle tenait ma main serrée avec un effort convulsif et
n'essayait pas même de parler. Son mari eut l'air embarrassé, se tut quelques instants, s'avança vers elle, resta
debout en face d'elle ; puis la regardant fixement et dirigeant son doigt du côté du greffier prétendu, comme
pour lui ordonner d'avance d'écrire la réponse :

— Dieu m'est témoin, Anna, que je ne vous veux aucun mal; êtes-vous de même ?

La pauvre femme ne répondit rien. Lentement il fléchit
un genou, se déganta d'une main comme s'il eût voulu
prendre celle de lady Anna, et d'une voix émue :

— Anna, ne me répondrez-vous pas ?

Oh! la folie était passée. Ce n'était plus le fou qui parlait, c'était l'homme.

— Oh! mon ami, mon pauvre ami, murmura sa
femme, étendant ses bras vers lui et pleurant sur son
épaule.

— Elle est bien à plaindre, dit le baronnet d'un air
froid. Revenez à vous, Anna; modérez-vous comme je le
fais : je vous le répète, je ne vous en veux pas... Mais
elle est évanouie. C'est une enfant.

En effet elle s'était évanouie, et son mari qui tenait un
de ses poignets serrés dans sa main, la regardait d'un
air sombre, inquiet et vague, qui fit pressentir à son
surveillant l'orage prêt à éclater. Nous emportâmes lady
Anna dans une autre chambre, et le malheureux, un
moment après, était occupé à jouer au billard avec son
compagnon d'infortune, ou, comme il le croyait, avec
le roi.

Lorsque j'eus donné les soins nécessaires à sa femme,
je le rencontrai dans le parc, il prit mon bras et me dit :
— Je suis agité, mal à mon aise, faisons un tour. Sa
figure était tournée vers la mienne et sa bouche ouverte,
il me regardait avec une attention stupide; plus il marchait, plus il accélérait son pas. Je me fatiguai à le
suivre, ou plutôt à me laisser traîner par lui. A la fin,
nous courions presque, nous avions fait plus de dix fois
le tour du jardin; ma tête commençait à s'étourdir, je
le ramenai doucement du côté de la porte, et je le fis
rentrer.

Lady Anna, toute faible qu'elle se sentît, et quelque
triste et révoltant que fût l'aspect de cet esprit éteint dans
un corps vivant, voulut s'établir dans la maison. Elle
demanda au docteur Yollack la permission d'habiter
une aile du même bâtiment, alors inoccupée. On le lui

permit, mais pendant environ trois mois elle aperçut à
peine son mari. Enfin, comme on le croyait devenu un
peu plus raisonnable, on lui fit demander un jour s'il
aurait quelque répugnance à recevoir la visite de lady
Anna; il la reçut assez poliment, mais d'un air de contrainte et de gêne. Lady Julia, sa belle-sœur, vint aussi.
Bientôt il s'accoutuma à ces visites; il se plut à entendre
de la musique, il fit des vers pour ces dames, ne s'écar-
tant jamais de la politesse froide envers sa femme, et faisant à lady Julia, sa belle sœur, une cour très-assidue.
Elle profita de ce singulier ascendant pour l'engager à
quitter cette abominable plume de paon qui vacillait sur
son front et même son justaucorps étroit et son pantalon
collant de velours gris; mais ni l'une ni l'autre ne par-
vinrent à lui ôter de la tête qu'il était accusé de haute
trahison et du meurtre de sa femme. Il se croyait toujours dans une prison d'État.

Que sont les dévouements héroïques dont parle l'histoire, auprès de ces dévouements secrets et inconnus
dont le théâtre est le foyer domestique, dont la récompense ne se trouve que dans le ciel et dans le cœur!
Imaginez ce qu'elle a dû souffrir, cette jeune femme,
près d'un mari qui ne l'entendait pas, qui la reconnaissait à peine, dont les caprices insensés, les insultes, les
méchancetés folles ne laissaient pas à ceux qui l'approchaient un moment de repos et de bien-être! Que de
souffrances cachées dans une telle situation! Nul symptôme de convalescence: un jour il prenait sa femme
pour sa domestique, une autre fois pour la reine d'Angleterre. Comme confidente, lady Anna eut beaucoup à
souffrir; et comme reine, ses douleurs n'étaient pas
moins cuisantes. Il fallait supporter l'affectation de respect, l'air de contrainte, l'humilité obséquieuse du fou;

lui adresser la parole froidement, sèchement, le congédier avec hauteur, enfin jouer le rôle de reine. Capitaine des gardes de Sa Majesté, à ce qu'il croyait du moins, il exigea qu'un concert de musique militaire eût lieu chaque soir sous ses fenêtres.

Je me rappelle une soirée terrible. Les hautbois et les flûtes jouaient un andante de Mozart. L'automne fort avancé bronzait tout le feuillage des arbres. La prétendue reine était là, sur une ottomane assez élevée pour figurer un trône; Julia, sa sœur, sir Bernard et moi, nous l'environnions. Elle était calme et pensive; à mesure que les notes vibrantes et mélancoliques du hautbois exprimaient la pensée de Mozart dont le génie était si pathétique et si solennel, des larmes commencèrent à se former dans ses yeux; elle contemplait son mari, assis sur un siége plus bas, la tête appuyée sur la main que soutenait son coude, et fixant un long regard vague sur le paysage lointain qui s'assombrissait. Quand les musiciens attaquèrent le mineur, une mélancolie plus profonde plana sur cette scène; un soupir, puis deux, s'échappèrent de la poitrine de lady Harleigh. Je la vis serrer douloureusement la main du baronnet, et ses larmes débordèrent. Alors le fou se retourna lentement, la regarda fixement; sa physionomie changea, pâlit, se contracta; le démon s'éveillait en lui. Poussant des hurlements formidables, il se leva, s'élança, sortit, franchit une haie assez élevée et s'enfonça dans un taillis épais, où son gardien le suivit; mais d'un coup de poing vigoureusement asséné, il le renverse, puis grimpe sur un arbre, d'où bientôt il retombe sur la terre, grièvement blessé.

Les musiciens placés à part dans un bosquet continuaient à jouer l'andante de Mozart, mélodie douce et aérienne, qui contrastait cruellement avec les cris forcenés de sir Bernard, avec les longs gémissements de sa femme éperdue et les sanglots de sa belle-sœur. C'était fantastique.

La santé de lady Anna déclinait, celle de son mari ne s'améliorait pas, et son adversaire légal continuait activement les poursuites judiciaires qui avaient causé ce désastre domestique. L'avoué chargé de défendre les intérêts de sir Bernard, faute de pouvoir obtenir du fou les renseignements nécessaires, désespérait du succès; sa partie adverse, qui peut-être dans l'origine n'avait pensé qu'à embarrasser le baronnet et à lui arracher par la terreur une somme d'argent, triompha d'une circonstance favorable à ses desseins. C'était un homme d'extraction commune, qui avait été longtemps employé aux Antilles dans une plantation à sucre. Il était pauvre, et sans doute il n'aurait pas pu suffire aux demandes préalables de la justice, si un usurier de Londres, voyant quelle tournure prenait l'affaire, ne s'était associé au gain probable de la cause en lui avançant l'argent nécessaire.

Pendant mes visites à sir Bernard je ne découvrais aucun motif d'espérer que sa raison renaîtrait bientôt. Chaque jour de nouvelles illusions s'emparaient de son esprit; tantôt c'était une histoire du monde entier qui l'occupait, tantôt un mémoire adressé à la Chambre des communes, sur le prétendu meurtre dont il se croyait coupable. Enfin, il se mit à écrire un roman qui avait pour titre : *Le Faux Baronnet*, et dans lequel on retrouvait sous des couleurs exagérées, toute l'histoire de sa vie. Le surveillant qu'on lui avait donné fut forcé, non-seulement d'écouter la lecture d'un gros volume plein d'emphase et d'extravagance, mais de copier deux fois chacune des

pages écrites par le pauvre baronnet. Je me souviens
qu'un soir, au moment où j'entrais, je le vis debout sur
une table, la figure animée, la main étendue vers le
surveillant qui faisait l'office du public, et déclamant
avec véhémence le discours qu'il avait composé pour sa
défense. Certes, il y avait de l'éloquence dans ce discours : son bonheur domestique, sa situation florissante,
ses nombreux amis, ses espérances de gloire et d'ambition, tout cela renversé d'un seul coup par l'attaque dirigée contre ses propriétés, son titre et son nom ; la
perspective de la misère et de la dégradation offertes à
l'homme heureux, riche et puissant ; ses craintes, son
agonie secrète : tout cela était reproduit avec tant d'é-
nergie, avec une vigueur si passionnée et si amère, que
des larmes me vinrent aux yeux. Il y avait même tant
de raison et un enchaînement si logique dans les idées,
qu'il me sembla impossible que cette intelligence un
moment abattue ne se relevât pas tout à coup. Au moment où j'admirais le discours du baronnet, il vint à
parler de ses découvertes alchimiques, des espions qui
l'avaient entouré, de la jalousie et des propositions du
roi. Le fou reparut, l'homme sensé s'évanouit.

Je le laissai dire, et je le quittai, plus désolé que jamais,
pour aller trouver sa femme.

De la maison des fous je passais au chevet de la mourante : car je ne pouvais me le dissimuler, la frêle
santé de lady Anna ne devait pas résister longtemps à
ces secousses multipliées. Alors un incident singulier
vint prendre sa place dans le drame étrange que je rap-
porte sans rien altérer à la vérité des faits. La veille
même du jour où ce grand procès devait être jugé, l'adversaire du baronnet s'enivra dans une taverne, fut re-
porté chez lui ivre mort, et expira le matin, victime de

son intempérance. La continuation du procès devenait impossible, et le baronnet se trouvait hors de danger. Je me hâtai d'aller chez sa femme, qui reçut cette importante nouvelle sans accorder beaucoup d'intérêt à mon récit. De là je me rendis chez le docteur Yollack, déterminé à tenter un essai nouveau ; peut-être un changement subit dans l'état de ses affaires rendrait-il le baronnet à la raison.

Il était assis devant son foyer, occupé à lire *le Roi Lear* de Shakspeare. Après les premiers compliments, je lui dis qu'une aventure très-dramatique venait d'avoir lieu, et qu'elle intéressait un gentilhomme de mes amis. J'appuyai particulièrement sur le dénouement singulier de ce drame, la mort subite de l'adversaire qui intentait un injuste et dangereux procès.

— Mais, mon Dieu, s'écria le baronnet après m'avoir écouté d'un air d'attention profonde, j'ai entendu parler de cela quelque part. L'anecdote que vous me racontez est-elle réelle? Y a-t-il longtemps que cela est arrivé?

— Le dénoûment est d'hier, lui répondis-je en arrêtant sur lui un regard scrutateur. Il n'y a pas un seul incident qui ne soit conforme à la plus exacte vérité.

— Le mari et la femme existent-ils?

— Je les vois tous les jours.

— Ah ! c'est malheureux, reprit-il d'un air rêveur.

— Malheureux! et pourquoi?

— Cela me contrarie. Savez-vous à quoi je pensais pendant que vous me parliez? à faire une tragédie de votre sujet; il est magnifique, et c'est vraiment dommage que les acteurs soient vivants. Quel drame ce serait !

— Le drame n'est que trop réel, sir Bernard.

— Vraiment? Eh bien! l'invention n'est rien auprès de la réalité. Si un poëte avait fondé son drame sur de pareilles bases, on l'aurait accusé d'invraisemblance.

— Oui, vous avez raison, répondis-je en essayant de cacher mes larmes.

— J'en suis ému comme vous, reprit-il en soupirant : et la pauvre femme, comment supporte-t-elle son malheur?

— Elle mourra bientôt, sir Bernard.

— Malheureuse créature! que je la plains! quelle destinée! Est-elle jeune? est-elle belle?

— Elle est jeune encore, mais sa beauté est détruite.

— Ah! ce sujet-là entre les mains de Shakspeare! comme il l'aurait traité! Mais le mari, le pauvre fou, de quelle manière a-t-il reçu la nouvelle? Comment l'auteur d'une tragédie lui ferait-il soutenir son rôle? Je suis sûr qu'un écrivain médiocre lui prêterait des fureurs, des frénésies, de grands mouvements. Mais Shakspeare! Shakspeare lui ferait écouter sa propre histoire comme si c'était celle d'un autre.

— Ah! sir Bernard, m'écriai-je avec un serrement de cœur inexprimable; Shakspeare, c'est vous!

— Que voulez-vous dire?

— La chose s'est passée exactement comme vous le supposez! Il arrêtait sur moi des yeux égarés et ardents.

— Vraiment? et d'où le savez-vous?

— J'étais présent, j'ai vu le fou, c'est moi qui lui ai tout appris. Il s'élança de son fauteuil, poussa un long cri qui fit accourir son gardien, et retomba comme anéanti.

— Vous avez vu cet éclair? vous l'avez vu?

— Un éclair!

— Ah! je me trompe. Vous avez trop agité mes nerfs,

docteur, vous les avez trop ébranlés. Vous venez me rappeler d'horribles choses, et vous me regardez avec des yeux qui m'épouvantent.

Voilà toute l'impression que je produisis. Un verre d'eau que je lui fis apporter le remit un peu, et bientôt le mort-vivant, qui avait perdu la conscience de son bonheur comme de son malheur, alla, tout riant, commencer une partie de billard . . . .
. . . .

Pourquoi forcerais-je le lecteur de savourer goutte à goutte l'amertume de ce récit? Pourquoi le contraindre à partager la peine que j'éprouvai lorsque la vie de lady Anna s'éteignit; lorsque son agonie plongea tous ceux qui la connaissaient dans la douleur? L'âme encore oppressée des mille sentiments qui la navraient, je me dirigeai, le soir même de sa mort, vers la maison de santé où sir Bernard, qui se portait très-bien, mais dont l'aliénation mentale était toujours la même, continuait à traîner des jours inutiles et le poids d'une misère qu'il ne comprenait pas. Il était encore occupé à jouer au billard, son amusement favori. En vain essayai-je de faire comprendre au malheureux baronnet que sa femme n'existait plus. Dès que le nom de lady Anna frappait son oreille, une convulsion violente s'emparait de lui, il s'élançait, descendait vivement l'escalier de sa chambre, entrait dans la salle de billard, et se mettait à jouer avec un de ses confrères qu'il avait pris en amitié et qui prétendait au titre de Richard III. Souvent, lorsque je rendais visite au docteur Yollack, ce dernier me montrait sir Bernard à table avec le convive dont je viens de parler, vidant à longs traits dix bouteilles de prétendu vin de Bordeaux, et, à force de rire, de discuter, de raconter des histoires de tout genre, finis-

sant par s'enivrer de ses paroles et de sa gaieté absurde
sans se douter que le vin qu'on lui servait fût mêlé
d'eau, dans la proportion de quatre cinquièmes d'eau
pour un cinquième de vin.

Le jour des funérailles de lady Anna (c'était un de ces
beaux jours du mois de novembre, un de ces jours
froids où la gelée qui brille sous le soleil donne à la nature un aspect sévère et riant) m'a laissé un souvenir
vraiment ineffaçable. Au milieu de l'azur profond du
ciel étincelait l'orbe du soleil, dont les rayons privés de
chaleur tombaient sur la terre sans la ranimer. Je me
rendis à la maison de campagne du baronnet; l'aspect
désert et silencieux de ces plaines stérilisées, ces champs
couverts de givre, cet horizon dont quelques branches
nues et desséchées interrompaient seules la monotonie;
la mélancolie austère de l'hiver, la rencontre d'un ou
deux fermiers en jaquettes brunes, dont l'haleine épais-
sie par la compression de l'atmosphère se dessinait
comme une traînée de vapeurs; la vue de ce beau domaine inhabité, toutes les jalousies fermées, toutes les
portes verrouillées; point de fumée qui s'exhalât des
cheminées, nul mouvement autour du château ni dans
le château; partout un air de désolation et d'abandon :
ce spectacle me fit mal, et quand je vis sortir de la porte
principale le cercueil de la pauvre lady Anna; quand je
me rappelai les scènes de splendeur, de luxe et de joie,
auxquelles peu d'années auparavant elle avait pris une
part si brillante, je ne pus retenir mes larmes. Le cadavre de celle qui avait été l'une des femmes les plus à
la mode de la capitale, d'une femme de vingt-deux ans,
objet d'envie pendant les premiers temps de son mariage pour toutes ses rivales, objet de douleur et de
pitié depuis la folie de sir Bernard; ce cadavre déplo-

rable, cette fleur foulée aux pieds au moment même de
son épanouissement rentra dans la froide terre et s'y
perdit à jamais.

Le lecteur devinera sans que je sois forcé de les ana-
lyser et de les décrire, les mille pensées amères, les
émotions pénibles auxquelles je me livrai pendant le
reste de la journée. Il était trop tard pour retourner à
Londres. On me prépara un lit dans une chambre du second étage, chambre que Harleigh avait occupée quelque
temps. L'agitation mentale que j'avais éprouvée et à laquelle j'étais encore en proie ne me permettait pas de
songer à me mettre au lit; j'approchai du feu qui brûlait dans la grande cheminée antique un fauteuil et une
table, et je rédigeai à la hâte quelques-uns des souvenirs sur lesquels le récit précédent est fondé. Onze heures
sonnaient et ma lampe commençait à baisser, quand
un cri se fit entendre dans le parc qui environne le château. Je me levai, un second cri retentit encore. Je soulevai rapidement les rideaux qui tombaient sur la fenêtre; et j'aperçus à la clarté de la lune deux hommes
debout, l'un vêtu d'un costume fantastique et bizarre,
l'autre habillé de noir comme un homme du monde et
qui essayait d'ébranler une grille qui conduisait aux degrés du perron. En fixant sur eux un regard plus attentif quel fut mon étonnement! Je reconnus sir Bernard
lui-même avec sa plume de paon, son pantalon collant
et son costume de fantaisie. J'appelai, je sonnai; les domestiques se levèrent : mais dès que les deux visiteurs
nocturnes aperçurent le mouvement et des lumières
dans le château ils disparurent, s'enfoncèrent dans le
taillis et se perdirent dans les profondeurs du bois. En
vain se mit-on à leur poursuite : ils échappèrent à toutes
les recherches. J'appris le lendemain que le docteur

Yollack avait essayé de rappeler à la raison le baronnet en plaçant sous ses yeux un journal contenant le récit de la mort de sa femme. A peine avait-il lu ce paragraphe, il avait médité les moyens de s'évader, et de concert avec ce fidèle Achates dont j'ai déjà parlé, il avait accompli son dessein. Enfin il était parvenu à Huntingworth, où sa présence inattendue m'avait causé une si vive surprise . . . .

. . . .

Huit jours après un homme couvert de haillons sonne à la grille du parc. Son visage pâle, ses yeux hagards effraient le nouveau concierge. .

— Je suis le propriétaire du château, s'écrie-t-il.

En effet les domestiques qui étaient restés dans la maison accoururent et reconnurent leur maître. Harleigh n'était plus fou. Mais qu'il payait cher son rétablissement! Toute cette organisation était usée, flétrie, réduite à une décrépitude anticipée. Une fièvre nerveuse qui dura six mois lui causa les souffrances les plus cruelles. On vit sur la plupart des routes d'Italie et d'Espagne une berline à quatre chevaux, contenant une espèce de fantôme enveloppé de flanelle, rouler de ville en ville, d'auberge en auberge : c'était sir Bernard. Enfin il mourut près de Naples, et fut enseveli loin de sa femme et de son fils. Le château et le domaine de Huntingworth furent vendus, et il ne reste pas aujourd'hui une seule trace de ce nom célèbre.

VII

———

Chatham est mort, exténué par ses travaux parlementaires; il est tombé sans connaissance en prononçant son
dernier discours à la Chambre des lords. Sheridan et
Burke sentaient leur intelligence faiblir quand ils ont
expiré. Castlereagh et Samuel Romilly se sont donné la
mort. Canning a péri dévoré par les anxiétés et les regrets.

On trouvera ici l'histoire d'un homme comblé des
bienfaits de la nature et de la société, et profondément
malheureux. L'ambition, son agonie secrète, sa splendide
misère, ses triomphes qui exaltent et tuent, ses défaites
qui anéantissent, ont englouti la vie de Stafford. Excepté
ce nom supposé, tout sera vrai dans mon récit. Ce n'est
qu'une page ajoutée à l'histoire des martyrs de l'ambition : en dépit de tant d'exemples, la société ne cessera
point d'en faire de nouveaux. Le désir de dépasser autrui, le besoin de primer naissent de cette éducation de
rivalité et d'amour-propre que nos colléges donnent à la
jeunesse. Notre existence est une lutte de vanité qui
commence avec nos premiers bégaiements. Ainsi le veu-
lent nos pères, nos professeurs, nos conseillers. Ce n'est
pas assez de ce sentiment naturel d'envie qui repose dans
le cœur de l'homme, on l'excite, on le développe, on le

force à fermenter et à bouillonner : on se plaît à gros-
sir dès notre naissance la source de nos plus vives
peines.

— Avez-vous entendu le dernier discours de Stafford?
disait à l'un de ses amis qu'il rencontrait dans les galeries du collége, un de mes anciens camarades de Cambridge.

— Oui, il a été sublime!

— Quelle vigueur! quelle énergie! quelle éloquence!
ce sera un grand homme.

Pendant un quart d'heure ils ne cessèrent de vanter
le talent de Stafford et m'inspirèrent le désir d'assister
à l'une de ses conférences. La salle était pleine lorsque
je me présentai et tous les yeux étaient fixés sur l'orateur. C'était un jeune homme pâle, d'une physionomie
mobile. Dès que je l'aperçus je compris l'admiration
qu'il inspirait et l'influence qu'il devait exercer. Rien
d'affecté dans ses gestes et dans sa prononciation : il ne
cherchait point le succès. Sa figure n'était pas remarquable par une expression de douceur et d'aménité; au
contraire, il eût été facile de se tromper et de prendre
pour mauvaise humeur cette anxiété qui trahissait l'effort constant de son intelligence. La tension continue et
énergique de sa pensée abaissait ses sourcils, contractait
sa bouche; et rien n'était plus désagréable, je dois le
dire, que le contraste de ce sourire machinal et de ces
salutations obligées avec la préoccupation évidente qui
l'absorbait. J'étais loin de lui imputer à crime cet extérieur peu prévenant; j'y voyais une preuve de mérite,
un témoignage de cette force intime qui se rend justice
à elle-même et ne prend aucune part aux petites agitations dont elle est environnée. Plusieurs orateurs prirent la parole; ils furent ingénieux, affectés, emphati-

9

ques: on leur donna quelques applaudissements. Stafford tranquille à sa place ne prenait point de notes, et paraissait donner aux discours que l'on prononçait une attention de pure complaisance. Il se leva enfin. Un grand silence régna.

Il commença simplement; son agitation, sa crainte étaient visibles. Il se rassura : au bout d'un quart d'heure, dominant son sujet dont il devint maître, il s'empara de son auditoire. Le sophisme lui était familier. Toutes ses citations n'étaient pas exactes. Il tirait de plus d'un principe des déductions hasardées et se gardait de suivre la chaîne de l'argumentation logique. On pouvait révoquer en doute la plupart des faits sur lesquels il s'appuyait. Mais quelle puissance de langage! Avec quelle dextérité digne du plus habile casuiste il éludait les difficultés! Quelle étendue de pensée! Avec quelle aisance et quelle force il rapprochait les idées éloignées et faisait jaillir de leur choc une lueur dont son auditoire était ébloui! Stafford était né éloquent. Sans doute il y avait de l'ambition dans cette éloquence. Une surface étincelante faisait illusion sur le peu de profondeur et la fausseté des raisonnements. En dernier résultat il était difficile de produire plus d'effet. Quand il eut achevé, un long murmure d'approbation témoigna le vif enthousiasme qu'il avait inspiré; il se hâta de sortir et de se dérober par une fuite modeste aux applaudissements de ses amis.

Je me rapprochai de Stafford et par degrés je m'attachai à lui : je prévoyais vaguement un avenir de gloire pour ce jeune et studieux enthousiaste. Mais j'étais loin de me douter qu'un jour la Chambre des Communes et celle des Pairs l'auraient pour guide. Simple, franc et extrêmement irritable dans la vie privée, il me plaisait par ces qualités contraires à la morgue, au pédantisme, à la hauteur. J'admirais chez le futur secrétaire d'État, qui n'était encore à mes yeux qu'un homme de talent, cette vivacité de repartie, cette rapidité d'aperçus, ce dédain de la médiocrité, cette fougue de pensée, cette facilité d'élocution qui plus tard devaient gouverner un empire. Je ne savais d'ailleurs quelle application pourrait en faire celui qui les possédait. Avec plus de sagacité j'aurais lu clairement dans l'avenir de Stafford.

Il rapportait tout à la politique et n'estimait qu'elle. Dès l'âge de vingt et un ans, il avait lu tous les débats parlementaires, et composé sur un plan nouveau une excellente table de matières analytique et raisonnée, au moyen de laquelle il était facile de retrouver, dans cette tour de Babel oratoire et législative, tout ce qui avait rapport à tel ou tel sujet. Il laissait éclater librement ce profond mépris que lui inspiraient les travaux du collège, les élucubrations purement scientifiques. Il ne considérait le talent que comme instrument de puissance. Pour lui le pouvoir était le but, et l'étude le moyen. En un mot, lorsqu'il était né l'ambition avait marqué du doigt son berceau; elle avait dit : Celui-ci est à moi.

En effet ce front adolescent était déjà sillonné de rides; Stafford veillait toutes les nuits; à six heures il était toujours levé. Il suivait avec un intérêt presque fébrile le cours et le mouvement des affaires publiques. On l'entendait seul dans sa chambre exercer sa mémoire déjà puissante et tenace, et déclamer tout haut des fragments de discours de Pitt et de Burke. Je ne sais quel pressentiment m'avertissait à son aspect qu'une carrière orageuse allait s'ouvrir devant lui. Impatient de conseils, avide de distinction, il s'abandonnait avec une véhémence passionnée à ces études qui le captivaient. Sa santé s'affaiblissait : on devait craindre que cette âme ambitieuse et agitée ne dévorât d'avance l'enveloppe mortelle qui la couvrait. Nous étions liés par une intimité fort étroite, quand M. Stafford quittant le collège de Cambridge alla visiter le continent.

Nous nous perdîmes de vue. Le malheur étendit sur moi son bras de fer; il tomba malade à Florence, et tout rapport sembla rompu entre nous. Cependant le temps s'écoula; ma fortune changea de face; et un beau jour, en lisant les papiers publics, j'y lus non -sans étonnement l'élection de M. Stafford comme membre de la Chambre des Communes pour le bourg de ***. J'aurais voulu renouveler connaissance avec mon ancien camarade. Tant de temps s'était passé! je n'osai pas. Un mois après, le *discours-vierge* [1] de M. Stafford parut dans le même journal. « Il nous est impossible, disait le journaliste, de donner au lecteur une idée de l'impression produite par ce discours. » Toutes les phrases du nouvel orateur étaient semées de ces mots : *Écoutez! écoutez!...* *Applaudissements... Bruit*, etc., etc. En effet je reconnus dans ces pages, plus éloquentes et plus spécieuses que raisonnables, la fougue passionnée, l'élan sophistique, la verve ironique et éclatante du jeune élève de Cambridge. Le soir j'allai dans le monde : il n'était question que du *discours-vierge* de Stafford. Toutes les femmes voulaient le connaître; tous les partis allaient se le disputer. On m'entourait pour savoir de moi quel homme c'était et connaître les détails de sa jeunesse. Voilà de la gloire, du bonheur, se disait-on. Hélas! c'était du malheur!

Le lendemain de grand matin j'entendis frapper à ma porte. Stafford se précipita dans ma chambre et me serra vivement la main.

---

[1] *Maiden-speech*, le premier discours d'un orateur.

— Mon ancien camarade, me dit-il, je ne vous ai pas oublié. Entre tous les médecins de Londres, c'est vous que je viens chercher; c'est à vous que je demande secours. Je crains bien d'être frappé à mort. Et j'avais encore tant de choses à faire!...

Il s'assit. Une pâleur effrayante couvrait son visage. Il portait son mouchoir à sa bouche, et un tremblement convulsif l'agitait. Je le contemplais avec surprise et douleur.

— Mon cher Stafford, de grâce, qu'avez-vous? quelle maladie ou quel chagrin vous a saisi?

— Vous me direz franchement, sans réticence, ce que vous pensez de ma situation, n'est-ce pas? J'aurais bien voulu continuer d'entretenir avec vous ces rapports d'amitié qui m'étaient chers... Mais qu'êtes-vous devenu? Je l'ignore.

— Parlons de votre santé!

— Eh bien! c'est ce discours maudit qui me tue. J'ai fait tous mes efforts pour frapper un coup dont le retentissement eût quelque éclat. Énergie, activité, études, intensité de réflexion et de langage, j'ai mis en usage tout ce que la nature m'a donné de facultés.

— Et vous avez réussi, mon ami. L'Angletere tout entière a les yeux sur vous.

— Ce succès, je crains de le payer de ma vie. Malgré l'épuisement où je tombai, j'eus l'imprudence de me rendre à la Chambre le lendemain. Lord F*** prit la parole et présenta mon discours sous un point de vue tellement faux, me prêta tant d'absurdités pour les réfuter à loisir, que je ne pus m'empêcher de me lever et de lui répondre. J'avais toussé pendant toute la nuit; j'avais la fièvre. Mon adversaire m'avait irrité; et ma réplique fut plus véhémente et plus longue que je ne l'au-

rais cru. En me rasseyant, je sentis une vive irritation
de poitrine, et une toux opiniâtre me fatigua beaucoup.
Je sortis de la salle, je me promenai quelque temps à
travers les galeries : rien ne calmait ma toux; je me hâtai d'aller regagner ma voiture et à la lueur d'un ré-
verbère, je m'aperçus que mon mouchoir était rempli
de sang. Mon ami, je crains bien que le chapitre de ma
vie ne soit terminé. C'en est fait, c'en est fait... mes
plans, mes projets, mes idées, mes désirs... tout cela...
perdu!...

Il tomba sans connaissance entre mes bras. Je lui rendis l'usage de ses sens en dénouant sa cravate et lui jetant de l'eau à la figure. Il revint à lui; il me serra la
main vivement, fortement; il était pâle : frappé d'une
idée dominante, et persuadé qu'un vaisseau s'était rompu
dans sa poitrine, il écoutait en silence mes consolations,
et me témoignait son incrédulité par un léger mouvement de tête. Je savais que ces terreurs n'étaient point
fondées, et je faisais tous mes efforts pour les chasser de
son esprit. Il ne se laissa convaincre qu'après une disser-
tation anatomique et pathologique, dans tous les détails
de laquelle il entra curieusement. Je finis par lui prouver que la construction de sa poitrine et sa sonorité, témoignages d'une santé naturellement robuste, détrui-
saient toute hypothèse de ce genre. Je décrivis ensuite,
avec la minutieuse exactitude d'un professeur, les causes
et les résultats possibles ou probables de l'accident qui
venait de lui arriver, ainsi que la méthode de guérison
qu'il devait suivre; et quand j'eus fini, il parut sortir
d'une rêverie profonde et renaître à la vie. Je lui avais
recommandé la saignée.

— Eh bien! s'écria-t-il, saignez-moi à l'instant même.
Telle était la véhémence de cet homme d'esprit et d'ac-

tion. Je le saignai. Après avoir suivi pendant quelques jours un régime adoucissant, il ne tarda pas à se rétablir. Un des effets les plus salutaires de la médecine, c'est de guérir la terreur. Je suis persuadé que le mal en lui-même est moins dangereux que la peur, et cette dernière compte un bien plus grand nombre de victimes que la maladie. Rappeler au sentiment de la vie une imagination troublée, chasser le fantôme de la mort qui obsède le lit du malade, évoquer par magie la confiance dans le destin, la force de vivre et l'énergie nécessaire, premier devoir du médecin.

Chez Stafford, il était difficile de rétablir cet équilibre de facultés sans cesse troublé par lui-même, sans cesse rompu par son agitation intérieure! Comment raffermir ce système nerveux ébranlé par les tourments d'une âme en proie à un supplice volontaire? Mécontent de sa position, aspirant à l'agrandir, incapable de repos, la lecture d'un journal suffisait pour l'exposer à de dangereux accidents. Que de compétiteurs! que de rivaux! que d'ennemis! La crainte de la mort se joignait à toutes ces anxiétés de l'homme politique. Si elle arrivait à l'improviste, si elle le saisissait comme un voleur, ainsi que s'exprime la Bible, comment concilier ces deux couronnes de l'homme ambitieux : la popularité et le pouvoir? Comment résoudre en si peu de jours ce terrible problème? Je lui faisais observer que son inquiétude, au lieu de consolider sa santé, abrégerait nécessairement ses jours.

— Non, non, me disait-il, voyez : mon esprit est calme... je ne pense à rien... je laisse dormir mes facultés...

Et cependant une contraction violente rapprochait en les abaissant ses deux sourcils ; de temps à autre sa pensée lui échappait en dépit de lui-même. Homme estimable, généreux, plein de grâce et de bonté, non-seulement dans la vie privée, mais dans la vie publique, où son génie a rendu à l'Europe et aux peuples des services éminents; qui l'aurait entendu, en ces moments de fièvre politique, l'eût pris pour Richard III déchiré par ses remords. C'était l'ambition qui parlait par sa bouche et prêtait à l'un des hommes les plus honnêtes et les meilleurs dont l'Angleterre s'honore, le langage du repentir et de l'angoisse. Il y avait là, pour qui l'observait dans ses moments de retraite, dans l'abandon de l'intimité, de quoi dégoûter à jamais de l'ambition et du génie.

— Je reste stationnaire... les sots marchent... les cupidités se disputent la palme... Disparaissez un moment de la scène : le public vous oublie... Pourtant mes plans sont grands; ils sont utiles... Attendre !... c'est le supplice de Tantale !... Et cet imbécile qui me poursuit de ses railleries dans les journaux... Épigrammes folles, caricatures insolentes... Les pairs ne m'aiment pas... Je suis du peuple... Quand je serai au pouvoir, le peuple me détestera... Quelle existence !... Il faudrait une âme de diamant dans un corps de bronze pour la soutenir...

— Et si vous continuez, lui disais-je en l'interrompant, vous ne la soutiendrez pas, je vous jure.

Il répliqua par un sourire d'incrédulité, et reprit son journal, sur lequel il marqua au crayon les passages d'un discours dirigé contre lui, et qu'il devait réfuter. Le crayon tournait rapidement entre ses doigts; son pouls irrégulier donnait cent battements par minute : je saisis le crayon et le journal que je rejetai loin de lui.

— Vous êtes un homme perdu, et l'accident qui vous effrayait l'autre jour reparaîtra plus redoutable, si vous n'avez le courage de fuir. Allez à la campagne ; quittez le harnais ; oubliez vos projets ; retrempez dans une atmosphère libre d'animosités, de combats et de travaux, cette organisation affaiblie, ou je ne réponds plus de vous.

— Eh bien ! soit ! je le veux... mes ennemis en profiteront... je m'arrière de deux années ; mais vous l'exigez : j'obéis...

Il partit pour la campagne ; huit jours après son départ, cet homme obéissant et soumis avait publié un gros pamphlet, composé pendant son séjour aux champs, en réponse à ses adversaires. Je désespérai de le guérir jamais. Cependant une passion nouvelle, en s'emparant de son cœur, lui procura cette distraction puissante dont il avait besoin. La fille aînée d'un pair, dont les propriétés touchaient à la maison de campagne qu'il habitait, lui inspira de l'amour. Un jeune colonel, son rival, n'était pas sans prétentions sur le cœur d'Emma. Cette intrigue originale eut assez d'intérêt pour captiver notre homme politique. Cependant son penchant favori se mêla d'une manière vraiment curieuse à cette passion romanesque. Le frère d'Emma briguait le suffrage des électeurs du canton. Stafford monta sur les *hustings*, entraîna par son éloquence les incertains et les faibles, et obtint, pour récompense de son succès politique et oratoire, la main de celle qu'il aimait.

Dix années s'écoulèrent ; l'ambition de Stafford déploya de nouveau ses ailes, et son rapide essor étonna ses plus intimes amis. C'était un homme nécessaire : ses connaissances positives, la rapidité de son travail, l'éclat de sa parole, le tact et l'habileté avec lesquels il soutenait les débats les plus épineux, la veine d'ironie légère et spirituelle qui se mêlait aux élans de son éloquence : tout le

signalait à l'attention des chefs de parti et des ministres. Je n'avais pas cessé de cultiver son amitié, et malgré les préoccupations auxquelles il était en proie, jamais
homme ne se montra plus aimable.

D'ailleurs le dépérissement de sa santé exigeait les
soins les plus assidus. Un samedi soir je reçus le billet
suivant signé de lui :

« Mon cher ***,

» Je vous écris en toute hâte. Venez demain, je vous
» prie ; je vous dirai pourquoi. Je vous demande votre
» journée tout entière. J'en ai besoin. Votre présence
» m'est absolument nécessaire. Nous déjeunerons ensem-
» ble. Ayez l'air de ne pas avoir été invité par moi, et
» que lady S. ne se doute pas que je vous ai écrit. Tout
» à vous,

» STAFFORD. »

Cette lettre singulière et le style bizarre qui la carac-
térisait ne me permirent pas de refuser ou de remettre à
un autre jour une invitation si pressante. Je priai un de
mes amis de se charger de mes visites, pendant le jour
que je devais passer chez Stafford, et je me rendis à sa
villa près de Londres.

C'était un dimanche du mois de juillet. Je partis de
bonne heure à cheval, et je vis le jour se lever, les arbres secouer leur rosée sous un vent léger et frais, et
toute l'énergie de la nature se développer par degrés. Ce
repos profond qui couvait, pour ainsi dire, et endormait
tout le paysage, se changea peu à peu en une activité
pleine de grâce et de vie : les rameaux bruissaient ; la
Tamise frémissait sous le bateau qui la sillonnait ; les
hommes se livraient à leur industrie : admirable spec-

tacle! Je le goûtai à loisir. La *villa* construite par Stafford est un des plus élégants édifices qui se trouvent sur
les bords du fleuve-roi de la Grande-Bretagne. Personne
n'était encore levé quand j'y arrivai. Je visitai le parc et
le jardin ; Londres, ma prison, me semblait bien odieux
quand je le comparais à ces gazons, à ces feuillages, où
des oiseaux enivrés de leur propre mélodie semblaient
combattre et rivaliser de vivacité dans leurs accents et
dans leurs ébats. J'aspirais avec délices cet air embaumé.
Vous connaissez, vous que les grandes villes renferment
et compriment, cette sensation délicieuse que les émama-
nations des fleurs et de la verdure causent au malheureux citadin. C'est à la fois un regret passionné, un eni-
vrement, un étonnement, un enthousiasme. Longtemps
je restai debout sur le bord de la rivière, attentif au bri-
sement de chaque flot qui venait mourir à mes pieds.
Et je me disais : Comment, dans une solitude aussi paisible, dans un lieu si charmant, avec une fortune assurée, marié à la femme qu'il aime, Stafford peut-il se
livrer encore aux douloureuses étreintes de l'ambition ?
Le prestige du pouvoir, le besoin de dominer peuvent-ils
émousser le goût des plaisirs domestiques et naturels ?
Peut-on échanger contre une jouissance inquiète, violente, mêlée de tant d'amertume, des voluptés si profondes et si durables ?

Je rêvais ainsi, quand je sentis un gant détaché, qu'agitait la main de Stafford, tomber sur mon épaule et m'arracher à ma rêverie.

— Docteur... vous êtes bien aimable, et je vous remercie...

— Mon cher Stafford, dites-moi, je vous prie, quel
peut être le sujet...

— Chut !... nous parlerons de cela plus tard...

Lady S... était placée auprès d'une fenêtre du parloir et nous attendait. Nous nous dirigeâmes de son côté.

— Quel séjour enchanteur, m'écriai-je.

— Oh! c'est un Éden, répondit Stafford d'un ton d'indifférence et d'ironie! A propos, lord *** a quitté le ministère.

— Oui, ce bruit s'est répandu hier au soir.

— Parle-t-on de son successeur?

— C'est lord L....

Il ne répliqua rien, rêva, essuya son front et parut agité. Nous entrâmes. Lady S... était aussi belle, aussi séduisante que le jour de son mariage. C'était la grâce aérienne et la naïveté de la vierge, jointes à la dignité de la femme. Sa longue robe blanche, ses cheveux noués simplement, pas un atour, pas une dentelle, une figure sur laquelle se peignaient la candeur et la noblesse, un ton décent et naturel, nulle affectation, nul apprêt : j'étais ravi, ému, transporté : je me demandais ce que pouvait désirer au monde cet homme heureux, aimé d'une créature angélique. Il l'aimait aussi, autant du moins que peut aimer un cœur dévoré d'ambition.

Nous déjeunâmes; le mari semblait inquiet. Ses réponses étaient brèves et brusques, Lady S... jetait sur lui, par intervalles, des regards attristés. Un poids qu'il ne pouvait secouer paraissait l'oppresser. Lady Emma se leva et se mit à la fenêtre.

— La belle matinée! dit-elle.

— Et l'admirable point de vue! continuai-je.

— Je comprends votre pensée à tous deux, je vous devine, reprit Stafford. Vous voudriez me jeter dans la pastorale et m'arracher à la politique.

— Il y a trop de loups dans votre politique, dit en souriant lady Emma; c'est la plus triste des bergeries.

— Oui, répliqua Stafford du même ton, vous voudriez
que je fisse des élégies comme lord Roscommon, de bien-
heureuse mémoire :

« Salut, paisible port, solitude sacrée!
    Asile d'un obscur repos!
D'ici je vois la mer par les vents déchirée,
    Et je me ris des matelots
Qui livrent leur carène au caprice des flots!
    Pour eux j'ai des larmes encore,
Des larmes de pitié, quand leur rame sonore
    Guide au loin leurs faibles vaisseaux.
Imprudents! imprudents! sur la foi des étoiles,
    Osez-vous déployer vos voiles?
Et l'écueil et la mort vous attend sous les eaux!
    L'espérance vous sert de guide :
Le vice et le malheur ouvrent l'abîme avide
    Qui demain va vous engloutir!
Pouvez-vous, oubliant tant de récents orages,
    Dédaigner la paix des rivages,
Et quitter le bonheur pour chercher le plaisir?
    Allez! moi je crains le naufrage.
Invisible, inconnu, je reste sur la plage.
    Heureux, j'entends le vent gémir.
Qu'il souffle doucement ou gronde sur ma tête,
    Je n'ai point hâte de partir :
Terrible ou caressant, il parle de tempête.
    J'attends la mort dans ma retraite.
Je ne la brave point : mais sa terreur secrète
Jamais ne troublera mon tranquille loisir. »

Stafford, l'un des hommes du royaume qui décla-
maient le mieux la poésie, récita ce passage avec grâce,
avec énergie, vous auriez pu dire avec conviction, si
vous ne l'eussiez connu. Quand il eut fini, l'expression
d'ironie qui perçait dans son ton, dans ses manières et
sur sa figure disait assez combien peu ses sentiments

s'accordaient avec ceux qu'il empruntait au poëte. Lady
Stafford remarquait ce contraste, dont la singularité me
frappait aussi. Cependant l'heure du service divin sonna ;
et la jeune femme, dont la physionomie calme et douce
exprimait une secrète affliction, nous quitta. Je restai
seul avec mon ancien camarade d'études : ma curiosité,
je l'avoue, était vivement excitée ; que pouvait-il avoir à
me confier ? D'où venait cette préoccupation mélancolique ; et pourquoi cacher à sa propre femme ce secret
qu'il voulait m'avouer ?

— Mon cher docteur, me dit-il, quand nous eûmes
fait quelques tours de parc, voici bien des années que
j'ai confiance en vous. Vous ne la trahirez pas dans une
circonstance importante ?

— Comptez sur moi : mais de quoi est-il donc question ?

— J'aurais besoin de vos services, ce soir, à sept heures.

— Un duel ! est-il possible ? vous !

— Me refusez-vous ?... Non, j'en suis sûr ! Docteur,
pas d'enfantillage ; il le faut, la société le veut, mon honneur l'exige. Le chirurgien célèbre G*** est déjà pré-
venu ; vous l'aiderez. C'est surtout comme mon ami que
je vous supplie de venir, vous. S'il m'arrive malheur,
instruisez ma femme de ce qui se sera passé... ce sera vous
qui la consolerez, mon ami.

Je me taisais ; j'étais accablé. Il reprit d'un ton de
hauteur qui me blessa :

— Eh bien ! mon cher, si je me suis trompé, en vous
jugeant digne de cette confiance, dites-le. Ce sera absolument comme vous voudrez. Remarquez seulement que
ce service pénible, il est vrai, mais digne d'un ami, est
le premier que je vous aie jamais demandé... et vous le
refusez !

— Non... non... ne le croyez pas... L'intérêt que vous

inspirez est trop vif, votre carrière est trop belle pour
que l'on ne s'effraie et ne s'afflige pas d'une telle résolution.... Mon ami, permettez-moi de me servir de ce
terme... et vos enfants... et lady Stafford... y avez-vous
pensé?

— J'ai pensé à tout... c'est inévitable...

— Mais enfin...

— Je ne suis pas l'agresseur. Lord Porden, un jeune
pair imberbe, un fat ridicule, m'a donné un démenti en
plein Parlement; j'ai relevé son impertinence. Je le devais; mon sarcasme l'a fait rentrer sous terre. Il m'a envoyé son cartel. Je ne puis le refuser... Croyez-vous que
j'aille là comme à une fête? Tomber sous la balle d'un
enfant, d'un misérable, d'un joueur, d'un sot, sans con-
sistance personnelle, méprisé, endetté, taré!.... Ah!
personne ne sait mieux que moi ce que me coûte l'action
que je vais faire. Lord Porden vise bien : il n'a jamais
manqué son homme.

— Ce que vous dites est affreux!

— Pauvre Emma! rester veuve, et veuve de la main
d'un pauvre insensé qui ne sait faire au monde que le
mal... O mes enfants!

L'homme politique pleurait, et sa main qu'il appuyait
sur son front essayait de cacher ses pleurs.

— Quand je me suis marié, je l'ai dit à Emma : Vous
épousez un homme voué à un long supplice. La carrière
où je vais entrer avec vous est celle de l'ambition; tout
y est épines, chagrins, douleurs, espérances déçues,
peines cuisantes... Hélas! ma prophétie ne l'a pas effrayée. J'ai fait son malheur.

— C'est ce soir, bien décidément?

— Sans faute. J'attends lord Alcock qui me doit servir

de second. Pourquoi ne vient-il pas?... Mais vous, qu'avez-vous résolu?

Je lui serrai les mains et nous restâmes quelque temps en silence. Son pouls, que j'interrogeai, n'était pas irrégulier. Je le lui dis.

— Tant mieux! s'écria-t-il, j'aurai la main plus sûre. Cependant j'ai passé la nuit à corriger les épreuves de mon grand discours, et à clore mon testament... A propos, avez-vous lu le discours de lord Williams? Quelle impudence! Ce sont les phrases, les images, et même les mots de mon discours, prononcé sur le même sujet il y a trois ans... Vous ne répondez rien... Allons, allons, docteur, du courage. Vous êtes plus abattu que moi... Je m'en tirerai, soyez-en sûr.

Je pensais à cette atrocité du duel qui met la vie d'un homme tel que Stafford à la merci d'un faquin et d'un sot comme son adversaire. Quelle folie de jouer sa vie à pair ou non contre celle d'un niais! Cependant Stafford continuait à causer d'un ton fort aisé, et notre conservation n'était guère qu'un monologue, interrompu par des répliques assez brèves, quand un courrier, ruisselant de sueur, s'arrêta devant la grille, descendit de cheval et remit au valet de chambre de mon ami une dépêche ministérielle. Stafford se hâta de la dégager de son enveloppe, la lut et me la passa. Le premier ministre lui offrait un portefeuille et lui demandait réponse à l'instant même. La lettre était datée de Whitehall; le courrier avait ordre de ne pas attendre et de revenir à franc-étrier avec la réponse de Stafford.

— Eh bien! me dit-il, voilà le dernier coup. Au moment même où je touche le but, où le prix de tant de travaux m'est présenté, il faut... ah! quelle torture!... mourir maintenant! Concevez-vous rien de tel, mon ami?

Il pâlissait et rougissait tour à tour. Les combats intérieurs qui l'agitaient faisaient mal à voir. Pendant qu'il
froissait entre ses doigts la dépêche officielle, une troupe
joyeuse de bourgeois et de leurs commères, entassés dans
un de ces bateaux qui les conduisent chaque dimanche
aux tavernes rustiques des environs de Londres, passa
devant nous en chantant. La joie de ces bons marchands
en détail, dont la pensée inactive ne s'élève pas au-dessus
de leur comptoir, contrastait avec le désespoir de l'homme
le plus heureux qui fût en Angleterre. Cette vue lui arracha une exclamation singulière :

— Les voyez-vous, les niais? Comme ils s'amusent!
Heureuses bêtes!

En effet à quoi servent l'esprit, le crédit, la grandeur,
le pouvoir? Cet homme riche, spirituel, aimé, ambitieux
et couronné du laurier que son ambition convoitait, le
voilà comme Prométhée sur son rocher, livré à une douleur amère! Nous nous acheminâmes vers la bibliothèque
de Stafford. Il s'assit, appuya ses coudes sur la table, et
les poings fermés, l'œil levé au ciel, il s'écria :

— Que faire? Renoncer, refuser?... frapper d'impuissance et de stérilité tout mon avenir... ne pas recueillir
le fruit de tant de peines?...

— Demandez du temps au premier ministre.

— C'est un homme qui n'attend jamais.

— Avouez-lui la circonstance où vous vous trouvez.

— Moi, lui demander secours?... Il enverrait des officiers de paix sur le champ de bataille. Je serais un homme
perdu à jamais... Ah! j'en deviendrai fou...

— Priez-le de vous accorder jusqu'à neuf heures du
soir pour vous décider... Vous gagnerez du temps, et tout
pourra s'arranger...

— Monsieur, dit un laquais en ouvrant la porte, le

courrier est là qui ne veut pas attendre. Il dit que ses
ordres sont précis.

— Au diable le courrier!... Faites-le attendre... non,
une minute seulement ; voici la réponse.

Il suivit mon conseil, et demanda au premier ministre
le bref délai que je venais d'indiquer. Bientôt lord
Alcock, qui devait servir de second à Stafford, entra
dans l'appartement. C'était un militaire aguerri, auquel
ces parties de plaisir étaient familières. Stafford nous
présenta l'un à l'autre.

— Bonjour, mon cher. Je suis fâché de vous rendre
une visite et un service de ce genre. A charge de revanche.

— J'espère bien n'avoir pas à vous le rendre.

— Ce fat, cet atome, cet impertinent fils de lord; vous
allez lui donner une bonne leçon, n'est-ce pas?

— Deux ou trois arguments de plomb le persuaderont
peut-être.

— C'est la seule éloquence qui puisse se faire jour dans
cette cervelle de plomb!

— Et vous avez tout préparé?

— Tout. Six pas de distance!... Oh! vous tuerez votre
homme; au moins vous lui casserez un bras.

— Six pas! m'écriai-je. Mais c'est un meurtre?

— Nos deux cervelles sauteront, s'écria Stafford. Je
n'aime pas faire route en si mauvaise compagnie!

— Bah! peut-être vous manquerez-vous tous les deux!

— Nous manquer, à six pas!

— Certainement; quand on est si près l'un de l'autre,
la main tremble. Une *statue* y gagnerait une irritation
de nerfs!

— Mon cher Alcock, dites-vous la vérité? sont-ce là
les mesures que vous avez prises?

— Parole d'honneur! Qu'importe, après tout? Six pas! soixante pas! quand il s'agit de réparation, c'est tout un.

— Vous avez rencontré un courrier à cheval? demanda Stafford à lord Alcock, après un moment d'hésitation et de trouble.

— Oui, c'était un courrier du ministère; je l'ai reconnu. Avez-vous quelques relations avec ce premier ministre, si maltraité par vous il y a deux ans?

— Des relations assez intimes. Un ministère m'est offert. Le courrier que vous venez de rencontrer m'apportait le portefeuille.

— Diable!... au moment où vous allez vous battre... une position admirable!... votre gloire, votre avenir!... Morbleu! si j'étais à votre place, je crois que ma raison n'y tiendrait pas...

— Le coup est cruel, mon cher Alcock.

Le témoin se promenait de long en large, pendant que Stafford, très-agité, terminait son codicile.

— Si je pouvais, disait Alcock, rencontrer ce petit lord, ce fat, cet insensé, le rencontrer sur la route, et avoir avec lui un moment d'explication préliminaire... j'en serais ravi; mais c'est impossible.

Stafford souriait en entendant ce monologue caractéristique. Cependant lady Stafford revint de l'église; il fallut lui donner le change et lui persuader que nous étions invités tous trois à dîner chez un de mes amis.

— Vous m'étonnez, dit lady S., votre costume est bien négligé; et celui de ces messieurs ne me paraît pas...

Elle portait ses regards sur nous. Notre gravité mélancolique ne répondait pas plus que nos vêtements du matin à la partie de plaisir qui nous servait de prétexte.

— Oh! ma chère, reprit Stafford d'un air de nonchalance parfaite, nous ne serons que des garçons.

— Mais il me semble que vous êtes marié, interrompit sa femme.

— C'est un dîner d'hommes.

Il embrassa lady S., et deux charmantes petites filles vinrent se pendre à son cou. Je me rappelais ce passage touchant d'Euripide, où Médée jouit en pleurant du dernier sourire de ses enfants et de leur dernière caresse. La contrainte que s'imposait Stafford me brisait le cœur.

— Ne rentrez pas trop tard, mon ami, dit lady S.

— Dès que je le pourrai, mon amie.

— Pas plus tard que onze heures, n'est-ce pas ?

— Non, pas plus tard.

Sa voix tremblait en prononçant ces mots. Après onze heures, en effet, si sa femme ne le revoyait pas, c'en était fait de lui. Une de ses petites filles courut vers lui, au moment où il venait de s'asseoir dans la calèche, et cria de toutes ses forces :

— Papa ! faut-il que je vous attende ? Je resterai avec maman, n'est-ce pas, jusqu'à ce que vous soyez de retour ?

— Partons donc ! cria-t-il au cocher d'une voix de tonnerre ; et se rejetant au fond de la calèche, il laissa couler un torrent de larmes.

Pauvre Stafford !

Lord Alcock le prit en pitié.

— Allons donc, lui dit-il, allons, Stafford ; ce n'est pas cela, ce n'est pas cela du tout. Que diront nos amis ? Vite, essuyez ces larmes. Vous êtes homme.

— C'est parce que je suis homme que je pleure.

Bientôt il se remit, et une sombre résignation fit place à son attendrissement.

— Permettez-moi de vous donner un petit conseil. Je prononcerai seulement le mot *feu*; vous lèverez votre pistolet, et, sans viser, sans hésiter, sans attendre un quart de seconde, vous presserez la détente. Souvenez-vous bien de cela.

— Oui, oui, je vous comprends.

— Tout dépend de votre promptitude.

— Je sais que mon adversaire ne perdra pas la plus faible partie d'une minute; je le sais...

— Oui, mais si vous faites la moindre pause, la moindre réflexion, vous êtes perdu. N'allez pas l'oublier. Votre balle passerait à deux pouces de sa tête ou de son épaule. Faites comme je vous le dis. Vous lui ôterez au moins une de ses ailes, à cet oiseau vain de son plumage...

— Me prenez-vous pour un novice? Ne savez-vous pas que j'ai vu le feu, et que D*** sait comment je tire le pistolet?

Cependant nous rencontrâmes le chirurgien G***, et nous mîmes pied à terre. La soirée était superbe. La nature calme, reposée, féconde, riante, invitait les hommes à jouir de ses bienfaits et de ses beautés. Je parlai à G*** de mes craintes et du chagrin que me causait cette circonstance si pénible. Il me répondait de ce ton d'ironie que le matelot endurci emploie, quand un homme de la terre ferme se plaint à lui du mal de mer.

— J'en ai vu bien d'autres.

— Et un homme comme Stafford!

— Ce serait une perte. Mais le genre humain se perd, se renouvelle et se détruit sans cesse.

— Et sa femme!

— Bah! vous verrez!... Ils tireront, ils se manqueront: tout sera dit.

Je le laissai parler seul. Nous arrivâmes au champ de bataille. Lord Alcock y entra le premier.

— Nos adversaires sont ponctuels. Voyez-vous là-bas
cet inimitable dandy, notre adversaire pour la soirée?
Quelle pose affectée! Quelle attitude burlesquement pré-
cieuse! Qu'un homme si puéril vienne jouer avec la mort
et avec la vie! Qu'il me tarde de le voir puni!

Le soleil allait descendre sous l'horizon. Image touchante et lugubre, où mon amitié pour Stafford crut voir
un présage funèbre. Stafford prit lord Alcock à part, et
déboutonnant son habit, ôta de sa poche de côté une ta-
batière d'or :

— Que le fat ait chances complètes! s'écria-t-il.

— Folie! reprit lord Alcock.

D'une part se tenait debout, calme, grave, pensif,
Stafford, l'orateur, l'homme d'État, l'homme à la tête
puissante et active : d'une autre, le jeune lord, décapi-
tant de sa baguette insouciante et agitée les chardons et
les coquelicots de la prairie. C'était un parfait contraste.
Un sourire méprisant relevait la lèvre inférieure de Stafford ; son ennemi, dans son affectation de nonchalance,
avait tout l'air d'un poltron qui veut se donner du cœur.
Au moment où sa vie allait être en danger, il ne semblait
occupé que de détruire un pauvre chardon placé devant
lui.

— Quel enfant! me dit tout bas Stafford.

Cependant l'espace est mesuré; les deux ennemis se
placent à une distance si rapprochée, qu'on ne pouvait
les contempler sans effroi.

— *Feu*! s'écrie lord Alcock.

Le coup part : c'est celui du jeune lord. La balle siffle
à l'oreille de Stafford. Ce dernier, qui n'a pas même sou-
levé son pistolet, regarde son adversaire, le toise, tire en
l'air et s'écrie :

— Il n'en vaut pas la peine!

Le jeune homme furieux s'élance :

— Appelez-vous ceci une satisfaction? J'exige que nous recommencions... à l'instant même, à l'instant!

Nous protestâmes contre ce nouveau combat, mais en vain. Tous deux l'exigèrent.

— N'hésitez plus, Stafford, dit tout bas lord Alcock à son ami.

— Non! non! L'insensé cherche sa mort. Il l'aura!

Les seconds rechargèrent leurs armes, et les adversaires, pâles de fureur, se tinrent debout, à la même distance. Tous deux tirèrent en même temps; on n'entendit qu'une seule détonation; et tous deux tombèrent. Je m'élançai vers Stafford. Son adversaire était baigné dans son sang; la balle de Stafford lui avait fracassé la mâchoire. Lord Alcock étanchait avec son mouchoir le sang qui coulait d'une large blessure faite au côté droit de Stafford. On emporta le jeune lord. Stafford rouvrit un moment les yeux et m'aperçut :

— Ah! docteur!... Mon Dieu!... Lady Stafford!... Souvenez-vous...

Il ne put continuer. J'assistai au premier pansement; et montant aussitôt le cheval du chirurgien G***, je le lançai au galop. Lady Stafford prenait le café, quand on m'annonça. Mon arrivée inattendue la surprit. Elle se leva, observa un moment en silence ma physionomie agitée et mes traits où se peignait une vive émotion : puis, comme si une inspiration soudaine lui eût fait deviner toute la vérité, elle tomba sans connaissance entre mes bras. Longtemps elle resta ainsi. Je lui fis le récit le plus rassurant, le plus adouci qu'il me fut possible, de cet événement funeste : elle m'écouta sans sourciller; on apporta Stafford chez lui; elle ne demanda pas à le voir,

Une sorte de léthargie s'était emparée d'elle et suspendait toutes ses facultés, toute l'activité de son âme.

G*** parvint à opérer l'extraction de la balle qui avait lésé la quatrième et la cinquième côte, sans pénétrer jusqu'au poumon. La blessure n'était pas mortelle. Quant à son ennemi, il obtint *satisfaction* entière, selon le langage des duellistes. Sa mâchoire se ferma, il ne fut plus possible d'y introduire aucun aliment, aucun remède, et il périt dans les plus horribles souffrances.

Lady Stafford ne sortait pas de ce marasme où elle était tombée. J'essayai tous les moyens, et même de la terreur, pour l'arracher à ce stupide délire ; efforts inutiles. Un jour seulement, comme elle aperçut lord Alcock dans le parc, elle bondit sur l'ottomane où elle reposait, et se mit à éclater de rire ; ce rire était affreux ; la douleur dans les larmes, le désespoir avec ses longs cris n'a rien qui en approche. Je lui administrai une dose de laudanum qui la calma.

Je passai la nuit dans cette *villa* brillante dont j'avais le matin même admiré le repos et la riante beauté. Quand Stafford fut capable de parler il murmura faiblement les mots : *ministère ! ministre !* Nous lui enjoignîmes de se taire. O ambition ! moquerie ! chimère ! sottise ! Toutes les facultés qui donnent à l'homme le bonheur ne se trouvaient-elles pas réunies chez ce malheureux, victime de la société et de l'ambition, aujourd'hui presque un cadavre? Dans ce front vaste et capace, toutes les pensées qu'une intelligence puissante conçoit n'avaient-elles pas accès ? Cet œil qui étincelait d'esprit, qui rayonnait de vie et de bienveillance, le voilà éteint, pour toujours peut-être ! Il a voulu dominer ses semblables ; il a voulu repousser, comme il convient à un homme civilisé, l'injure d'un sot ; et ce sot, au moyen d'un peu de poudre entassée dans un tube, a mis cet homme de talent à deux doigts de la mort. Duel ! tache infâme sur l'écusson de la société civilisée ! Déloyale coutume ! Sottise stupide, qui met le génie, la vertu et la probité à la merci de la malhonnêteté, du vice et de l'imbécilité ! Niaiserie qui ne prouve pas même la bravoure du duelliste, et qui n'avait une signification que dans ces temps de fanatisme où l'on regardait le combat singulier comme un jugement de Dieu !

Le surlendemain j'eus la douleur et l'ennui d'être réveillé par les colporteurs de nouvelles et d'affiches qui criaient à travers les rues : *Voici le récit détaillé de tout ce qui s'est passé dans le duel qui a eu lieu entre M. Stafford et lord Porden, avec le discours que M. Stafford a prononcé avant de mourir, et sa réclamation contre les calomnies du ministère. Le voici, pour deux sous.* J'achetai ce beau morceau historique, dont l'auteur assurait que les deux antagonistes avaient recommencé six fois le combat, et que la poudre étant épuisée, ils avaient fini par se battre à coups de couteau. Et voilà pourtant à quoi la gloire nous expose ! Les journaux donnèrent au public une narration à peu près exacte du combat auquel j'avais assisté : quel fut mon chagrin, lorsque je lus dans une feuille ministérielle ces mots :

« Nouvelles récentes : le ministère de..... a été donné définitivement à lord William. M. Stafford l'avait demandé ; mais il n'a pu l'obtenir. »

Je me hâtai d'aller prévenir de ce fait lord Alcock, qui connaissait un peu le premier ministre et qui se rendit chez lui, pour l'instruire des événements qui avaient exigé le délai réclamé par Stafford.

« Nous ne pouvions pas attendre, lui dit le chef du

cabinet. J'estime M. Stafford. C'est un homme qui peut aller à tout. Mais enfin la nomination est faite et ne peut être changée. »

Cet événement fut loin de contribuer, on le pense bien, au rétablissement de notre ami. Lady Stafford combattait ces pensées d'ambition destructrices de son bonheur : il fallait admirer cette éloquence de femme maudissant la politique.

— Ah ! docteur, me disait-elle, comment avez-vous pu me tromper ainsi?... Mes enfants... y avez-vous pensé?... J'aurais toujours cru que M. Stafford aurait évité ces horribles et ridicules sottises que l'honneur décore d'un beau nom. L'honneur ! Mais c'est son ambition politique qui l'a entraîné. C'est elle qui l'a jeté sur ce champ de bataille. Que je la déteste, cette politique ! On n'est plus père, mari, ni fils, ni frère, dès que la rage du pouvoir s'est emparée de vous. Tout mon bonheur est perdu, à jamais perdu. Si je pouvais ramener mon mari aux jouissances domestiques, à la vie privée, je consentirais de bon cœur à travailler, à souffrir, à me reléguer dans une solitude complète ; il n'y aurait rien que je ne fisse. Ses jours sont agités et fébriles ; ses nuits sont absorbées par ses travaux. Je ne le vois plus ; ou quand je le vois, il est si préoccupé, si mécontent !... Oui, je regrette de l'avoir connu..... Je crains pour sa raison..... J'ai peur...

— Ah ! madame, ne parlez pas ainsi...

— Docteur, je sais ce que je dis ; je connais l'ardeur de son imagination, la violence de ses idées...

Un valet de chambre entra dans ce moment même et interrompit lady Stafford.

— Pardon, madame ; mais je ne sais comment faire. Monsieur déraisonne. Il veut absolument qu'on laisse

entrer dans sa chambre à coucher le premier ministre ;
et il croit que Son Excellence est venue lui rendre visite,
je ne peux lui ôter cette idée.....

— Qu'est-ce que cela ? s'écria lady Stafford alarmée.

— Rien, lui dis-je ; quelques rêves de malade. J'y vais
à l'instant.

J'eus peine à calmer le malheureux Stafford. Debout
sur son lit, l'œil enflammé, l'air égaré, il s'écriait :

— Docteur ! docteur ! je veux qu'on laisse monter le
premier ministre... Il faut que je parle à Son Excellence :
il le faut absolument.

— Mon cher Stafford, il est parti. Il a laissé sa carte,
en disant qu'il repasserait demain...

— Ah !... c'est très-bien... c'est fort aimable. J'en suis
charmé.... Mais il revient... Je l'entends qui revient...
Louis ! Louis ! Fais monter Son Excellence... Insulter le
chef du cabinet... et les autres verront... les gens de la
défection... les intrigants, les...

Il prononça ces mots lentement, à moitié endormi, et
les répéta plusieurs fois. Ensuite il tomba sur son oreiller,
assoupi, abattu, et je le vis céder au sommeil. La sueur
le couvrait. Peu de jours après il allait mieux. Je lui
permis de lire les journaux et de recevoir ses amis. Je
suis persuadé que ce singulier remède, en surexcitant
ses facultés, en stimulant sa passion, hâta sa convalescence. Les journaux cependant ne le traitaient pas avec
beaucoup d'indulgence, et parmi ses amis il comptait
quelques rivaux, c'est-à-dire les plus redoutables des ennemis.

Il n'y avait pas huit jours qu'il était sur pied. La
Chambre des Communes fut témoin de l'un de ses plus
éclatants triomphes. On le vit armé d'éloquence, d'in-

vectives et de sarcasmes, fondre sur le ministre qui avait pris sa place, comme l'aigle armé de la foudre sur la brebis craintive. Il l'écrasa, il le pulvérisa.

Le pauvre ministre qui jouait un si ridicule personnage dans le discours de notre ami et sur lequel tous les regards étaient fixés, essaya de répondre. A chaque nouvel effort, il s'enferrait davantage. Sa corpulence et son embonpoint, la transpiration abondante qui l'avait couvert pendant le supplice auquel l'éloquence amère de Stafford le soumettait, faisaient de ce grand homme d'un jour une caricature pitoyable. Le banc sur lequel il était assis était le pilori fatal où l'attachait le bourreau. Il voulut répliquer ; sa langue épaisse refusait de le servir ; il balbutia quelque temps, prit son chapeau et quitta la place, au milieu de la risée universelle. Ses amis indignés le suivirent ; et huit jours après, Stafford servi par son ironie, son talent et l'incapacité de son adversaire, figurait dans les gazettes, comme ministre chargé du portefeuille de ***.

Mon intimité avec lui s'accrut et se resserra encore. Sa santé qui empirait exigeait une assiduité plus grande et des soins plus pénibles. Au milieu de cet océan confus d'une politique orageuse, il se débattait comme le nageur dans les eaux que la tempête agite : toujours misérable, toujours calomnié. L'automne, l'hiver, le printemps, l'été se passaient ainsi. Les jours et les nuits s'écoulaient dans cette lutte devenue nécessaire à l'existence de Stafford.

Personnellement il augmentait sa réputation ; mais le ministère dont il faisait partie, vaisseau à demi démâté et compromis par de nombreuses fautes, par de longs orages, courait à sa perte et se délabrait de jour en jour. La désunion et la désorganisation s'y étaient introduites.

Les affaires du continent, incertaines et menaçantes, l'état
de l'Angleterre plus dangereux et plus sombre à mesure
que les événements du continent devenaient plus graves;
sans cesse nouveaux incidents, nouveaux obstacles, nouvelles calomnies; la position était à peine tenable. Le cabinet lui-même n'était pas d'accord et ne marchait pas
d'ensemble. La confiance nationale quittait les ministres;
la Chambre des Communes, dont Stafford était l'âme di-
rigeante, se laissait emporter à un mouvement irrégulier qui trahissait la maladie secrète du corps, — comme
le pouls d'un malade révèle par ses battements convulsifs
et inégaux la fièvre intérieure. L'orage grossit lentement; les attaques des journaux, de violentes qu'elles
étaient, devinrent frénétiques; la minorité dont le ministère disposait s'amoindrit progressivement. Stafford,
obligé de défendre une cause désespérée, restait sur la
brèche et épuisait les ressources de son éloquence : orateur infatigable, il ne laissait aucun répit à ses adversaires; une extinction de voix fut le résultat de ses
travaux parlementaires et de son obstination. Il fallut
toutefois céder à la force des choses. L'opposition formait
une masse compacte. L'armée ministérielle n'offrait plus
que des soldats débandés. Stafford résigna le portefeuille :
comme tant de ministres, il tomba sous le poids du
budget.

Il avait à force de lucidité, de simplicité, de bonne
foi, et grâce à l'énergique sagacité de son esprit, répandu
quelque lumière dans ce chaos administratif et financier;
mais le chef de l'opposition se leva, traita tout ce que
Stafford venait de dire de charlatanisme politique, le représenta comme un faiseur de dupes, comme un sophiste
habile et fier de son talent perfide; enfin il fit si bien et
flatta si adroitement les faiblesses de l'envie et de l'esprit

de parti, que le premier article du budget repoussé avec violence et aigreur par le comité préparatoire décida du sort de Stafford, et en lui ôtant le portefeuille, brisa le faisceau du ministère.

Le lendemain de cette séparation ou plutôt de ce divorce qui l'arrachait à tout ce qu'il aimait au monde, j'allai le voir : quelle transformation s'était opérée! quel triste aspect! Cet œil brillant n'avait plus que des rayons ternes et blêmes; cette voix sonore n'avait plus que des accents affaiblis et sourds. Il était étendu sur le sofa de sa bibliothèque.

— Cette session maudite m'a tué!

— Elle vous a fait beaucoup d'honneur; il est impossible de déployer plus de persévérance et de talent.

— Ah! ne me parlez pas de tout cela; ne flattez plus ma vanité; je déteste la vie; je ne puis vaincre le dégoût profond qu'elle m'inspire.

— Il est vrai que l'on vous a maltraité...

— Maltraité! dites torturé!

— Ils vous ont lié les mains; ils ont chargé vos pieds d'entraves et ils vous ont dit : *Marchez!*

— Ils m'ont damné; ils m'ont soumis à un supplice d'enfer.

— Vos collègues...

— Mes collègues m'ont sacrifié. C'est leur maudite petitesse d'esprit, c'est leur sottise, c'est leur égoïsme qui ont attiré sur le ministère la haine publique. Je ne survivrai pas à cela. Je ne tiens plus à rien. Mes racines, mes branches, tout ce qui attache l'arbre au sol et l'homme à la vie, tout cela est frappé de la foudre, abîmé, anéanti...

— Croyez-moi, quelques semaines passées dans la retraite et le repos vous rendront à vous-même et à vos amis.

— Certes vous avez raison; c'est bien mon intention de fuir la ville et le Parlement.

— Retirez-vous à la campagne.

— Oh! j'irai le plus tôt possible; tout me sera bon, une solitude, une cabane, une caverne, pourvu que je m'éloigne de cette exécrable ville, de cette capitale du mensonge, de ce Parlement insensé, de tout ce que je méprise...

— Calmez-vous!

— Vous en parlez à votre aise; et jamais vous n'avez souffert ce que je souffre... Il n'est pas de misère comparable à celle de l'homme qui dans le temps où nous nous trouvons se mêle de gouvernement. Que de travaux! que de peines! et mes ennemis en recueillent le fruit. Je suis déjoué, bafoué, déçu. Objet de raillerie pour les sots, mon désespoir et ma rage sont des jouissances pour mes ennemis... Tenez, docteur, c'en est trop, en vérité.

Je le revis trois jours après.

— Eh bien! lui dis-je en riant, avez-vous lu les journaux?

— Non... Les journaux! ces véhicules de mensonge intéressé, de flatteries vénales et d'invectives qu'un peu d'or fait taire! J'en suis las; leur tergiversation, leur servilité, leurs contradictions perpétuelles, leur déloyauté ne m'inspirent que mépris.

— Ils vous consoleraient aujourd'hui.

— Comment?

— Les voilà maintenant qui font valoir vos services, et prétendent que le peuple a besoin de vous, que la machine de l'État est en péril depuis que vous l'avez abandonnée; que rien n'ira bien si vous ne remontez au pouvoir.

— Laissez-les dire; je ne veux plus en entendre parler!

— Mais, si l'on vous offrait encore...

— Je refuserais... Qu'ils attendent! qu'ils se repentent! qu'ils apprennent à m'estimer ce que je vaux!

Une pensée secrète de retour futur se cachait sous ces paroles, et je vis bien que son ambition, source de tous ses maux, n'était pas tarie. Un domestique entra; il apportait des cartes de visite que divers membres du Parlement avaient laissées pour M. Stafford.

— Je n'y suis pas, je n'y suis pas, s'écria-t-il; je ne veux voir personne; je n'y suis pour personne... Malade! entendez-vous? je suis malade!... Ces membres du Parlement... qui m'ont trompé, trahi, délaissé, et qui viennent rire de mon malheur!

— Cette amertume qui respire dans toutes vos paroles vous fait mal.

— Mon âme en est pleine. Le mépris et le dégoût, voilà ce que m'ont laissé l'exercice des affaires et la connaissance des hommes. Si vous saviez combien ils se montrent vils à l'homme qui est au pouvoir! Quelle bassesse! quelle ingratitude! quelle fausseté! Assurément, de tous les mauvais commerces, il n'en est pas qui présente l'humanité sous un point de vue plus déshonorant. Le trafic politique est au-dessous du plus infâme des trafics. La courtisane vend son corps. Dans cette fange dont je sors vous ne trouvez que misérables qui vendent leur âme; elle est au plus offrant, et quand vous l'avez payée, ils vous l'escroquent: ce n'est que filouterie, tripotage odieux; c'est à faire pitié! Croiriez-vous que lord B***, pendant plus de trois mois, me vint offrir son vote que je marchandai comme on marchande un cheval. Ce maquignonnage terminé, nous convînmes de nos faits: une sinécure de huit cents livres sterling lui fut promise;

bientôt après, je la lui fis donner; quand il fallut voter,
je m'étonnai de le compter parmi mes adversaires.
Il m'écrivit et s'excusa sur ce que la pension qu'il touchait s'élevait, disait-il, à sept cent quatre-vingt-dix et
non à huit cents livres sterling, comme cela était convenu.

— L'action est digne du personnage; c'est une escro-
querie.[1]

Bientôt cependant un nouveau cabinet fut formé.
Les ennemis personnels de Stafford, ceux qui l'avaient
poursuivi des plus amères invectives y entrèrent et ne
manquèrent pas de déclarer qu'ils suivraient une route
diamétralement opposée à celle que mon ami avait suivie.
C'en était trop. Stafford ne put supporter ce dernier coup.
Il partit, accompagné de sa femme. Elle savait qu'une
rivale redoutable, la Politique, régnait dans le cœur de
son mari; partageant toutes ses idées, se sacrifiant à lui,
elle avait fini par s'associer même à ses regrets et à ses
douleurs, et par oublier le dégoût que lui avaient inspiré
l'ambition et ses intrigues.

La santé de Stafford se raffermit; douze années (je ne
fais pas ici l'histoire complète de l'homme d'État), douze
années s'écoulèrent. Mon ami reprit sa place au Parlement, et harcela de nouveau ses adversaires. Un observateur attentif eût aisément découvert le but vers lequel
il se dirigeait; je ne lui cachais pas le résultat de mes
propres observations sur sa conduite.

— Mon cher Stafford, lui disais-je; vos discours pro-
duisent bien de l'effet.

— Et lequel?

---

[1] *Jockeying*, terme politique emprunté à l'argot spécial dont se
servent les habitués des courses de chevaux et les maquignons.

— Ils présentent vos antagonistes et vos successeurs sous un point de vue ridicule et pitoyable.

— Leurs vues sont étroites; leurs idées sont fausses, je le dis.

— Oui; et vous rappelez adroitement le bien que vous avez fait et celui que vous vouliez faire.

— C'est bien le moins que je me venge ainsi.

— Oh! vous ne vous vengez pas seulement du passé : vous préparez l'avenir.

— Vous croyez?

— Je n'en doute pas; vos partisans deviennent nombreux; vous vous insinuez dans les bonnes grâces du peuple et de la cour. Vous faites pénétrer par degrés vos principes et vos systèmes dans cette masse ingrate qui vous a déjà une fois trahi. Vous arriverez.

— Oui, j'essaie d'*inoculer* mon pays.

L'inoculation réussit; et bientôt l'étoile de Stafford brilla d'une splendeur nouvelle. On le revit à la tête du gouvernement, rire de la mauvaise humeur et de la défaite de ses adversaires et se venger des mépris qu'on lui avait prodigués. J'allai le voir.

— Je triomphe, me dit-il. Me voici de nouveau lancé.

— Sur une mer fertile en naufrages.

— Oh! je suis loin d'en disconvenir. Il se forme contre moi une opposition gigantesque. Elle a sa source dans les plus hautes régions et doit trouver un appui dans le peuple; je le sais. Le plus brave en serait épouvanté. Les écueils m'environnent. La situation du pays est effrayante.

— Mais vous menez le cabinet à votre gré : la Chambre des Communes vous a salué d'applaudissements enthousiastes. On reconnaît votre supériorité...

— Et on la déteste.

— Dès que vous paraissez, on vous accueille par les murmures les plus flatteurs : c'est un chœur d'éloges et d'approbations.

— L'envie se cache ; la haine siffle tout bas, attendant l'occasion de frapper. Ne croyez pas que je me fasse illusion.

— Du calme! De la froideur! Vous ferez tête à l'orage.

— Oui, mais ma santé se délabre. Mes facultés s'affaissent. Ma sensibilité plus irritable chaque jour m'expose à de nouvelles douleurs, à des angoisses plus cuisantes.

— En vérité, mon cher, la plus irritable sensibilité ne trouverait que des éléments de bonheur dans ces expressions d'estime, d'admiration, de respect, qui vont jusqu'à l'idolâtrie. Toutes les boutiques de marchands d'estampes offrent votre portrait au public, et y ajoutent les épithètes les plus bienveillantes, les plus favorables. Votre nom est dans toutes les bouches.

— Aujourd'hui le Capitole! demain les Gémonies!

Stafford continua bravement son œuvre et soutint la gageure ; l'opposition qu'il prévoyait se forma ; on lança plusieurs traits contre lui ; il les repoussa victorieusement. Tout le monde se demandait s'il pourrait se maintenir. Sa santé d'ailleurs ne cessait pas d'empirer ; il devenait somnambule, parlait tout haut dans ses rêves, étonnait ses domestiques par de bizarres caprices et ses auditeurs par des saillies d'éloquence qui approchaient de l'extravagance. Un journal du matin en fit malicieusement la remarque. Le plus cruel soupçon traversa mon esprit? Son intelligence serait-elle blessée ou sur le point de chanceler? J'allai voir lady S., qui me donna de nombreux détails sur les manies de Stafford.

— Savez-vous, me demanda-t-elle, ce qui est arrivé à lady Amélie Wilford?

— Non.

— Au dernier bal de l'ambassadeur de ***, elle se trouva mal; je m'empressai de lui donner du secours, et, comme nous sommes assez liées, je la reconduisis chez elle. Elle m'apprit qu'un regard de mon mari lui avait causé tant de terreur, que, ne sachant d'où pouvait naître le mécontentement exprimé par cet étrange coup d'œil, et d'ailleurs très-fatiguée, elle avait perdu connaissance.

— Son mari n'est-il pas des amis politiques de Stafford?

— Oui, et ils ont eu quelques discussions pendant ces derniers jours. Mon mari, appuyé sur la balustrade d'un balcon vers lequel lady Wilford se dirigeait, l'accueillit d'un air sombre, effrayant, égaré, qui lui causa l'impression la plus douloureuse. Ah! docteur, ce regard, je l'ai déjà aperçu; il m'a fait trembler pour la raison de mon mari.

— Quelle idée!

— Hélas! je ne crains que trop la réalité de ce que vous repoussez comme une chimère.

— La tête de Stafford est forte.

— Dites énergique. Ses facultés sont hautes; il est capable de grands travaux; le calme lui manque. Mon Dieu! puissé-je me tromper! puissent ces éclairs passagers ne pas annoncer la ruine de sa raison!

Je ressentis un profond chagrin, quand je pensai que cette noble et haute intelligence, dévorée par l'ambition, pouvait tomber en ruines. Je me hâtai d'aller chez Staffort, que je trouvai seul dans sa bibliothèque. Hélas! l'œuvre fatale était déjà commencée. Sur son visage, sous la voûte de ce front capace, on lisait je ne sais quelle excitation violente et exagérée qui ne pouvait manquer de briser l'organisme entier de Stafford.

— Ah ! mon cher docteur, s'écria-t-il en m'offrant un siége, vous me trouvez accablé, écrasé...

— Stafford ! en ne vous donnant aucun repos, vous vous détruisez, vous vous détruisez rapidement. Une fiè- vre cérébrale doit-être le résultat de tous ces symptômes qui m'épouvantent. De grâce, arrêtez-vous.

— En effet, je suis épuisé.

— Qu'est-ce que cette bouteille contient ?

— De l'opium. Le soir j'en prends une dose assez con- sidérable afin de m'endormir.

— Cela suffirait pour déranger toute l'économie de vos facultés... Ah ! Stafford, cela est affreux.

— Je n'ai plus le courage ni de m'habiller ni de me déshabiller. Tout me gêne. Docteur ! docteur ! je ne sais si je vous ferai comprendre l'horrible sensation que j'é- prouve. Il me semble que tout, autour de moi, me re- garde, fixe sur moi des yeux étincelants. Tout s'anime ; une individualité, une personnification à la fois merveil- leuse et horrible fait vivre tous les objets... Je me sens oppressé. L'atmosphère où je vis est raréfiée.

— Votre système nerveux est malade.

— Enfin, mon existence devient un rêve, et la con- science du moi humain ne reparaît que par intervalles. Tout devient faux et exagéré pour moi. Les objets et les idées grandissent et se faussent à mes yeux, abusant mon imagination trompée. Mon état est étrange, inexpli- cable.

— Inexplicable ! non. Pouvez-vous vous en étonner ? Il serait pire encore, que vous devriez le regarder comme la suite inévitable de vos folies.

— De mes folies!...

— Suspendez vos travaux politiques, ou la nature se vengera.

— Moi! abdiquer au milieu d'une session! Laisser tout ce que j'ai commencé... c'est impossible. Comme j'ai fait mon lit... je me coucherai.

— Vous ne vivez pas!

— Non; j'avoue même que je ne me rends pas bien exactement compte de tout ce qui se passe dans ce cerveau. Oh! mon Dieu! mon Dieu! deviendrai-je fou? Le deviendrai-je?

— Le remède est entre vos mains.

— N'ai-je pas assez de chagrins pour faire chanceler la raison la plus ferme? Quoi! j'ai fait la cour à une troupe de niais, j'ai multiplié les bassesses pour acquérir les votes dont ces stupides messieurs disposent depuis le commencement de la session, je les ménage pour sauver mon bill sur les grains; je les invite à dîner, je vais dîner chez eux; je les écoute, je suis gai, je suis aimable, je leur fais de l'esprit; je les supporte enfin, tous ces ennuyeux que je méprise avec une inexprimable cordialité. Et quand j'ai besoin de ma meute parlementaire, elle s'en va, elle me fait faux bond; ils filent tous, ils fuient l'un après l'autre, et me laissent seul avec une ridicule minorité de quarante-trois votes.

— Tous les ministres ont éprouvé le même désappointement. C'est une grâce d'état. N'espérez pas y échapper.

— Je le sais, je le sens, continuait-il en marchant à grands pas... Mais pourquoi, pourquoi les hommes politiques n'ont-ils ni reconnaissance, ni sensibilité, ni principes, ni conscience? pourquoi?

— La session finira bientôt. Vous avez passé à travers

les plus dangereux écueils. Ne vous rebutez pas ; je suis
persuadé que quinze jours de quiétude champêtre vous
rendront à la santé et au sentiment du bonheur.

— Oh ! non, tout est fini pour moi. Mes embarras ne
font qu'augmenter. Je ne vois qu'obstacles autour de moi,
devant moi. Juste ciel ! Comment s'en tirer ? Tous les
mouvements du gouvernement sont entravés. Nous sommes cernés, traqués, assiégés de toutes parts ; imaginez
un vaisseau bloqué par les glaçons qui se pressent, qui
s'accumulent et vont se rejoindre... Oui, je quitterai le
gouvernail ; vous avez raison, mon cher, il le faut. Par
exemple, j'avais épuisé les ressources de mon expérience
et de mon adresse pour conclure un traité qui conciliât
les intérêts de l'Espagne et de la France. La plupart des
puissances continentales avaient donné leur consente-
ment ; et voici qu'un maudit courrier, qui m'arrive de
Downing-Street, m'apporte une note polie du cabinet
de Vienne, qui sous toutes les formes caressantes de
la diplomatie autrichienne m'annonce que le plan
conçu par moi équivaudra pour elle à une déclaration
de guerre !

— Cela est irritant, j'en conviens.

— Metternich ! Il m'arrête, il me paralyse ; sa subtilité est infernale ! Dès qu'on remue en Europe, soyez sûr
qu'il est au fond des troubles et des malheurs... Et ici...
que devenir ? Ce bill sur les grains que j'ai promis de
soutenir, dont j'ai préparé le succès avec tant de peine,
trois familles de la Chambre haute m'ont déclaré hier
qu'elles l'abandonnaient : la Chambre basse est armée
contre lui ; nous sommes à couteau tiré dans le conseil
secret. Sa Majesté m'a quitté très-froidement : en savou-
rant tranquillement son dernier verre de claret, le roi ne
m'a pas épargné deux ou trois paroles piquantes.

— Bah! demain matin, vous serez en faveur.

— Je ne vous confie qu'une partie de mes ennuis: Ma vie même est en danger. J'ai deux ou trois duels à peu près inévitables. L'autre jour, en traversant Hyde-Park, une balle de pistolet a sifflé à deux pouces de ma tête. Il n'y a pas de jour que la poste ne m'apporte quelque menace d'assassinat... Que devenir? que devenir?

— Vous calmer.

— Le puis-je? Oh! que n'ai-je refusé ce maudit portefeuille? Dites-moi, docteur, sans me flatter, sans me croire assez fou pour ajouter foi aux niaiseries dont vous autres médecins vous bercez quelquefois vos malades, pouvez-vous quelque chose pour moi? Apaiserez-vous cette fièvre? Rendrez-vous à mon cerveau l'exercice paisible de ses facultés? Que me conseillez-vous? une saignée? des bains?

— L'un et l'autre.

— Je ne puis donner que peu de minutes à la médecine. J'ai vingt lettres à dicter par heure. J'ouvre la séance demain; un débat très-violent aura lieu...

Un laquais ouvrit la porte et annonça :

— Le colonel O'Morven!

— Ah! ce misérable! Je sais ce qui l'amène. Voici trois semaines qu'il se surfait et m'engage à l'acheter. Je ne veux pas le voir. Je suis sorti.

Le domestique s'en allait. Stafford le rappela.

— Un moment! George, un moment!... Priez le colonel de monter. Cet homme dispose de cinq votes; demain soir j'aurai besoin de lui.

— Je vous plains.

— Ah!... Adieu, mon cher docteur. J'ai été bien franc, bien insensé; gardez-moi le secret. Adieu, adieu! — Eh bien, colonel ! reprit-il avec une gaieté d'acteur qui joue son rôle, comment va cette belle santé?

Et l'homme politique serrait en riant la main de l'homme qu'il détestait. Quelle vie! m'écriai-je, en descendant l'escalier. De tous les heureux, celui qui m'inspire la plus profonde pitié, c'est cet heureux, ce grand, ce puissant Stafford.

Bientôt brillèrent les dernières étincelles de ce flambeau prêt à s'éclipser. Un discours remarquable, prononcé par Stafford, rassura sa femme sur l'état de la santé de son mari. Les journaux observèrent que l'auteur, en le prononçant, avait un air de santé et de force qui ne lui était pas ordinaire; mais personne n'était comme moi dans l'intime confidence de Stafford, que la soif de gloire et de puissance sacrifiait sur l'autel de la politique.

Avant d'entrer à la Chambre des Communes, il avait bu un verre de rhum; sans ce tonique, la force lui eût manqué : à peine eut-il achevé, cette vigueur factice tomba tout à coup : on le remporta chez lui à demi mort. Peu à peu cet esprit net s'obscurcit et se troubla; son domestique fut obligé de le rappeler, un jour qu'il se rendait au Parlement enveloppé de sa robe de chambre de basin. La gaieté qu'il déployait dans l'intérieur de sa famille avait quelque chose d'effrayant par son excès. Je reçus un beau matin la visite de son cocher, qui vint m'apprendre, en confidence et sous le sceau du secret, que son maître faisait mille folies.

— L'autre soir, me dit-il, M. Stafford exigeait que je le conduisisse dans la Tamise. Avant-hier, c'était au cabaret de *la Tête-Rouge* qu'il voulait que je le menasse. Je ne sais comment faire, monsieur, et je viens vous consulter.

— Ne parlez de cela à personne, Jean : voici une guinée; promettez-moi de vous taire !

Je m'entendis avec sa malheureuse et intéressante
compagne; nous parvînmes à le décider à partir pour
son château du Derbyshire. Deux ou trois mesures importantes, proposées par lui, avaient réussi selon ses désirs. Plus calme, plus reposé, satisfait de ses derniers
succès, entouré d'une belle et riante nature, il sembla
renaître. Cette incohérence et cet égarement [1] d'esprit
qui nous avaient épouvantés s'évanouissaient peu à peu :
nous espérions. Je l'avais suivi à la campagne, et je
croyais que le renouvellement de ses travaux politiques
le trouverait assez bien rétabli pour ne lui causer aucun
accident fâcheux. Peu de jours après la rentrée, Stafford
se montra de nouveau sur la scène politique, et deux ou
trois discours, pleins de faits, d'arguments solides, et
dénués d'imagination, signalèrent son retour. Il disputa
pied à pied le terrain, et malgré tout ce que tentèrent
ses adversaires, en dépit de ses propres prédictions, il
l'emporta.

Mais, par un phénomène bizarre, qui se reproduit
assez souvent, cette puissance de raisonnement que nous
venions d'admirer et qui semblait justifier notre espoir,
fut le signal du moment funeste où l'intelligence de Stafford s'écroula pour toujours. En rentrant chez lui, il
voulut que l'on illuminât sa maison, et lui-même dis-
tribua des bougies allumées sur toutes les fenêtres de
l'édifice, soupa dans la cuisine avec ses domestiques, et
entraîna son valet de chambre dans le parc, pour l'en-

---

[1] Les Anglais possèdent le mot *flightiness*, fuite, légèreté de
l'esprit : expression très-remarquable dans sa justesse, et sans
équivalent en français.

doctriner sur les véritables principes de l'économie politique. Sa famille, effrayée et saisie de douleur, n'osait
point s'opposer à ce débordement de folies. A minuit, à
force de boire et de trinquer avec ses valets, il était
ivre; on le mit au lit. Le lendemain, je me rendis de
bonne heure chez lui; il était levé et dictait une lettre à
son jeune secrétaire.

— Asseyez-vous, docteur, me dit-il. Qu'on me laisse
seul avec le docteur. Allez-vous-en, allez!

Il approcha son fauteuil du mien; il fondit en larmes.

— Hier, me dit-il, hier, j'étais ivre, ivre-mort; le
croiriez-vous? mes domestiques en ont été témoins; je
n'ose plus les regarder en face.

— Bah! répondis-je en essayant de sourire : ce sont
des misères! Vous savez le vers d'Horace :

Semel insanivimus omnes [1]!

— Docteur, docteur, ne m'abandonnez pas!... ils
conspirent tous contre moi... tous... tous me haïssent.
(Il serrait ma main, pleurait, gémissait, et fixait sur
moi les plus tristes regards.) Le peuple voudrait me
mettre en pièces; les Communes, les Pairs... ah! les in-
grats!... Qu'ai-je fait? Dieu sait si j'aime mon pays!
Dieu sait si j'ai voulu le servir!... Chut! chut!

Il se leva, ferma la porte, et vint se rasseoir.

— Enfin, croiriez-vous que le secrétaire que je viens
de renvoyer... le scélérat... il s'entend avec Metternich;
il a séduit le roi; il a les Communes pour lui; il veut
me remplacer : lady Stafford le porte au ministère.

— Est-ce que vous avez encore bu ce matin? lui demandai-je d'un ton froid et sévère.

[1] Nous avons tous été fous une fois.

— Non, c'est la vérité... la vérité pure... Ah çà, j'ai un secret, un grand secret politique. Les États européens penchent tous vers la constitution républicaine... Je... je... (parlant plus bas) veux les réunir, les concentrer, faire de l'Europe une république, avec douze présidents... Vous m'entendez?... L'immortalité, l'avenir... la reconnaissance des peuples... J'espère que vous ne me trahirez pas?...

— Non, certes.

— Mais revenons à nos affaires... Je vais vous dire ce qui m'a porté à vous envoyer chercher.

— Vous oubliez que je suis venu de mon propre mouvement.

Il ne m'écoutait pas et continua.

— J'ai toujours eu de l'amitié pour vous, mon ancien camarade; pour vous qui ne m'avez rien demandé, pour vous qui êtes resté mon sincère ami.

Ses larmes redoublaient : le malheureux me faisait pitié. Ce noble, ce spirituel Stafford ! le voilà donc ! quel spectacle ! Il finit par me proposer l'ambassade de Saint-Pétersbourg, battit la campagne, vit que je ne lui répondais pas, s'arrêta ; puis tout à coup devint pâle comme un cadavre, se leva, rougit, se promena dans la chambre, et s'écria :

— Ah ! docteur ! je vois bien... je le vois...

Il tomba évanoui. Le lendemain, les journaux m'apprirent l'horrible nouvelle de son suicide. J'ai toujours pensé que, dans un intervalle lucide, il n'avait pu contempler sans horreur les débris de son intelligence, et qu'il avait mieux aimé se tuer que de se survivre. L'infortuné !...

Ainsi vécut dans la plus cruelle angoisse, ainsi mourut de sa propre main l'un des hommes les plus brillants

de cette époque. Sans autre crime que de mépriser les
joies pures de la vie privée, sans autre vice que de vouloir monter, toujours monter, dominer toujours, triompher sans cesse, Stafford dont l'Europe a répété le nom
éclatant s'est condamné à une existence plus pénible
que celle dont le forçat subit l'agonie. Dans son effort
constant et surhumain pour saisir et conserver cette
palme de l'ambition politique, il a usé ses jours, détruit
sa raison; et dédaigneux du bonheur qui lui était offert,
avide d'un bien imaginaire, il est tombé du haut de sa
gloire, comme l'oiseau brûlé par la foudre tombe sans
vie sur la terre. Solennelle et redoutable leçon! Ambitieux que la nature n'a pas doués des talents de Stafford,
voilà ce que renferment et cachent la popularité si enivrante, la renommée si prestigieuse, l'exercice du pouvoir suprême, si séduisant pour les hommes!

VIII

LE NÉGOCIANT RUINÉ.

—

Vîtes-vous jamais un malheureux tomber au milieu de quelque rue fréquentée ? Ceux qui le suivent le foulent aux pieds involontairement ; il veut se relever, mais déjà meurtri, la plus légère impulsion le fait chanceler de nouveau. Il retombe, il se débat, la foule augmente, il succombe enfin, et ses efforts inutiles n'ont fait qu'accroître ses souffrances.

Ainsi dans la vie un seul désastre, une calamité inattendue, nous étourdissent et nous accablent. Nous ne sommes plus maîtres de nous. Cette présence d'esprit, sauve-garde contre les dangers, nous quitte. Paralysés, incapables de rien tenter pour notre salut, nous tombons dans cette mêlée : les angoisses se compliquent, s'attirent et s'engendrent ; chaos, tumulte, désolation. *Un malheur n'arrive jamais seul ;* axiome vieux comme le monde et dont le livre de Job n'est qu'un développement sublime :

> Ah ! quand le malheur vient, Gertrude, ô mon amie !
> Il ne vient jamais seul ; il fond sur notre vie,
> Multiple, à flots pressés, en épais bataillons [1].

[1] Shakspeare, *Macbeth.*

Ces vagues du malheur qui s'accumulent précipitent l'homme dans la stupide indifférence du taureau qui va recevoir le coup fatal. Immobile et pétrifié, il fixe un regard vague et terne sur sa vie et sur sa mort.

La première pensée de l'homme dans une telle situation doit être : Relevons-nous, luttons, triomphons du sort. Dès qu'un homme commence à *penser*, dit un de nos orateurs sacrés, il est bien près d'améliorer son destin. Comment la médecine soulagerait-elle l'affaiblissement moral dont je viens de parler ? Les fibres de l'âme se détendent, le ressort et l'énergie de l'homme se brisent. Dans le cours de ma pratique, j'ai vu le plus léger accident amener une démoralisation complète et conduire sa victime pusillanime aux erreurs les plus douloureuses. J'ai vu aussi se déployer, dans des circonstances désespérées, un héroïsme, une magnanimité sublimes : j'ai vu de nobles courages se frayer une route à travers les calamités les plus poignantes, et finir par terrasser le sort : hélas ! n'est-il pas des combinaisons de malheur contre lesquelles la puissance et la vertu de l'homme viennent se briser ? On verra, dans le récit suivant, comme dans le poëme anté-hébraïque de Job, un terrible exemple de courage inutile. Je ne sais quelles réflexions pourront naître dans l'esprit du lecteur, quelle impression laisseront chez lui les pages que je vais tracer. Je cède au besoin de consigner ici le souvenir des scènes dont j'ai été le témoin. Elles m'ont convaincu qu'une fortune trop rapide, une élévation trop subite ont leur danger. Emporté dans une sphère pour laquelle il n'est pas fait, le parvenu tombe plus bas que sa situation première, et périt.

La splendeur hasardeuse des grands négociants anglais, magnifique résultat d'une industrie persévérante, d'une

prudence entreprenante, d'une économie bien calculée,
n'ont jamais eu de type plus frappant que M. Dudleigh.
Jeune, seul et sans ressources, spolié par son tuteur,
il s'embarquait à seize ans comme mousse sur un vaisseau marchand qui faisait voile pour les Indes-Occi-
dentales. Quelques parents qui lui restaient encore l'ou-
blièrent, et pas un d'entre eux ne se rapprocha de lui
jusqu'à l'époque où il devint dix fois plus riche que la
famille qui le reniait.

Les premières années passées à bord par le jeune
mousse furent un noviciat cruel. On ne sait pas de
quelle tyrannie sont capables les hommes réunis. La
supériorité de Dudleigh était un objet d'envie ; on ne
lui pardonnait ni ses talents, ni sa jeunesse, ni même sa
douceur et sa politesse. Capitaine et contre-maître le
battaient de verges jusqu'à faire jaillir le sang de ses
épaules et de sa poitrine. Jouet des matelots qui le
frappaient impunément, la vie lui devint insupportable.
Un soir que le vaisseau, de retour d'un voyage des Indes,
venait d'aborder à Wapping, Dudleigh se réfugiant dans
une taverne écrivit au propriétaire du bord une lettre
où il lui apprenait quels mauvais traitements il avait
subis, en lui demandant sa protection et l'assurant que,
si sa prière n'était pas exaucée, il se jetterait plutôt à
la mer que de remonter sur le navire. Cette épître, dont
l'orthographe était correcte, le style élégant et animé
d'une éloquence naturelle, était signée *Henri Dudleigh,
mousse*; elle étonna et intéressa celui à qui elle était
adressée. Il envoya chercher le jeune Dudleigh, causa avec
lui, l'examina longtemps, s'informa de sa naissance, de
son éducation, de ses prétentions, et finit par lui donner
une place de commis dans ses bureaux avec un léger
salaire. Au bout de peu d'années, il était devenu premier

commis et recevait cinq cents livres sterling par an [1]. Habitué à vivre de peu, il plaça la plus grande partie de ses émoluments dans les fonds publics, et les accrut ainsi.

Ses maîtres tombèrent en déconfiture ; son expérience le mit à même d'arranger une partie de leurs affaires ; il leur rendit d'éminents services, leur acheta une partie de leur établissement, fréta lui-même un navire dont la traversée fut heureuse et dont la cargaison lui rapporta un gain considérable. Décidé alors à travailler pour son compte, il refusa une situation lucrative offerte par une grande maison de commerce : entreprises avec énergie, poursuivies avec persévérance et sagacité, conduites avec prudence, ses spéculations réussirent et sa fortune ne tarda pas à s'arrondir. C'était l'âge d'or des spéculations commerciales. Pour peu que l'on connaisse l'histoire de cette époque, on ne s'étonnera pas d'apprendre qu'en moins de cinq ans M. Dudleigh réalisa plus de vingt mille livres sterling [2]. Sa frugalité touchait à la parcimonie ; il ne se liait avec personne, s'habillait comme un simple artisan, allait toujours à pied, occupait deux chambres à peine meublées, et vivait avec le luxe et l'élégance d'un commis qui gagne cinquante livres sterling par an. A trente-deux ans, il épousa une veuve dont le premier mari, constructeur de navires, lui avait laissé une fortune considérable. Cette femme a exercé trop d'influence sur la vie de Dudleigh pour que je ne donne pas quelque attention à ce portrait caractéristique.

Mistriss Buxom flottait entre trente et quarante ans. De taille épaisse, les traits assez réguliers, mais com-

---

[1] 12,500 francs.
[2] 500,000 francs.

muns, chargée d'ornements, la vraie femme de la cité
de Londres, — elle avait toute la triviale importance que
donnent la possession de la fortune, la grossièreté d'une
mauvaise éducation, l'impuissance de plaire, le besoin
d'être admirée et le désir de briller. Son mari, humble,
inoffensif, absorbé par ses affaires, exécrait ce qui est
frivole. La fortune de sa femme le séduisit; plus habile
à calculer l'intérêt de l'argent et l'intérêt des intérêts,
qu'à pénétrer les caractères humains; trompé d'ailleurs
par ces apparences de douceur et de bonhomie dont une
jeune veuve ne manque jamais de se parer, le commerçant contracta cette alliance, dont les premiers résultats
furent très-heureux pour lui. Son habileté industrieuse
et persévérante ouvrit une source abondante de richesses, qui ne tarda pas à le ranger parmi les million-
naires.

On ne parlait dans la cité de Londres que du bonheur
et de l'activité de Dudleigh. Il y eut dans sa vie un jour
mémorable; quatre de ses navires, richement frétés,
entrèrent à la fois dans le port, et, le soir, il conclut à la
Bourse une spéculation qui lui valut deux cent cinquante
mille francs. Il aurait pu se reposer alors; maître d'une
fortune digne d'un prince, d'un honneur sans tache,
d'une réputation de probité parfaite : ses goûts étaient
hospitaliers et généreux; il pouvait les satisfaire, et vivre comme l'un des plus respectables capitalistes de
l'Angleterre. La soif de l'or s'irrite par la possession des
richesses; sa femme s'opposait d'ailleurs à ses projets de
retraite, et le pressait de se lancer dans des spéculations
plus hasardeuses.

Disposant d'un énorme capital flottant et d'un crédit
illimité, enrichi par le retour annuel de ses bâtiments,
il voyait avec peine une partie de ses trésors dormir

dans ses coffres et rester improductifs, ou du moins ne
lui promettre que l'intérêt légal. Cet argent, comment
l'employer? Il y songea longtemps, et finit par inventer
de nouvelles et bizarres spéculations. On s'étonna un
jour de ne pas pouvoir trouver et acheter à Londres une
seule noix muscade; c'était Dudleigh qui s'était avisé de
cet accaparement; huit jours après il revendit tout au
prix qu'il voulut, ce qui lui procura un bénéfice énorme.
Plusieurs monopoles de ce genre doublèrent sa fortune.
On se souvient encore d'une époque où il avait accaparé
l'essence de rose, et quadruplé ainsi la valeur de ce cos-
métique à la mode. Grâce à son bonheur et à sa dextérité, ces spéculations se simplifiaient : il se contentait de
les ébaucher; dès que le bruit s'en répandait, les cour-
tiers accouraient de toutes parts, lui achetaient à un
prix considérable les objets monopolisés, et lui assuraient en outre une prime dans le cas où la spéculation
réussirait. Ainsi se sont improvisées beaucoup de fortunes dont la rapidité a étonné l'Angleterre, et dépassé
toute vraisemblance.

Une telle opulence, entre les mains d'une femme du
caractère de madame Dudleigh, n'était qu'un instrument
dangereux de vanité. M. Dudleigh semblait, dans sa
propre maison, l'intendant de sa femme plutôt que son
mari. Elle avait fait construire et meubler à grands frais
deux hôtels, ou plutôt deux palais splendides; l'un près
de Hampstead, l'autre dans la place Grosvenor près du
parc Hyde. Là ne tardèrent pas à affluer tous ces parasites brillants, qui se font de leur titre de gens-à la
mode et de leur existence fashionable un droit pour
vivre aux dépens des autres. Les colonnes des journaux
retentissaient du nom de mistriss Dudleigh. Sans cesse
nouvelles soirées, nouvelles fêtes, nouveaux bals. Miss

Dudleigh, pleine de sensibilité et de grâce, comprenait le ridicule et le danger de ces extravagances et hasardait d'inutiles observations vivement repoussées. Henri Dudleigh, son frère, non-seulement consacrait à ses plaisirs l'énorme pension que lui faisait son père, mais s'endettait à Oxford. M. Dudleigh, soumis à sa femme, voyait avec étonnement et crainte cette dépense effrénée. Quand il allait à la Cité, il se plaignait à ses amis, mais doucement, comme un homme qui craint de se révolter contre un pouvoir légitime et une autorité acquise. Sa voix baissait, son énergie faiblissait, dès qu'il était rentré dans cette sphère matrimoniale qui lui imposait l'obéissance. « Ma foi, murmurait-il de temps à autre, je ne sais pas trop ce que fait ma femme, ni où elle va ! » — Et sa plainte n'allait pas plus loin. Il échappait avec joie à la foule dont madame Dudleigh peuplait ses salons. Il se retirait alors chez quelque commerçant de ses amis, passait la soirée et la nuit à la campagne, et calculait paisiblement ses gains réparateurs. Dès que les brillants convives affluaient chez lui, il prenait tranquillement sa canne et son chapeau, et, sans dire adieu à personne, sans se permettre un reproche, fuyait sa maison et la ville.

Madame Dudleigh ne tarda pas à s'y accoutumer : la présence de son mari l'eût gênée ; elle aimait à régner seule, bientôt ce fut chose convenue que l'absence du maître de la maison et sa retraite momentanée dès qu'il était question d'une de ces fêtes où la ville et la cour briguaient l'honneur de se montrer : « Mon mari, disait madame Dudleigh, est d'une santé faible ; il ne peut souffrir le monde ; le bruit l'incommode, la société le fatigue. » Il lui arrivait aussi de railler, en présence de ses amis et de ses amies, ce qu'elle appelait à grand tort la parcimonie de son mari. Dudleigh, loin de mériter ce reproche, avait le cœur généreux et charitable. Souvent, le lendemain du jour où des milliers de livres sterling étaient sortis de sa caisse pour satisfaire la vanité de mistriss Dudleigh, il réunissait chez lui les commerçants de la Cité les plus honnêtes et les plus pauvres, et les aidait de son argent et de ses conseils.

La prodigalité folle de madame Dudleigh augmentait avec les années ; cet esprit étroit et ce cœur aride se desséchaient au milieu des plaisirs et des jouissances du luxe. Aux observations trop justes et trop sensées de M. Dudleigh, elle n'opposait que ces paroles : « Sans l'argent que je vous ai apporté, qu'auriez-vous fait? Ne me devez-vous pas votre fortune? Ne faut-il pas soutenir notre rang dans le monde? Je trouve bien étonnante la manière dont vous osez me traiter. » Le mari ne trouvait rien à répondre à des observations si raisonnables. Bientôt madame Dudleigh dépassa toutes les bornes de la dissipation. Les mémoires de la marchande de modes, du carrossier, de la lingère pétrifiaient le malheureux Dudleigh. Enflammée du désir d'éclipser les duchesses, incapable de remplacer autrement que par un luxe effréné le goût et l'élégance qui lui manquaient, sa profusion devint une rage, une fureur. Quelquefois le matin, M. Dudleigh, les larmes aux yeux, laissait échapper, en présence de sa femme, quelque vieil adage à la manière de Sancho, panégyrique modeste de l'économie et de la prudence. Un torrent d'éloquence féminine l'arrêtait : « Miss Dudleigh était en âge de s'établir ; il fallait l'introduire dans le monde. D'ailleurs, à entendre l'épouse prodigue, elle servait les intérêts de son mari en le ruinant; elle augmentait par ses dépenses le crédit, « et par conséquent la fortune de la maison. » Le faible Dudleigh,

dont le bon sens était loin de céder à ces grossiers so-
phismes, se laissa vaincre par l'obsession qu'on lui faisait
subir, et finit par permettre à sa femme de tirer à vue
sur son banquier. Pendant quelques mois, elle usa modé-
rément de ce droit conquis, et le mari, qui n'était plus
sur ses gardes, résigné d'ailleurs depuis longtemps à une
somptuosité qu'il ne pouvait empêcher, oublia de vérifier
cette partie des comptes, dont il ne pouvait s'occuper
sans douleur.

Quiconque a entrevu cette classe de la société qu'on
nomme, je ne sais pourquoi, le grand monde, y a remarqué une femme, ou plutôt une harpie, vieille, perdue de réputation, toujours assise à la table de jeu,
fière d'un titre qu'elle souille et d'un beau nom qu'elle
flétrit. Douairière effrontée qui concentre dans un seul
vice, celui du jeu, les vices qu'elle ne peut plus avoir,
cette noble dame et plusieurs de ses amies s'emparèrent de
mistriss Dudleigh, heureuse de s'associer à de grands
noms. Tous les soirs on les voyait, assises autour du
tapis vert, inoculer à la femme du marchand cette passion devant laquelle tous les trésors du monde fondraient
comme la glace sous les rayons du soleil. Comme il est
du bon ton de perdre sans se plaindre, madame Dudleigh
se laissa gagner des sommes considérables avec un sang-
froid qui fit sa réputation et la mit en grand honneur
auprès des joueuses. La vieille comtesse daigna lui enlever un jour cinq mille livres sterling [1]. Le crédit
ouvert dont jouissait cette malheureuse chez le banquier
de son mari satisfaisait aux dépenses du jeu, et lorsque
M. Dudleigh questionnait sa femme à ce sujet, elle avait
mille bonnes raisons à lui apporter. Un jeune pair d'An-

---

[1] 125,000 francs.

gleterre s'était épris de miss Dudleigh ; le père lui-même
était flatté de cet hommage, qui lui faisait espérer un
gendre grand seigneur; aussi ferma-t-il les yeux plus mo-
destement que jamais sur la conduite d'une femme qui le
menait à sa ruine. Il commençait à s'ennuyer des hon-
neurs bourgeois dont la Cité le comblait, des festins splendides que lui donnaient les aldermen, et des soupes à la
tortue [1] du lord-maire. Il aurait aimé une conversation
élégante et peut-être aussi le plaisir innocent de se
mêler à une société plus choisie et plus aristocratique.
Son amour pour sa fille ne servait que trop les desseins
de sa femme.

Miss Dudleigh, comme je l'ai dit, voyait avec chagrin
la route que suivait sa mère. Le jeune lord que j'ai cité
plus haut sans le faire connaître était aimé de cette aimable enfant. Comment résister à l'éclat du rang, à la
grâce des manières, aux insinuations de sa mère? La
dot considérable de miss Dudleigh séduisait ce jeune seigneur perdu de dettes. Déjà l'honnête marchand avait
mis de côté la somme dont il devait acheter son gendre,
et s'occupait de réparer, au moyen de plusieurs spéculations hardies et savantes, les larges brèches faites à sa
fortune.

Près d'une semaine s'était écoulée depuis le jour où
un nouveau crédit avait été ouvert chez le banquier de
mistriss Dudleigh; elle donnait une fête dans son hôtel
de Grosvenor-Square : la fleur de la noblesse y assistait.
Le fier duc de *** lui-même, daignant se rendre à l'invitation de la femme du marchand, était venu jeter un
coup d'œil d'ironie protectrice sur le bal bourgeois et

---

[1] Dans les repas solennels de la Cité de Londres, la soupe à la
tortue est de rigueur.

splendide dont le récit allait bientôt amuser la cour.
Joie et orgueil pour mistris Dudleigh. La place Grosvenor
était encombrée d'équipages armoriés et de valets aux
livrées brillantes. A peine étiez-vous parvenu à vous
frayer un passage à travers les robes de satin et les cu-
lottes de soie, le premier objet qui frappait vos regards
était la table de jeu occupée par la célèbre douairière,
mistriss Dudleigh et une duchesse fameuse par ses passions, ses amours et le bonheur qui l'accompagne toujours au pharaon et au whist. La femme du marchand
rayonnait de pierreries : elle perdait beaucoup selon sa
coutume ; son cœur, palpitant de plaisir, n'était acces-
sible qu'à un sentiment, la vanité satisfaite. —En vérité,
disait la douairière, madame perd avec une grâce charmante. — Elle est digne d'un meilleur sort, ajoutait la
duchesse en attirant le monceau de guinées dont elle devenait propriétaire.

— C'est pourtant de la Cité, reprenait la première in-
terlocutrice, que nous arrivent ces trésors !

— Ah! l'odieux pays! reprenait mistriss Dudleigh, de
grâce, ne m'en parlez pas ! Comme elle prononçait ces
mots, on entendit du bruit à la porte principale. Un
grand mouvement eut lieu dans l'assemblée. Un homme
mal vêtu, le chapeau sur les yeux, couvert de poussière,
entra ou plutôt se précipita, et se frayant passage à
travers la foule ébahie, ne s'arrêta que devant la table
couverte de l'or de mistriss Dudleigh et de ses amies :
c'était M. Dudleigh ; il tenait à la main une bande de
papier qu'il montrait à sa femme.

—Voyez, madame, voyez, s'écria-t-il d'une voix rauque
et tremblante, vous m'avez perdu, ruiné ! Oui, ruiné,
vous avez détruit mon crédit. Vous avez perdu ma réputation ! Je suis un homme déshonoré ! J'aimerais mieux

être mort! Le premier billet signé : *Henri Dudleigh*, et auquel je n'aie point fait honneur, me vient de vous, oui, madame; de vous, continuait-il agitant entre ses mains le billet fatal, et sans faire la moindre attention à l'étonnement qu'il excitait autour de lui.

— Mon mari... Monsieur Dudleigh... mon cher Dudleigh, disait la femme épouvantée, sans se lever de sa chaise... mon Dieu, qu'y a-t-il donc? Qu'avez-vous? Que voulez-vous dire?

— Ce que je veux dire? Que vous m'avez ruiné, anéanti, perdu; voilà tout. L'énorme crédit que je vous ai ouvert chez mon banquier, qu'en avez-vous fait, madame? qu'en avez-vous fait, répondez, répondez!

— Henri, Henri!... Ah! grâce! grâce!

— Grâce!... Et vous ne me répondez pas? De quel droit me volez-vous ma fortune, de quel droit m'arrachez-vous mon honneur, mon bien, ma vie! Le voilà, ce billet déshonoré! Le voilà, ce billet protesté! Mon nom y est; votre nom, madame; le nom que je vous ai donné, celui que vous couvrez de honte! Malheureuse! malheureuse! un argent si difficilement gagné, mes sueurs, mes travaux, mon économie; tout cela sacrifié par une folle. Me voici devenu la fable de la ville! un être sans principe et sans cœur me tue dans mon âge mûr, me frappe dans ce que j'ai de plus cher! Malédiction! malédiction!

La musique avait cessé; les tables de jeu étaient désertes : danseurs et danseuses avaient quitté leurs places; chacun s'esquivait; et le mari, l'œil étincelant, semblait prendre à témoin de sa juste douleur les invités stupéfaits.

Une somme de neuf mille livres sterling, gagnée par la douairière joueuse; une autre somme de quatre mille livres, tirée sur le banquier pour satisfaire aux demandes et apaiser les clameurs du tapissier, de la couturière et du carrossier; enfin, une nouvelle somme de sept mille livres, puisée le matin même dans la caisse pour suffire aux frais du bal et aux besoins de la table de jeu, avaient épuisé le crédit de mistress Dudleigh; et le banquier, étonné d'une attraction si absorbante, avait fini par refuser des fonds; de là ce billet protesté, dont la nouvelle apportée à M. Dudleigh par un commis l'avait jeté dans le désespoir. Il était à la campagne et se hâta de venir payer le billet; puis, ému de colère et d'indignation, il alla se livrer à la scène violente que nous avons rapportée et dont on comprendra le motif, pour peu que l'on connaisse le point d'honneur commercial, l'importance du crédit dans les affaires.

— Madame Dudleigh, continuait-il dans sa fureur, vingt mille livres sterling [1] en un jour! qu'en avez-vous fait?

Madame Dudleigh ne pouvait lui répondre; elle était tombée sans connaissance dans les bras de la douairière. On se précipite pour la secourir, et il est impossible de décrire la scène de confusion et de désordre qui eut lieu ensuite. Le mari s'éloigna de la maison à pas précipités et comme un furieux. Le lendemain et les jours suivants, sa conduite fut celle d'un insensé. Son imagination frappée augmentait à ses yeux l'importance et les résultats de cet événement, il se croyait à la veille de la banqueroute. De quelque manière que l'on puisse expliquer le protêt d'un billet de quatre mille livres sterling, il affecte de la manière la plus terrible le crédit d'un négociant.

Ce fut alors que je fus appelé pour soigner madame

---

[1] 500,000 francs.

Dudleigh : son mari ne voulait plus la voir. La rage, la
fureur, la vanité blessée lui causèrent une fièvre chaude
très-intense, et j'eus peine à la sauver. Elle répétait sans
cesse, dans les paroxysmes de son mal, qu'elle se venge-
rait de son mari, et que la honte dont il l'avait couverte
retomberait sur lui. Cet événement fit beaucoup de bruit,
les journaux entretinrent leurs lecteurs de cette scène
scandaleuse. Les rapports les plus exagérés circulèrent
dans les salons. Ceux-ci prétendaient que M. Dudleigh
avait battu sa femme. Ceux-là, que madame Dudleigh
avait dépensé en un jour six millions. Je conseillai à
madame Dudleigh d'aller passer quelque temps aux eaux,
moins pour rétablir sa santé que pour laisser à ces
cruelles rumeurs le temps de s'amortir et de s'éteindre.
Elle emmena avec elle sa fille, dont la sensibilité était
cruellement éprouvée.

Pendant un mois, la mère et la fille restèrent aux eaux ;
le scandale s'apaisa, la médiation de quelques amis com-
muns réconcilia le mari et la femme. Les dépenses de
madame Dudleigh devinrent moins extravagantes, et
elle se vit contrainte à ne plus jouer, car personne n'avait
le courage de s'asseoir à la même table de jeu qu'elle.
On parlait plus que jamais du mariage prochain de miss
Dudleigh. La mère s'attachait à reconquérir peu à peu
par une conduite moins imprudente cette confiance que
son mari lui avait ôtée et qu'il ne tarda pas à lui rendre.
On s'aperçut de ce changement, et les vieux amis de
madame Dudleigh revinrent prendre leur poste. Bientôt
la fortune, comme pour consoler Dudleigh de cet événement fâcheux qui l'avait si profondément troublé, le
combla de nouvelles faveurs. Devenu le commerçant
le plus important de la Cité, il lui eût été facile d'être
lord-maire, directeur de la Compagnie de Indes, mem-

bre du Parlement; son ambition tendait ailleurs. Il aimait mieux, disait-il, être *Henri Dudleigh*, tout simplement, être le roi de la Bourse, le commerçant de la Cité, dont la parole valait de l'or, dont la lettre de change n'avait jamais été refusée. Il fallait le voir se promener à la Bourse, les deux mains enfoncées dans sa vieille redingote de drap marron, la tête haute, le sourire sur les lèvres, arrêté sur son passage par mille saluts obséquieux : c'était là son triomphe, le moment de sa gloire ; il n'eût pas donné pour un trône cette importance financière et commerciale. Type estimable et singulier du négociant anglais ; mélange de vertu, de probité, d'orgueil, de sagacité, de ruse dans les spéculations, de hardiesse dans les entreprises, et de cette dignité qui suit l'indépendance et la conscience de son pouvoir.

Tous les ans, il donnait à ses commis, à ses agents, à ceux avec qui il était en affaires, un repas magnifique, et Dieu sait avec quel bonheur, avec quelle extase il s'asseyait au centre de cette réunion de vassaux : Dieu sait de quelle joie il était pénétré, lorsque des toasts bruyants célébraient sa gloire et répétaient son nom. A la fin d'un de ces repas, au moment où M. Dudleigh se levait pour remercier ses amis d'un toast honorable qu'ils venaient de lui porter, l'un des garçons l'interrompit pour lui apprendre que quelqu'un l'attendait dans l'anticham bre. C'était un émissaire du célèbre ***, Crésus de la Cité, dont la richesse passe pour incalculable. Il s'agissait d'un emprunt contracté par une puissance étrangère et auquel le grand banquier invitait M. Dudleigh à prendre part. Je ne sais si les fumées du vin, l'étourdissement de la vanité flattée, l'éclat d'une fortune et d'un crédit si étendu ne privèrent pas M. Dudleigh, dans l'occasion importante qui s'offrait à lui, d'une partie d cette sagacité prudente qui avait fait sa fortune. Il accepta sans trop réfléchir les propositions qui lui étaient faites, et revint s'asseoir au milieu de ses amis qui le félicitèrent par de bruyantes acclamations. Le lendemain tous les journaux entretinrent le public de cette transaction importante. Combien de jaloux fit M. Dudleigh! Bientôt pour surveiller ses intérêts et régler quelques détails de cette grande affaire, il fut obligé de se rendre sur le continent, où il passa deux mois entiers.

Mistriss Dudleigh, restée seule, revint à ses premières habitudes, et se lança de nouveau dans une dissipation d'autant plus extravagante, que depuis quelque temps elle s'était vue forcée à une modération qui lui coûtait. Elle ne garda plus de ménagement. S'armant pour ainsi dire de la honte dont sa première aventure l'avait couverte, elle ajouta de nouveaux vices à ses vices. Joueuse effrénée, elle altéra sa santé par l'abus des liqueurs fortes. Médecin de la famille, j'assistais souvent à d'ignobles scènes, dont la malheureuse miss Dudleigh était aussi l'involontaire témoin.

— Ma mère, disait-elle un jour que mistriss Dudleigh rentrait chez elle dans un état d'ivresse, si vous saviez ce que je souffre de vous voir ainsi!

— Tu souffres? et moi aussi. Sonne, et fais apporter une bouteille de rhum.

Le jeune Henri Dudleigh valait au moins son honorable mère. Aux courses de chevaux, à la table de jeu, chez les courtisanes de haut parage, Henri se faisait remarquer par l'audace de ses mauvaises mœurs, les dettes qu'il accumulait et l'éclat de ses folies. Sa mère, qui avait pour lui une tendresse aveugle, lui fournissait, sans compter, l'argent nécessaire pour mener cette vie d'opprobre et de luxe. Plus la coupable indulgence de mistriss Dudleigh cédait au jeune homme, plus ce dernier devenait exigeant, impérieux et insatiable. Ils finirent par se quereller, et l'insolence du fils, encouragée par l'exemple de la mère, fit naître entre eux des disputes violentes dont le scandale s'ébruita.

Un jour madame Dudleigh était seule avec sa fille. La pâleur de cette jeune personne, les larmes qui coulaient de ses beaux yeux révélaient la triste véhémence de la querelle domestique qui venait d'avoir lieu. La mère, ivre selon sa coutume, et étendue sur un sofa, balbutiait quelques mots de colère contre l'impertinence d'une fille qui voulait, disait-elle, lui apprendre ses devoirs; une voix chevrottante se fit entendre sur l'escalier. C'était celle de Henri, qui fredonnait, en montant les marches, une chanson d'assez mauvais goût. Son ivresse était plus complète que celle de sa mère; ses vêtements en désordre étaient en harmonie avec son langage grossier, avec sa voix émue encore par les vapeurs du vin.

Il entra et alla tomber sur le sofa où sa mère était couchée.

— Madame ma mère, s'écria-t-il *en français*, il me faut de l'argent, il m'en faut, et d'un geste significatif, il lui indiquait l'action de compter des écus. Sa mère, assoupie à moitié, essayait de lui répondre :

— Au lit, au lit, mauvais sujet! Va te coucher, tu en as grand besoin. Laisse-moi tranquille.

— Ah! j'en aurai. Vous m'en donnerez; je ne vous écoute pas; il m'en faut, vous dis-je. Et il essayait de se soulever et de se soutenir sur ses jambes avinées.

— Où sont les cinquante livres sterling que je t'ai données l'autre jour?

— Parties depuis longtemps. Vous savez bien, vous, ma très-chère mère, comment l'argent s'en va !... Eh ! allons, il me faut *trois cents livres sterling* pour demain matin. Pour demain, entendez-vous ?

— Trois cents livres sterling ! répéta la mère courroucée.

— Oui, madame. J'ai joué, j'ai perdu. Sir Charles ne veut plus attendre. J'ai donné ma parole, et ma parole est sacrée, comme dit le *gouverneur*, mon bonhomme de père. Je vous répète, ma mère, que je veux de l'argent, et que j'en aurai.

En prononçant ces mots, il jeta violemment son chapeau sur le plancher.

— Henri ! s'écria la jeune fille tout en larmes ; en vérité, c'est odieux ! c'est infâme.

Et portant son mouchoir à ses yeux, elle marcha précipitamment vers l'extrémité opposée de la chambre. Le jeune homme ne fit pas attention à elle ; mais radoucissant sa voix, et passant son bras autour de la taille de sa mère, il reprit :

— Allons, allons, soyez bon enfant ! donnez-moi cela... Je ne vous demanderai plus rien d'ici à un an, parole d'honneur... C'est beau, j'espère ! car je dois cinq cents livres sterling, tel que vous me voyez, et l'on va me les demander dans deux jours.

— Comment puis-je faire ce que tu désires ? J'ai été bonne pour toi, tu le sais, mon enfant ! mais maintenant j'ai trois fois plus de dettes que tu n'en as.

— Qu'est-ce que vous dites ? Vous ne pouvez pas me donner d'argent ? niaiserie ! La caisse est-elle donc vide ?

— Ah ! mon Dieu, il y a beau temps.

— Diable !

Cette nouvelle sembla lui rendre un moment l'usage

de ses facultés; il marcha quelque temps à travers la chambre. Vous eussiez dit qu'il réfléchissait; chose merveilleuse et nouvelle!

— Ah! je l'ai trouvé, je l'ai trouvé! *Eurêka*, comme on dit à Oxford... La *vaisselle*, ma mère! la vaisselle! voilà des fonds tout prêts. Qu'en dites-vous?

Miss Dudleigh se leva, les mains jointes; elle les pressait violemment l'une contre l'autre et pleurait:

— Ah! je vous en prie, Henri, ma mère! ne ruinez pas mon pauvre père, ne le faites pas mourir de chagrin!... Mon Dieu! je vous en prie!

— Oui, oui, continuait le jeune homme, la vaisselle, c'est un excellent moyen. Et toi, petite fille, tâche de te taire et va-t-en. Est-ce que tu entends rien aux affaires?

Il s'approcha d'elle pour l'embrasser, elle le repoussa.

— Eh bien, mère! que dites-vous de ma bonne idée? Moi, je connais un homme admirable pour ces affaires-là. Demain tout sera terminé... Mille ou deux mille livres sterling m'arrangeront.

— Impossible, Henri, répliqua la mère, il n'y faut pas penser. Impossible!

— Je vous dis qu'il le faut et que cela sera, reprit le jeune homme. Qu'est-ce qui peut l'empêcher?

— La *vaisselle* est déjà engagée... Engagée, vous dis-je! continua-t-elle en élevant la voix avec une véhémence terrible.

Dans ce moment, un bruit sourd frappa l'oreille des interlocuteurs de cette scène; la porte qui était restée entr'ouverte s'ébranla: on entendit le bruit d'un corps qui tombait sur la terre. L'infortuné Dudleigh, de retour de son voyage, était entré sur les pas de son fils. Il était resté près de la porte; de là, toute cette infâme conversation, il l'avait entendue. Pas un mot qui ne l'eût frappé au cœur. Il n'avait rien perdu de la scène que j'ai décrite. Le malheureux! Son agent à Londres venait de lui apprendre le mauvais état de ses affaires et l'inconduite de sa femme. Sa grande entreprise avait échoué; soixante-dix-mille livres sterling avaient été sacrifiées aux déceptions du grand seigneur banquier qui l'avait entraîné dans le piége. Il avait vu l'abîme, il revenait en hâte. Épuisé, découragé, la santé ruinée, l'âme abattue, il se tint debout près de cette chambre, où sa femme et son fils rivalisaient d'infamie et complotaient son déshonneur! Une attaque d'apoplexie le renversa; je fus appelé.

Mistriss Dudleigh et son fils étaient dégrisés; Dudleigh, dans une léthargie profonde, insensible, étendu sur le lit, semblait un cadavre, bien que des ronflements prodigieux, comme le hennissement d'un cheval, sortissent de sa poitrine. Mme Dudleigh, évanouie, était étendue sur le tapis. Henri, à genoux près du lit, les yeux fixés sur cette figure vénérable, couvrait de baisers convulsifs et de larmes ardentes ses mains qu'il serrait. Miss Dudleigh, pâle comme une statue de marbre, s'appuyait contre le pied du lit, ses yeux étaient ternes et comme stupides.

Une saignée abondante soulagea le père. J'ordonnai au jeune Dudleigh de ne pas le quitter un seul moment, de surveiller ses moindres mouvements, le plus léger souffle échappé de ses lèvres. Comme il ne me répondait pas et que sa stupeur m'étonnait, je saisis sa main, et je lui répétai ma recommandation.

—Docteur! docteur! s'écria-t-il, nous l'avons tué! nous l'avons tué!

Quinze jours se passèrent. La guérison de M. Dudleigh suivit une marche plus rapide que je n'eusse osé l'espérer. J'assistai à la réconciliation, si l'on peut nommer ainsi

le pardon généreux accordé à sa femme. Ses cheveux
avaient blanchi ; il était sur le lit de douleur ; sa chevelure
flottante et grise, devenue très-longue, retombait autour de
ses tempes. Ses traits pâles disaient ce qu'il avait souffert.
Il tendit la main, sans rien dire, à cette insensée, à cette
criminelle, puis à son fils. Cela me parut sublime par
la simplicité autant que par la sincérité du pardon. Mistriss Dudleigh s'agenouilla près du lit, fondit en larmes,
et, saisie d'une crise nerveuse violente, elle éclata de rire.
Tout parut marcher de nouveau dans la route accou-
tumée.

Mais le coup était porté. Au moment où ses affaires
réclamaient une présence d'esprit sans égale, sa tête parut s'affaiblir. Il voulut réaliser à perte et à tout prix.
Les trois quarts de la fortune qui lui restait furent sacri-
fiés à ce besoin d'espèces dont il s'exagérait la nécessité.
Bientôt il étonna la Cité par sa conduite : tantôt il refusait une excellente spéculation ; tantôt il se jetait à corps
perdu dans quelque affaire désespérée qui ne présentait
aucune chance. Se condamnant à une stricte économie,
il vendit ses maisons, vécut comme il avait fait avant
d'être riche ; et sans se plaindre, sans paraître surpris
d'un tel changement, se résigna de nouveau à cette régularité laborieuse et servile qui avait fait sa fortune.
Miss Dudleigh consolait sa mère, dont la vie n'était
qu'une suite d'accès de colère, de remords et de marasme. Quant au père, il n'était plus le même.

Placez un corps mobile sur un plan incliné, vous le
voyez tomber, rouler et fuir, sans que rien arrête sa
chute ; ce mouvement rapide le sera d'autant plus, que
le point de départ sera plus élevé et le corps entraîné
plus lourd. Une légère impulsion suffit pour accélérer
d'une manière effrayante cette inévitable chute. La for-

tune du pauvre Dudleigh suivit cette marche descen-
dante. Compromise par une première imprudence, délabrée par sa femme, entamée par une série de mauvaises spéculations, bouleversée par la faiblesse de tête et
la malheureuse attaque d'apoplexie qui avait altéré ses
facultés mentales, cette opulence s'écroula comme un
rêve. Bientôt on sut que son crédit seul le soutenait, et
que sa caisse vide ne renfermait plus que ces appuis fragiles, si puissants quand l'or les étaye, si dangereux
quand ils sont isolés, son papier et sa signature. Tout fut
fini, plus d'espérances. Les bourses se fermèrent pour
Dudleigh; ce fut un homme perdu.

Un corps de réserve lui restait encore : il avait placé
sur hypothèque, dans les premiers temps de sa fortune,
près de soixante mille livres sterling. Le moment était
urgent, la nécessité pressante. Il opéra le transfert de
ces hypothèques, et remit entre les mains du nouveau
prêteur les titres qui les constataient. Mais l'avoué de
Dudleigh, fripon d'habitude, s'était entendu avec le possesseur des biens hypothéqués ; on avait semé les actes
qui lui étaient confiés de nullités de toute espèce. Plusieurs des hypothèques n'étaient que secondes hypothèques, sans que le prêteur en fût instruit, et la valeur des
premières rendait les secondes nulles. Dudleigh intenta
deux procès à l'avoué, l'un qu'il perdit, et qui avait rapport à la valeur des hypothèques; l'autre qu'il gagna, et
qui couvrit de honte l'accusé convaincu de friponnerie,
sans que M. Dudleigh pût recouvrer la somme qu'on lui
avait fait perdre. Ce procès gagné devint, pour le malheureux négociant, une source de peines amères. Pendant le cours de sa longue liaison avec Dudleigh, l'avoué
avait pénétré le secret de ses spéculations; il profita de
cette circonstance pour flétrir l'honneur du commerçant,

jeta de l'odieux sur ses transactions les plus innocentes, représenta comme usure et monopole illégitime les moyens dont nous avons parlé plus haut. Un jeune avocat, heureux de trouver cette occasion de scandale et de pouvoir déployer son éloquence vitupérative, noircit encore les couleurs de ce tableau mensonger. Sans porter aucune accusation positive, on fit soupçonner des crimes : on lança des indications vagues, des allégations d'autant plus dangereuses, qu'elles étaient indéterminées et qu'elles laissaient le champ libre à toutes les suppositions. Une double ruine accabla l'infortuné. Le fripon qui avait mis à couvert sa fortune mal acquise, échappant aux dommages et intérêts prononcés contre lui, gagna l'étranger. Les journaux reproduisirent les mensonges et les insinuations de l'avocat. L'argent manquait à Dudleigh pour satisfaire ses créanciers les plus pressants; la plupart eurent pitié de la situation d'un homme que sa probité connue rendait digne d'estime. Ils se prêtèrent aux arrangements qui leur furent proposés; mais un d'entre eux, cousin germain de l'avoué, se refusa à tout accommodement: homme grossier et qui se croyait obligé de venger son cousin, il lança contre Dudleigh le fatal commandement : la faillite du célèbre négociant, de l'homme qui jouissait six mois auparavant d'un crédit illimité, fut déclarée.

Il sembla frappé de stupeur et ne prononça pas un mot. La pâleur de la mort couvrit sa figure ; il traversa cinq ou six fois la chambre à grands pas, frappant son front de ses mains, puis poussa la porte et sortit précipitamment, en répétant d'un ton plein d'amertume et de véhémence : — Banqueroutier ! banqueroutier ! que vont-ils dire à la Bourse ?

Sa fille le suivit dans la chambre voisine, et là eut

lieu un dialogue que je n'oublierai jamais. Le père s'était assis, sa fille tremblante s'était jetée dans ses bras.

— Qu'as-tu donc, petite? qu'as-tu donc?

Il la plaça sur ses genoux, et caressa de sa main le front pâle et les blonds cheveux de la jeune fille.

— Qu'avez-vous fait aujourd'hui, Agnès? Vous avez oublié d'arranger vos cheveux; allons, il faut être un peu plus coquette. Ils sont tout humides! qu'avez-vous donc?

Les sanglots de la jeune fille l'étouffaient; elle embrassa son père d'une étreinte convulsive.

— O mon père! mon bien-aimé père! je vous aime plus, oui, cent fois plus que je ne vous ai jamais aimé.

Le père pleura. — Mon ange! s'écria-t-il; et tous deux se turent pendant un quart d'heure.

— Vous êtes jeune, Agnès, vous pouvez être heureuse; moi je suis un vieil arbre, mes racines sont flétries, l'orage m'abat, ma fille; c'est fini, c'est fini.

Elle ne répondait rien, mais restait attachée à son père par un embrassement plus étroit encore.

— Agnès, voulez-vous rester avec moi, maintenant que je suis un mendiant? le voulez-vous? Je peux encore vous aimer, mais c'est là tout. Il arrêtait sur elle un regard vide et terne.

Ils se turent de nouveau; puis il la quitta, se leva et marcha dans la chambre.

— Agnès, mon enfant, c'est pourtant vrai, je suis un failli!... et c'est là que je suis arrivé!

Ses larmes commencèrent à couler; il cacha sa tête dans ses mains et se rassit.

— C'est pour vous, mon enfant, que je pleure. Ah! mon Dieu, que deviendrez-vous?

Une pause. — Allons, c'est une affaire terminée. Il n'y

a plus de remède. Dieu sait quels efforts j'ai tentés.
Hélas ! j'ai été malheureux et non coupable ; on le re-
connaîtra peut-être. On ne me croira pas fripon.

— Non, certes, mon bon père, votre honneur est
intact.

— Voudra-t-on le croire à la Bourse, ma pauvre enfant ? C'est là ce qui me blesse au cœur.

— Allons, mon père, soyez calme ; quand ce moment
de crise sera passé, nous pourrons encore être heureux.
Nous vivrons entre nous.

— Le pourrez-vous ? ma fille, vous résignerez-vous à
cette vie humble ? à vous servir vous-même ?

— Oui, Dieu le sait, j'aimerais mieux vous servir, mon
père, répondit avec enthousiasme la pauvre jeune fille,
que d'être la fille d'un roi.

— Mon enfant, laissons ces idées, allons dans le boudoir ; tu me joueras mon air favori : *Ma Nancy, viens,
suis-moi !*

Elle alla s'asseoir au piano. Son père resta debout
auprès d'elle.

— Nous ne vendrons pas cet instrument, n'est-ce pas ?
qu'en penses-tu, ma fille ? Nous ferons tout ce que nous
pourrons pour le sauver du naufrage.

Elle jouait languissamment, et sans rien répondre, le
vieil air écossais que son père lui avait demandé. Ses
larmes coulaient sur les touches du clavier.

— Chante, mon enfant, lui dit son père, j'aime aussi
les paroles de cet air : *Donne-moi tout ce que tu me dois.*
Elle continua de jouer assez irrégulièrement, sans mesure et sans ouvrir la bouche.

— Allons, il faut que vous chantiez, Agnès !

— Je ne le peux pas, répondit-elle à demi-voix... mon
frère...

Elle tomba.... on fut obligé de la délacer ; et une
lettre tomba des plis de sa robe. Elle était signée de
Henri Dudleigh, qui, avant de partir pour l'Amérique,
avait écrit à sa sœur pour l'avertir du parti désespéré
qu'il avait cru devoir prendre. Ce fut un coup mortel
pour le malheureux père. Sa femme, ensevelie dans une
torpeur morale qui, jointe à l'affaiblissement physique,
fit d'elle la plus misérable des créatures, dépérit rapidement et mourut au bout d'une année.

Les créanciers nombreux de Henri Dudleigh, furieux
de voir leur proie leur échapper, ne le ménagèrent pas.
La consomption qui minait lentement Agnès faisait des
progrès visibles. On régla le bilan de Dudleigh, et le
corps des avoués, dont il avait traîné un des membres
devant les tribunaux, fut inexorable. L'un d'eux, propriétaire dont le bien avait été hypothéqué, ayant agi
de connivence avec celui dont nous avons signalé la
fraude, fut nommé syndic de la faillite. On n'eut pas
pour le malheureux banqueroutier la plus légère indulgence ; sans remords, sans pitié, on lui arracha jusqu'au dernier débris de ce qu'il possédait. Ses ennemis
profitèrent des termes de la loi pour accabler encore,
par toutes les vexations que leur méchanceté suggérait,
la malheureuse famille. Le peu de meubles et d'objets
d'utilité domestique nécessaires à sa fille mourante lui
furent enlevés. Dudleigh laissait faire, comme le cadavre
qui ne palpite plus sous le coup qui l'a frappé. Une fois
seulement, quand il fut question du piano, il ne put s'empêcher de saisir le bras du syndic, et d'une voix sourde,
à peine accentuée :

— M. ***, je suis un pauvre vieillard dont le cœur est
brisé ; je n'ai personne pour me défendre, pour me venger : sans cela vous n'oseriez pas me traiter ainsi.

Il sortit en fondant en larmes. Les autres créanciers furent émus ; plusieurs souscriptions furent ouvertes en faveur du marchand malheureux, qui reçut une somme de trois mille livres sterling, avec lesquelles il s'établit à Chelsea, et commença un petit commerce de houille et de charbon de terre. Ce fut là qu'il végéta dans une petite maison à un seul étage, devant laquelle se balançaient quelques tiges de peupliers. .

M. Dudleigh, dans cette habitation si humble, surveillait et soignait la longue agonie de sa fille. Lui seul voulait la servir, lui donner les médicaments nécessaires et passer la nuit près d'elle. Elle mourut dans ses bras ; le lendemain les papiers publics m'apprirent qu'un vieux monsieur (c'est ainsi qu'ils s'exprimaient) s'était jeté dans la Tamise, et que l'on attribuait cet acte de désespoir à la double perte de sa fille et de sa fortune.

Je ne l'avais pas perdu de vue ; à la lecture de cet article, je m'étais douté qu'il était question de lui ; on avait réussi à le sauver, mais le malheureux était tombé dans un idiotisme complet. On le conduisit dans une maison de santé entretenue par les soins de quelques personnes charitables, et où il fut traité avec bonté.

Au moment où j'écris ces lignes, M. Dudleigh vit encore ou plutôt continue de mourir ; on le voit tous les soirs, assis sous un vieil arbre, les yeux attachés sur la terre, et répétant de temps à autre : *Agnès ! pauvre enfant !*

- IX

LA CONSOMPTION.

—

Pour l'âme religieuse et qui cherche à se rendre
compte des desseins de Dieu, rien de plus étonnant
qu'un fait des annales médicales, très-commun en
Europe et en Angleterre. C'est la consomption. Elle
n'attaque pas le vice, elle ne punit pas les excès. Ce
qu'elle aime à frapper, c'est la jeunesse, la beauté, la
vertu. Vous êtes sûr que l'être marqué de sa fatale empreinte n'a rien de vulgaire; ce sont des intelligences
développées prématurément; ce sont les personnes les
plus généreuses, les meilleures, les plus sensibles, que le
fléau moissonne, je ne dis pas de préférence, mais avec
une constante et insatiable cruauté. Je me suis souvent
arrêté devant les victimes de ce fléau, et mille questions
pleines de tristesse se sont dressées devant moi. Les chré-
tiens seuls ont donc raison : la justice n'est pas de ce
monde !

Ange destructeur, me demandais-je, pourquoi ne choi-
sis-tu pas pour victime la décrépitude ou le vice? Par
quelle subtilité puissante as-tu bravé jusqu'ici toute l'habileté de la science et l'expérience des âges? Pourquoi
les êtres que Dieu a créés avec le plus d'amour et doués

des facultés les plus brillantes sont-ils ceux que ta faulx
destructrice renverse sans pitié? Quand tu te révèles, il
est toujours trop tard; ta proie marquée est sacrifiée
d'avance.

Il serait facile de fonder sur les suites naturelles de
cette maladie un roman tragique, dont le talent de l'écrivain pourrait augmenter l'intérêt; tel n'est pas mon but.
Je rapporterai simplement et en peu de mots un des cas
de consomption que j'ai eu l'occasion d'observer; dans
la foule de ces exemples, je choisirai précisément celui
qui présente le moins d'associations bizarres et de circonstances romanesques. Je ne veux point combiner un
drame à l'usage des oisifs.

A dix ans, miss Herbert était orpheline; son père et
sa mère, enlevés par une mort prématurée, la confièrent
aux soins d'un vieux baronnet, oncle de l'enfant, et dont
le caractère généreux et tendre semblait offrir au bonheur de la jeune fille toutes les garanties.

Une première affection trompée avait laissé dans l'âme
de l'oncle une trace douloureuse et ineffaçable. Il avait
promis de ne se remarier jamais. Sa fortune, délabrée
par l'imprudence de son père, n'aurait pas suffi pour
soutenir le rang et le titre qu'il portait, si l'influence
d'un parent ne lui avait procuré aux Indes une place lucrative. On sait que telle est la ressource ordinaire des
gentilshommes ruinés, et que, grâce aux singuliers arrangements politiques de la Grande-Bretagne, la plus belle
contrée du globe, l'Hindoustan, n'est aujourd'hui qu'un
hôpital général à l'usage des fortunes invalides des trois
royaumes.

Cette mesure nécessaire contrariait sous un rapport
l'oncle, devenu le père de miss Herbert. Il s'était attaché
à elle avec cette vivacité et cette puissance des âmes qui

n'ont pas dilapidé, défloré ou jeté au vent de la débauche le jeune trésor de leurs affections. Son bonheur, ses
espérances se concentraient sur la petite orpheline :
c'était à la fois une affection de choix et de devoir, de
dévouement et de tendresse. La laisser seule en Angleterre, exposée à tous les événements de la vie et loin de
son unique protecteur, cette pensée l'affligeait ; mais il
craignait aussi le climat de l'Inde et son influence si
funeste aux Occidentaux et aux organisations délicates.
D'un autre côté, il redoutait encore davantage l'éducation des pensionnats ; aussi finit-il par se décider à
emmener avec lui la jeune fille ; peu de temps avant
d'avoir atteint sa douzième année, Élisa, tel était son
nom, se trouvait à Calcutta ; fleur délicate et fragile,
exposée aux rayons d'un soleil ardent et aux influences
d'un climat dangereux.

Ce n'était pas la beauté, la régularité des formes et
des traits qui distinguaient spécialement Élisa ; à l'âge
où je la vis elle pouvait servir de type à la délicatesse
enfantine. Rien de plus exquis ni de plus frais que cette
petite créature qu'un souffle paraissait devoir emporter
et qui touchait à peine le sol. On eût craint de parler
trop haut devant elle, de faire un geste trop violent, de
froisser cette nature douce et tendre. Chez miss Herbert,
tous les sentiments comme tous les traits semblaient appartenir à un ordre de création moins grossière et moins
terrestre que la nôtre ; c'était le tissu d'une peau beaucoup plus fine ; c'étaient des demi-teintes transparentes
comme la porcelaine peinte ; c'étaient des cheveux
plus déliés que la soie, de longs cils plus fins encore et
formant comme un voile sur des yeux bleus d'une inexprimable douceur. Vous n'eussiez jamais associé à l'image
de miss Herbert rien de passionné, d'ardent ni d'énergi-

que; tout en elle était délicat jusqu'au raffinement; et, si elle eût vécu, sans doute les scènes orageuses du monde l'eussent brisée comme ces fragiles esquifs lancés sur une mer aux flots turbulents. Son caractère était d'accord avec sa physionomie et son être extérieur. Il y avait de la malice, de la douceur, de la grâce, de la rêverie chez la jeune fille. Elle aimait la solitude et semblait fuir avec bonheur l'éclat, le bruit, le mouvement; mais cette mélancolie même était modérée; ce goût pour la retraite était gracieux et délicat comme toutes ses émotions. Son esprit facile, son heureuse organisation lui donnèrent de bonne heure des talents remarquables. La lecture des œuvres d'imagination était son goût décidé. On ne peut rien concevoir de plus pur, de plus séduisant et de plus piquant à la fois que miss Herbert.

Sa mère était morte à vingt ans d'une affection pulmonaire, et son père, six mois après, était tombé victime d'un typhus. Miss Herbert avait hérité de la faiblesse de constitution à laquelle ses parents avaient succombé; aussi les soins les plus empressés l'entouraient dès sa naissance, et peut-être sa faiblesse naturelle ne fit que s'accroître encore par l'effet de ce zèle et de ces soins exagérés.

Le sentiment de la convenance l'emportait dans l'esprit d'Élisa sur toutes les autres pensées, et je ne sais comment un romancier aurait pu modeler sur elle une héroïne. L'exagération lui semblait mensonge et lui était odieuse. C'était une netteté de pensées, une finesse de tact, une justesse d'aperçus et de perception qui ne se démentait jamais. Dans les arts, toute jeune qu'elle fût, elle aimait surtout la vérité; dans les livres, l'observation et la grâce; dans le monde, la sincérité. Hélas! comment aurait-elle fait pour vivre?

Un trait de son caractère suffira pour le faire juger.
Elle était tout enfant lorsque son oncle la conduisit
chez une vieille baronne anglaise habituée au monde
et à cette emphase brillante de langage qui passe pour
de la grâce et du bon ton. Toute charmée de la jeune
enfant qu'on lui présentait, elle se confondait en éloges,
en flatteries, en exclamations qui déplurent à la petite
fille.

— Je ne veux pas, dit-elle à son oncle en revenant de
chez elle, je ne veux pas revoir cette dame, qui me prend
pour un ange et m'appelle follement sa petite déesse;
c'est une menteuse, mon oncle, et je ne veux pas la
revoir.

Je ne sais si mes lecteurs sont frappés comme moi
de la finesse de tact et de l'amour du vrai qui se révélaient par ce peu de mots échappés à une si jeune enfant; c'était chose délicieuse de voir cette simplicité
naïve, cette âme sincère et cet esprit sagace, conserver
leur pureté au milieu des recherches du luxe et des
preuves de tendresse aveugle que l'on prodiguait à
Élisa.

L'oncle, qui vivait retiré et dont une mélancolie très-
poétique, mêlée à quelques sentiments misanthropiques,
formait le caractère, voyait avec bonheur, mais avec
crainte, la jeune fille grandir; et plus ces qualités rares,
en se développant, augmentaient son affection pour miss
Herbert, plus sa crainte de la perdre augmentait. Cette
anxiété était le seul chagrin que la jeune fille donnât à
sir Charles Herbert.

— Ah! me disait-il, je ressemble à ce matelot des
Mille et une Nuits qui avait placé tous ses trésors sur
une petite barque fragile; cette pauvre enfant, cette créature si faible emporte toute mon âme, absorbe toute ma

pensée; si je la perdais, voyez-vous, docteur, je ferais naufrage, tout périrait pour moi. Que fais-je au monde? Je n'ai point de lien, point d'affection, point d'espérance; elle, elle seule! Et, vous le voyez, elle est trop belle, trop bonne pour ce monde; le ciel nous l'a prêtée pour quelque temps, mais ne nous l'a pas donnée; et tous les soirs, quand je vais la voir endormie, il me semble qu'au-dessus de sa jolie tête voltigent des messagers célestes qui la réclament d'avance et qui vont me l'enlever. Les sentiments que me fait éprouver cette enfant sont bizarres, mon cher docteur; il me semble que c'est une vision céleste qui va m'échapper, et qu'à peine ai-je le droit de réclamer, de demander au ciel son plus long séjour parmi nous. Je vis dans l'appréhension continuelle de ce moment fatal, que rien ne m'annonce cependant, et qui, je le crois, du moins, décidera ma mort quand il arrivera.

La tendresse de l'oncle pour sa nièce, jointe à la crainte de la perdre, s'accroissait de jour en jour; bientôt ce fut une idolâtrie. Après avoir passé un an à Calcutta, son inquiétude sur la santé et la vie de sa nièce devint si vive et si poignante, qu'il aima mieux renoncer à sa place et à la pension considérable qui lui était assurée, que d'ajouter une seule chance à celles qui lui semblaient menacer son bonheur et l'existence d'Élisa. En effet, pour les phthisiques, la route de l'Inde est la route du tombeau, et dans ce pays, où l'air que l'on respire dévore, les moindres germes de ce mal héréditaire éclosent et se développent avec une rapidité fatale. Malheureusement, l'état de sa fortune s'opposait à son retour en Angleterre, et quatre années s'écoulèrent encore avant que les créanciers paternels, meute affamée et persévérante, eussent levé les hypothèques dont les biens de sir Charles étaient grevés.

En vain il sollicita auprès du gouvernement anglais une place moins importante qui le ramenât dans sa patrie, il ne put l'obtenir. La contrariété qu'il éprouva altéra grièvement sa santé et le rendit incapable d'exercer les fonctions qui lui avaient été confiées ; il allait retourner en Angleterre, pauvre et malade, quand la générosité bizarre d'un nabab [1] releva sa fortune et ses espérances.

C'était l'ami intime de sir Charles Herbert ; ce dernier lui avait confié tous ses chagrins, ses craintes sur la santé de sa nièce et son vif désir de retourner en Angleterre et d'y occuper une situation honorable et rétribuée. Malgré toute son influence auprès des hommes puissants, le nabab, livré à sa vie sensuelle et voluptueuse, n'avait pas tenté une seule démarche pour son ami. Il n'avait ni enfant ni femme. Son testament, ouvert après sa mort, léguait toute sa fortune, l'une des plus belles de l'Inde, à sir Charles Herbert et à sa nièce, par indivis tant qu'ils existeraient tous deux, et reversible sur l'un et l'autre des survivants. A peine cette nouvelle fut-elle connue de sir Charles, à peine se trouva-t-il en possession de la fortune du nabab, qui était nette et liquidée, qu'il fit voile pour l'Angleterre.

Déjà, pendant son séjour dans l'Inde, ses alarmes avaient été éveillées par diverses circonstances. Il avait consulté l'un des praticiens les plus célèbres de Calcutta, le docteur Charney. Il lui avait confié tous les détails relatifs à la naissance de la jeune fille et aux craintes qu'elle lui inspirait. Il lui avait fait remarquer la teinte pourpre qui tachait ses joues blanches et l'excessive délicatesse qui la distinguait. Le docteur, par son ordre, était sou-

[1] Voyez plus haut.

vent venu dîner chez lui, et s'asseoir auprès de miss
Herbert, qu'il devait observer attentivement. Soit légèreté, soit inexpérience, soit peut-être que ce mal affreux
se voilât encore sous des replis que l'œil de la science ne
pouvait pénétrer, le docteur pendant le cours de ses observations ne découvrit aucun symptôme de phthisie.
La joie rentrait dans l'âme de sir Charles, à qui son
médecin apprenait que nulle tendance à la consomption
ne se manifestait chez la jeune fille, et qu'en la rame-
nant en Angleterre, on pouvait lui promettre une longue
vie.

Élisa se demanda quel était cet homme qui, étranger à la famille, en devenait tout à coup le commen-
sal; qui arrêtait sur elle un si long et si pénétrant
regard; qui suivait tous ses mouvements, écoutait toutes
ses paroles, tâtait son pouls en riant et la questionnait
avec un intérêt si étrange sur son sommeil et sa santé.
Élisa était douée d'une vive finesse, et la tromper eût été
difficile. La maladresse du docteur Charney acheva de
l'éclairer; il interrogea la femme de chambre, qui redit
à la jeune personne les questions du docteur. Dès lors
elle se crut attaquée d'une maladie dangereuse et placée
sous la surveillance secrète d'un médecin chargé de
compter ses pas et d'épier ses mouvements. Un sentiment
de gêne, de crainte et d'anxiété naquit chez elle. A l'aspect
de cet espion médical dont on lui cachait la destination
et le titre, elle éprouvait un effroi involontaire, son irritabilité nerveuse s'accrut douloureusement, et le résultat de cette précaution funeste fut d'agiter et d'inquiéter la jeune fille que l'on voulait conserver et sauver.
En vain l'oncle inventa fables sur fables pour éloigner
de l'esprit de sa nièce cette fatale idée. Il avait épuisé sa
diplomatie pour lui faire croire que des rapports d'affaires

et des spéculations mercantiles attiraient le docteur chez
lui, lorsqu'un matin il vit Élisa toute pâle entrer dans
son cabinet. Après avoir embrassé sir Charles, elle lui
dit d'une voix émue :

— Mais, mon cher oncle, apprenez-moi, je vous prie,
si j'ai quelque chose à craindre, et si je suis menacée
dans ma santé.

La soudaineté de cette question frappa sir Charles, qui
balbutia longtemps sans rien pouvoir répondre ; puis,
après être revenu à lui-même :

— Mais non, s'écria-t-il fort embarrassé, cela ne signifie
rien... vous êtes un enfant... mais en vérité, c'est très-
ridicule... quelle sottise... quelle folie !...

Ses protestations furent si énergiques et si véhémentes,
son étonnement fut si mal dissimulé, son trouble si évident, que la pauvre Élisa, en donnant à son oncle le
baiser d'adieu et souriant avant de le quitter, resta per-
suadée qu'elle avait deviné juste, que son mal était incu-
rable et qu'il fallait se résigner à la mort. Je n'hésite pas
à penser que cette erreur influa beaucoup sur les progrès
de la maladie et sur la rapidité de son développement.
En général les médecins n'étudient pas assez la partie
morale de leur art. Ils ne savent pas ce que l'imagination a de pouvoir sur nous ; il ne savent pas à quel point
le corps est sous la dépendance de l'esprit.

Depuis cette époque elle changea ; sa vie avait été
gaie comme le rayon qui se joue dans l'espace ; ce rapide éclat de sensations qui avait fait le charme de
tous ceux qui la connaissaient s'évanouit. Souvent elle
restait seule dans sa chambre, pleurant et préoccupée
de cette pensée que les germes de la mort se trouvaient
chez elle. De son côté, sir Charles, mécontent de l'effet
produit pa sa malencontreuse surveillance, devint in-

quiet et grondeur. Élisa s'arma de courage et affecta auprès de son oncle une sécurité qu'elle était loin de ressentir. La paix de cette maison, naguère calme et heureuse, était troublée; une gêne secrète, une dissimulation de tous les moments détruisirent le repos dont elle avait joui. Rien ne put chasser de l'esprit d'Élisa l'impression qu'elle avait reçue et que les soins inquiets de son oncle venaient encore augmenter. Une quinte de toux, le refus d'un aliment, une nuance de pâleur, suffisaient pour porter au comble les craintes de sir Charles Herbert. Le propre de cette maladie est d'inquiéter longtemps les familles et de les harceler par la crainte et l'espoir; — dans la longue et cruelle attente du coup qui doit le frapper sous nos yeux, l'objet aimé semble mourir vingt fois.

Quoi de plus affreux, je vous le demande, que de surveiller le progrès de la mort chez un vivant, et de ne l'observer que pour savoir si la sentence est portée!

Telle était la situation intérieure de cette famille, lorsque miss Herbert, à dix-huit ans, revit l'Angleterre.

Le voyage long et monotone, comme il est toujours, avait cependant donné une impulsion heureuse à son existence. La nouveauté des scènes, la brise maritime, qui ne manque jamais de communiquer une vigueur nouvelle, quelquefois momentanée, à ceux qui en subissent l'influence, tout semblait concourir à raffermir la santé de la jeune personne; les espérances de l'oncle renaquirent plus vives que jamais, à son arrivée à Plymouth. Quand il la vit s'appuyer sur le bord du navire, l'œil rayonnant, la figure calme, fraîche et riante, il crut que tout était fini, que ses craintes seraient trompées, et que le salut d'Élisa était assuré. Une voiture les attendait sur le rivage; elle franchit rapidement, d'un

pas bondissant et léger, l'espace qui la séparait de sa
voiture. Quand ils s'y furent assis ensemble, le vieillard,
dans sa joie, ne put s'empêcher de l'embrasser et de
lui dire :

— Mon enfant, te voilà en Angleterre, que Dieu te
fasse vivre heureuse ! Longtemps, je l'avoue, tu m'as inspiré des craintes; maintenant que tu respires l'air de la
patrie, je ne sais pourquoi j'ai la consience et la certitude de ton bonheur et de ta vie.

Sir Charles pleurait en parlant ainsi. Le célèbre docteur Baillie, qui vivait encore et qu'il se hâta de consulter, ne découvrit dans la situation de miss Herbert aucun
sujet de crainte. « C'était, disait-il, une jeune fille délicate, dont sans doute l'excès des travaux et des plaisirs
pourrait, si elle s'y livrait jamais, altérer la constitution;
mais à laquelle on pouvait promettre une longue existence si elle était bien dirigée, si elle habitait la campagne, et pourvu qu'elle se mariât de bonne heure. »

Sir Charles Herbert, complétement rassuré, suivit à la
lettre les instructions du docteur. Il acheta à peu de distance de Londres un château de style semi-gothique, et
dont les tourelles élégantes s'élançaient d'une mer de
verdure. Ce fut le sanctuaire où le vieillard, idolâtre de
sa nièce, prépara pour elle une existence à la fois simple
et charmante. Il ne vivait que pour miss Herbert, c'était
une de ces passions intenses, uniques, dont la force a quelque chose de merveilleux et dont l'isolement augmente
la force. Souvent il s'asseyait près de la fenêtre de la bibliothèque, les yeux fixés sur la vaste pelouse de verdure
qui s'étendait en face du péristyle gothique. Cette scène
sans drame était touchante par le sentiment intime qui
s'y cachait. La jeune fille, chaque jour plus belle, et qui,
tout en se rapprochant de l'adolescence, gardait sa déli-

catesse enfantine, jouait dans les fleurs; le chien de la
famille, l'ami intime de la maison, était près d'elle, se
couchant à ses pieds, s'élançant ou s'arrêtant à sa voix;
et l'oncle, qui n'avait plus au monde de lien, qui avait
livré à sa nièce tout ce qui lui restait de sensibilité et
d'espérance, passait des jours entiers à suivre de l'œil
les mouvements de la jeune fille.

Elle avait dix-huit ans. Sa beauté, son intelligence,
se développaient à la fois. Chercherai-je à communiquer
à mes lecteurs les idées et les sentiments que cette jeune
fille fit alors naître chez moi? La plupart des hommes,
observateurs inattentifs, ajouteront peu de foi à mes
paroles, et croiront que je revêts de couleurs idéales un
être créé par ma seule imagination. Aux yeux de ceux
qui examinent plus curieusement les détails et les variétés de la vie, mon récit restera encore au-dessous de
la vraisemblance; ils savent avec quelle précocité ardente
les facultés de l'esprit se déploient chez les êtres que la
phthisie prédestine à une mort prématurée.

Oui, j'ai entendu Élisa Herbert jeter dans une conversation rapide plus d'idées élevées, plus de pensées saisis-
santes et neuves qu'on n'en trouve dans les œuvres de
beaucoup d'auteurs à la mode; et si je reproduisais ici
les observations naïves de la jeune fille sur le Tasse et
sur Mozart, sur les émotions que donnent la peinture et
la musique, on ne manquerait pas d'attribuer à je ne
sais quel charlatanisme d'écrivain et de conteur la
beauté, l'énergie et la justesse de ces remarques. Par un
phénomène que les philosophes expliqueront s'ils le peuvent, il semble que cette maladie, détachant d'avance
ses victimes de toutes les pensées terrestres, éteignant
dans leur sein la flamme de la vie, attise celle de l'intelligence et de l'âme.

Bientôt un sentiment plus vif que tous ceux qui avaient jusque-là occupé miss Herbert s'empara de son cœur. Le jeune capitaine Fitz Williams lui offrit ses hommages, et, encouragé par sir Charles, digne d'ailleurs d'apprécier le mérite de la jeune fille, il reçut l'aveu de l'amour qu'il avait inspiré, amour qu'il partageait. Le sentiment du bonheur parut augmenter la force physique d'Elisa : on voyait chaque jour les deux fiancés parcourir à cheval les belles campagnes du comté de Kent ; la mort avait oublié sa proie. Rassuré sur l'état de sa nièce, l'oncle partit pour l'Irlande où quelques affaires d'intérêt l'appelaient. A son retour, il ne s'aperçut d'aucun changement chez la jeune fille ; mais trois jours après, comme il était assis dans son cabinet et occupé à répondre à quelques lettres, il vit entrer la femme de confiance qu'il avait laissée auprès d'Élisa ; sa démarche et ses manières embarrassées l'étonnèrent.

— Élisa serait-elle malade? s'écria-t-il en déposant ses lunettes sur le bureau.

— Non, monsieur, non certes, répondit la femme de confiance, tout alarmée de l'agitation du vieillard.

Puis avec mille détours, et au milieu des précautions oratoires les plus multipliées, elle détailla les symptômes alarmants qui s'étaient déclarés pendant l'absence de l'oncle : une toux légère, des insomnies fréquentes, une transpiration froide, des accès de fièvre tous les soirs, enfin, « une rougeur pourprée sur la pommette des joues. »

L'oncle avait écouté le discours amphibologique de la femme de confiance avec assez de patience et d'attention, mais à ces derniers mots, frappant le bureau de ses lunettes qu'il brisa et se levant tout à coup :

— La phthisie ! c'est la phthisie ! cette tache rouge,

c'est la mort! Pourquoi ne me l'avez-vous pas dit? pourquoi ne m'avoir pas écrit en Irlande? Je ne vous le pardonnerai jamais, madame.

Il sonna son domestique et l'envoya aussitôt à la recherche du docteur Baillie; ce dernier était malade, et sir Charles Herbert, fort mécontent d'ailleurs, eut recours à mes services faute de trouver mieux.

C'est alors que je fus introduit dans cette famille, et que j'admirai la capricieuse et insolite énergie des affections de choix, de celles qui n'ont pour règle que leur propre fantaisie, et non un devoir imposé. Jamais père ne témoigna une inquiétude plus tendre pour sa fille ; jamais mari ne sembla vivre plus entièrement de la vie unique d'une jeune et belle épouse. A ce seul mot de consomption, le pauvre oncle frissonnait de terreur. Dieu sait quelles précautions il m'ordonna de prendre ! avec quel zèle il me recommanda de ne pas laisser miss Herbert soupçonner le danger qu'elle courait ! Dieu sait avec quel tremblement, quelle anxiété, quelle agitation il m'introduisit auprès d'elle ! C'était un soir du mois de septembre ; on prenait le thé dans un petit salon ; les rayons mélancoliques d'une soirée d'automne traversaient le feuillage sculpté de la croisée gothique et tombaient sur une jeune fille délicate, vêtue de mousseline blanche, extrêmement belle, — miss Herbert.

A peine mes yeux l'eurent-ils aperçue, je pressentis ce qu'elle avait à craindre. Rien de plus alarmant pour un médecin que la blancheur de ce teint contrastant avec le carmin vif qui colorait la pommette des deux joues et le lustre singulier de deux yeux noirs qui étincelaient sous un front pâle. On ne pouvait s'y méprendre; le matin même, j'avais fermé les yeux d'une jeune fille que cette cruelle maladie avait enlevée à sa famille désolée. Je reconnaissais trop bien cette tache sanglante dont elle marque ses victimes. Elle me salua en silence et se rassit; puis ses yeux se reportèrent sur son oncle.

Cette visite nous fut pénible à tous : à la jeune fille, qui savait que sa vie était en danger; à sir Charles, qui essayait en vain de dissimuler son trouble; et à la femme de confiance qui depuis longtemps vivait dans l'intimité de la famille et qui aimait beaucoup Élisa. Pendant plus d'un quart d'heure nous fûmes embarrassés de notre contenance. Enfin, apercevant un piano, j'adressai à la jeune fille quelques compliments sur son talent pour la musique; elle sourit en m'entendant parler ainsi, son sourire était mêlé de dédain; elle avait l'air de dire : Vous jouez un rôle, et je m'en aperçois. J'osai continuer à parler du même sujet, et je la priai d'exécuter une sonate de Beethoven; ce qu'elle fit avec beaucoup de goût et de talent. L'oncle se retira et me laissa seul avec Élisa et la femme de confiance. Mon examen et mes observations ne firent que me confirmer dans l'opinion que j'avais déjà formée : ce pouls rapide et irrégulier, cette respiration embarrassée et ardente, trahissaient déjà les progrès de l'ange funèbre qui frappait de ses ailes de mort le front pâle de la victime. Elle ne savait pas que toutes les réponses qu'elle me donnait signaient la sentence fatale. Pendant que d'un air d'indifférence et de nonchalance je m'efforçais de la rassurer, la conviction de sa perte infaillible s'affermissait dans mon esprit. Elle m'écoutait avec une crédulité apparente qui me faisait mal.

— Adieu! lui dis-je en la quittant; avec cette figure-là, on a rarement besoin de médecin.

— Merci, merci, me dit-elle en plaçant sa main dans

la mienne. Vous êtes bien bon de dissiper mes craintes ;
je vous en prie, allez chez mon oncle, et calmez-le, car
il est très-inquiet.

J'avais pensé que miss Herbert s'était laissé décevoir
par mes paroles ; il n'en était rien. A peine eus-je quitté
la chambre, elle se retira, comme je l'ai appris depuis, dans un petit oratoire écarté, où elle pleura longtemps. Elle m'avait deviné.

Mon devoir envers sir Charles Herbert était de lui dire
la vérité, la cruelle vérité tout entière. Je le trouvai debout dans son cabinet, tenant à la main son chapeau et
ses gants, et prêt à me suivre jusqu'à la porte du parc.

— D'après tout ce que je viens de voir et d'entendre,
lui dis-je, le devoir pénible de ma profession me force
de vous dire que les premiers symptômes de la consomption pulmonaire se sont déclarés chez votre nièce. Sans
doute des soins médicaux, le changement de climat, peuvent éloigner le danger et retarder le jour funeste ; mais,
je le dis avec douleur, la main de Dieu seule peut la
sauver.

— Dieu miséricordieux ! s'écria sir Charles, qui s'appuya pendant quelques minutes, sans parler, sans remuer, sur la grille du parc.

— Mais j'ai oublié de vous dire, s'écria-t-il tout à
coup et comme par un souvenir subit, j'ai oublié de
vous dire qu'Élisa a retrouvé son appétit. N'est-ce pas
un symptôme heureux ? dites, docteur ; répondez ! répondez-moi !

Ma réponse fut cruelle et produisit sur lui l'impression
la plus profonde. Je lui dis que tous les poitrinaires atta-
qués mortellement retrouvaient leur appétit peu de
temps avant la mort.

Alors ce malheureux homme, dont toute l'existence

s'était comme assimilée à celle de sa nièce, se livra sans réserve à un désespoir affreux.

— Il faut donc que cet ange meure! s'écria-t-il, il le faut! Quoi! docteur, ma fortune entière ne la rachèterait pas? Venez chez moi, logez-y, disposez de tout, mais sauvez-la, rendez-la-moi. Si c'est en Italie, si c'est en France qu'il faut la conduire, je suis prêt; car, voyez-vous, c'est ma vie que sa vie, et quand elle ne sera plus, que ferai-au monde?...

— Calmez-vous, repris-je, surtout en sa présence; vous hâteriez sa mort.

— Ah! docteur, c'est une ironie, une ironie bien amère! Comment voulez-vous que je la regarde? Elle ne vit plus, elle est déjà sous le linceul!

Le lendemain, j'eus une nouvelle entrevue avec miss Herbert, entrevue à la fois plus intéressante et plus pénible que la première. La pauvre enfant analysa ce qu'elle ressentait avec une sagacité remarquable. C'était disait-elle, un vide intérieur, la vie qui semblait lui manquer et la fuir, un malaise sourd et secret, un besoin continuel de se soulager par une expectoration fréquente, à laquelle, hélas! le sang venait se mêler. Enfin, c'était la phthisie tout entière.

— Combien de temps croyez-vous que j'aie à vivre encore? me demanda-t-elle d'une voix très-faible

— Au nom du ciel, lui dis-je, jamais de pareilles questions; elles sont insensées, elles sont inutiles!

— Souffrirai-je beaucoup?

— Non, je ne le pense pas, quant à présent, ajoutai-je en appuyant sur ces derniers mots, et un climat plus doux peut encore vous être très-utile.

La frêle jeune fille tremblait à ces paroles, et sa tête

qui s'agitait semblait me dire qu'elle ne croyait plus à
mes promesses.

— Pauvre oncle, s'écriait-elle; pauvre Williams!

Elle tomba entre les bras des domestiques; sir Charles,
doué d'un tempérament irritable, et auquel les contra-
riétés de la vie n'avaient jamais appris la patience, entra,
et sa douleur se manifesta par des accès de colère. Homme
bien élevé, aimable, sensé et de manières élégantes, on
l'entendit proférer les malédictions les plus horribles.
On le vit charger de coups ses laquais, et sacrifier tout ce
qui l'entourait à cette fureur. Quand je lui représentais
l'inutilité et la folie de sa conduite, c'était sur moi que
tombaient ses injures, sur la médecine et les médecins
qu'il déversait ses anathèmes.

— Est-ce que vous croyez que je plaisante, docteur?
Et vous même, riez-vous, ou prétendez-vous m'insulter?
Quoi! elle meurt pied à pied, par lambeau, sous mes yeux,
et vous voulez que je sois tranquille? Non, je suis fou!
je suis fou de douleur! Damnation sur les âmes froides
et sur les hommes sans cœur!

Bientôt j'eus deux malades à soigner au lieu d'un, et
je craignis que la folie ne s'emparât du vieillard. C'était un
de ces esprits ardents et mélancoliques qui ne reçoivent
qu'une idée à la fois, et qui s'y livrent sans réserve. Les
efforts qu'il fit pour concentrer et dissimuler les émotions
violentes auxquelles il était en proie le livrèrent à une
fièvre interne qui le retint au lit pendant longtemps.

Lorsque le docteur Baillie, qui a fait des affections
phthisiques une étude particulière, eut échappé à la maladie dangereuse qui avait menacé sa vie, j'allai le consulter, et je le conduisis près de miss Herbert. Nous la
trouvâmes sur son lit à demi déshabillée, la main droite
étendue sur ses yeux fermés et tenant de la main gauche

un petit ruban noir auquel était suspendu un médaillon
qui renfermait quelques cheveux. Elle se souleva lentement à notre arrivée et donna son bras au docteur Baillie.
Ce dernier garda un moment le silence et sortit de la
chambre après avoir adressé à la jeune fille quelques mots
de consolation dont le sens ne m'était que trop bien
connu. L'oncle fit un geste véhément quand il nous aperçut, et se levant de la chaise longue sur laquelle il était
couché, il se tint debout devant la cheminée sans nous
adresser un mot. L'expression de ses yeux était effrayante.

— Sir Charles, lui dit mon confrère, les prédictions
du docteur *** se réaliseront, je crois; l'insalubrité du
climat anglais pendant cette saison menace les jours de
la malade. De toutes les variétés de la phthisie la plus
redoutable pourrait l'atteindre et l'enlever si elle ne changeait de température. Allez en Italie avec elle, c'est le
seul moyen de détourner le coup qui la menace.

En effet, trois semaines après, toute la famille était à
Naples . . . .

. . . .

Peu de jours avant ce départ, je venais de rentrer chez
moi très-fatigué et j'allais me coucher, quand le tinte-
ment prolongé de la sonnette de nuit se fit entendre, et
un domestique en livrée, conduit par mon valet de
chambre, précéda d'une ou deux secondes à peine l'entrée d'un jeune homme qui se précipita dans ma chambre à coucher. Il était en habit de voyage; sa figure
était pâle, son œil terne et cave, sa voix émue et sombre.
C'était le capitaine Fitz-Williams, qui avait passé quelques semaines en Écosse, chez un de ses parents, et qui
avait appris tout à coup la situation de miss Herbert. Je
ne négligeai aucune des ressources auxquelles les mé-

decins ont recours pour le calmer et lui rendre l'espoir.

Je ne puis dire combien j'avais l'âme touchée.

— Allons, dit-il, je vois ce qu'il en est : elle et moi nous sommes condamnés. Pourquoi ai-je vu miss Herbert? pourquoi l'ai-je connue?

Ces gens qui se disent philosophes et qui couvrent ainsi d'un beau titre leur existence imparfaite ; les hommes blasés dont le monde regorge, et qui ne conçoivent de peines ou de jouissances que la privation ou la liberté illimitée de leurs plaisirs sensuels ; ceux-là même n'eussent pas osé prêcher au pauvre capitaine leur théorie d'égoïsme, ils eussent été saisis d'angoisses en se tenant près du lit douloureux qui la renfermait. Ce n'est pas une maladie comme une autre, c'est la mort debout auprès de la victime, et comme ce personnage du Dante, envahissant sa proie par degrés ; — c'est surtout la certitude et le progrès lent du fléau qui rendent sa présence plus hideuse que celle de toutes les maladies auxquelles on a, si ce n'est l'espoir, du moins l'espérance vague d'arracher la victime qu'elles menacent.

Le capitaine quitta le service, suivit en Italie sa fiancée et y resta avec elle jusqu'au mois de juillet. Le délicieux climat de Naples sembla ranimer quelque temps dans le sein de la jeune fille le feu de la vie, et trompés par cet espoir fugitif que la phthisie fait toujours briller à un horizon lointain, l'oncle et Fitz-Williams crurent pendant quelque temps qu'ils pourraient la conserver. Ainsi qu'il arrive toujours, leur affection devenait plus vive à mesure que l'objet de cette affection approchait du terme fatal. Enfin Elisa manifesta le désir de retourner en Angleterre ; elle ne voulait pas, disait-elle, mourir ailleurs que dans son pays, être ensevelie ailleurs que près de sa mère.

Je la revis alors, ce n'était plus la même personne ; cette fleur délicate que j'avais vue s'épanouir était là, devant moi, brisée, froissée, abattue ; vous eussiez dit un de ces beaux lys qui le soir se balancent sur leur tige flexible, et qui le matin, quand l'orage a secoué leurs corolles et déchiré leurs feuilles, gisent tristement sur la terre. Dans le même salon où je l'avais aperçue pour la première fois, elle était assise ou plutôt couchée sur une ottomane en face de la grande fenêtre dont j'ai déjà parlé. Lorsque j'entrai, les personnes qui étaient présentes m'avertirent par un geste significatif que miss Herbert était endormie ; j'effleurai à peine le parquet, de peur de troubler son repos, et je m'arrêtai enfin devant la jeune fille.

C'était une ombre. On l'avait enveloppée d'un châle des Indes pour la descendre plus facilement de sa chambre à coucher ; sa robe de mousseline blanche brillait sous le fond noir et les palmes rouges du cachemire. Ses pieds amaigris et ses petites jambes déliées disparaissaient sous le satin et la soie qui n'en dessinaient plus les formes ; chaque jour lui avait enlevé quelques débris de santé. Il était difficile de croire que cette jeune fille vécût, qu'il restât du sang et des muscles sous cette peau transparente ; vous l'eussiez prise pour le symbole d'un ange, pour une sculpture fine du ciseau de Canova. De longues manchettes noires dans lesquelles ses petits bras flottaient rendaient plus brillante encore la blancheur de sa peau. Sa taille, serrée par un ruban bleu de ciel, semblait appartenir à une jeune fille de dix ans plutôt qu'à une personne de l'âge d'Élisa. Aucun mouvement : on eût placé une feuille de rose sur les lèvres de la malade que cette feuille n'aurait pas frémi. Les chairs en se retirant avaient laissé à découvert la symétrie et la régularité naturelle de ses traits délicats; c'était presque un squelette, et un reste de beauté exquise rayonnait encore sur ce demi-cadavre. Oh! c'était une chose affreuse à voir! Et le vieil oncle, dont la tête était nue, dont le front déjà blanchi avait perdu tous ses cheveux depuis l'époque où sa nièce avait été condamnée, essuyait avec un mouchoir de batiste qu'il promenait sur la figure d'Élisa les gouttes de sueur froide qui coulaient de ses tempes creusées et de son front jauni.

Cependant elle leva les yeux, tourna la tête, et me voyant assis auprès d'elle, me tendit sa main en souriant tristement :

— Suis-je bien changée, docteur? me dit-elle d'une voix si faible que je saisissais à peine les paroles qu'elle prononçait.

— Je vois avec chagrin, lui répondis-je, que vous êtes faible et amaigrie.

— Et mon pauvre oncle, s'écria-t-elle, n'est-il pas bien changé aussi ?

Puis elle étendit de son côté son petit bras blanc qu'elle semblait avoir peine à supporter; elle ne put l'atteindre : le vieillard se leva et couvrit de baisers le front de sa nièce :

— O! ménagez-moi, ménagez-moi, dit-elle, votre tendresse me tue.

Alors, elle se leva, retrouvant toute sa force dans une émotion subite, et quitta la chambre en fondant en larmes.

Ces détails dont la monotonie, je le crains du moins, fatiguera le lecteur, composent le fonds de cette tragédie domestique, sujet banal de conversations indif-

férentes, et qui se nomme « une maladie. » Déjà le pouls
ne battait plus ; les artères semblaient paralysées ; déjà
le froid de la mort était entré dans ses jeunes veines. Eh
bien ! le vieillard espérait encore. Un peu d'éclat dans le
regard, un peu de fraîcheur dans le teint, suffisaient
pour ranimer cette foi aveugle dans l'avenir que l'a-
mour ne veut jamais perdre.

Je me rappelle surtout une soirée qui m'intéressa si
vivement et si tristement, que je ne peux résister au désir
d'en retracer le souvenir dans ces pages.

On sait quel est le caractère spécial de la musique de
Mozart, et surtout de sa musique sacrée. C'est quelque
chose d'intellectuel qui ne s'adresse point aux sens, mais
à l'âme, et qui fait vibrer les cordes les plus intimes et
les plus délicates de nos sentiments religieux ; quelque
chose de solennel, de tendre, de profond, de sublime.
Personne n'exécutait cette musique avec un sentiment
plus juste et plus exquis qu'Élisa ; ces accords suaves,
non voluptueux, semblaient en harmonie avec l'âme de
la jeune fille et correspondre avec ses penchants.

— Allons, Élisa, mon enfant, lui dit son oncle, joue-
nous cette belle messe de Mozart que tu répétais hier au
soir. Docteur, vous le voulez bien, n'est-ce pas ? C'est le
seul plaisir qui me soit resté.

En effet, Élisa se mit au piano. Jamais je n'ai apprécié
le génie de Mozart plus complétement que ce soir-là.
Comme ses douces et solennelles mélodies caressaient
mon oreille, tombaient sur mon cœur et faisaient jaillir
les larmes de mes yeux ! Comme ce sentiment douloureux et céleste que Mozart a imprimé à toutes ses œuvres
religieuses se faisait profondément et vivement sentir !
Cette belle et grandiose harmonie devenait sublime sous
les doigts de l'ange mourant que je contemplais avec

douleur! Je pleurai, je l'avoue, et miss Herbert s'en aperçut.

— C'est une musique triste, n'est-ce pas, docteur? me dit-elle.

L'oncle, dominé par l'émotion, fut obligé de se retirer.

— Quand on me déposera dans le tombeau, dit Élisa, je voudrais que cette musique fût exécutée sur l'orgue... Il l'aimait aussi... lui!

Elle soupira, et de l'extrémité opposée de la chambre un autre soupir profond s'éleva comme un écho : c'était sir Charles qui venait de rentrer, et qui, la figure couverte de son mouchoir, essayait en vain de comprimer son émotion. . . . .

. . . .

À quoi bon prolonger le récit de cette agonie? Chaque jour la maigreur d'Élisa et sa pâleur révélèrent un nouveau progrès du mal qui la dévorait. Le capitaine Fitz-Williams, qu'une fièvre cérébrale avait retenu à Milan, revint trop tard, hélas! et ne retrouva plus que le débris inanimé de celle qu'il aimait. J'avais assisté aux derniers moments de la jeune fille, dont l'imagination s'était exaltée, dont l'esprit s'était animé d'une flamme poétique pendant le délire de la fièvre qui s'empara d'elle. Morte elle entraîna dans la tombe et le vieillard et le jeune homme. Puisse le souvenir que je lui consacre ici exciter quelque sympathie! Puisse ce triste drame sans situations et sans mouvements, cette peinture fidèle de scène qui dans la vie réelle se sont reproduites souvent et ont brisé tant de cœurs aimés, ne pas rebuter le lecteur!

X

LES ESCROCS DU GRAND MONDE.

—

Sir Eugène Reiwardt, héritier d'une des plus riches familles du comté de Berk, au retour d'un voyage sur le continent, complément exigé de l'éducation des jeunes gens de bon ton, s'était trouvé possesseur d'un revenu d'environ trois mille livres sterling [1]. Sa mère vivait encore, mais les arrangements particuliers de sa famille lui permettaient de disposer à son gré de tout ce qu'il possédait.

C'était un des heureux de la terre, un de ces hommes qui n'ont qu'à se laisser vivre, qui, à très-peu de frais, avec peu de soins, en déployant une énergie ordinaire, peuvent braver les événements et mener une vie honorable. La position la plus belle qu'un homme puisse occuper appartenait à Reiwardt; indépendance, nom illustre, amis nombreux, figure agréable, une mère d'un caractère admirable. Pendant sa minorité, il avait été traité assez sévèrement; sa mère l'avait forcé à l'économie; ce joug une fois brisé, Reiwardt ne pensa plus qu'au plaisir et à la vie fashionable. Les éducations trop sévères données aux héritiers des grandes familles leur font désirer ce paradis dont on les éloigne, qu'ils aperçoivent

[1] 75,000 francs.

15

dans une perspective enivrante, et vers lequel ils se précipitent.

Au moment où Reiwardt fit son entrée à Oxford, l'U-
niversité était remplie de jeunes gens riches comme lui,
fougueux et impatients de jouir. Ceux qui ne connais-
naissent que les écoles du continent ne se font aucune
idée d'Oxford, lieu de plaisir et d'étude, où, de dix-
huit à vingt-deux ans, la noblesse d'Angleterre reste
comme suspendue entre la plus extravagante liberté, le
jeu le plus effréné, et des études souvent profondes.
Flexible et crédule, se fiant aux chances du sort, aimant
les émotions vives et hasardeuses, les alternatives de
crainte et d'espoir que le jeu procure, Reiwardt fut bientôt un des grands adeptes de l'écarté, du whist et du
boston. Cependant d'autres goûts vinrent le distraire;
la table, le vin, les femmes, balancèrent l'influence plus
violente de la passion du jeu. Il faut le dire aussi, le
gouverneur qu'on lui avait choisi exerça sur sa vie une
action profondément funeste.

Eccles (tel est le nom légèrement travesti que je don-
nerai à cet homme) appartenait à une famille honorable.
Très-jeune encore, il s'était ruiné au jeu; il s'était cor-
rigé, à ce qu'il prétendait; c'est-à-dire que de dupe il
était devenu fripon. Mathématicien habile, homme de
mœurs élégantes et de manières distinguées, il savait
plaire et ne manquait ni d'adresse, ni d'esprit, ni même
de grâce. En somme, c'était l'un des plus détestables caractères que les vices du collège et ceux du monde eussent jamais concouru à former. Il appartenait à une
association de jeunes viveurs sans fortune, élèves hardis
des anciens chevaliers d'industrie, dont le siége principa
se trouvait à Oxford. Il est triste de le dire, parmi ce
grecs déhontés se trouvaient des noms que l'Angleterr(

est habituée d'honorer. Filer les cartes, piper les dés,
faire des dupes, était leur seule occupation. Ces mœurs
s'étaient répandues dans la haute société de Londres, où
elles déshonorent aujourd'hui quelques hommes appartenant à l'aristocratie. Lorsque la mère de Reiwardt
questionnait M. Eccles sur la conduite du jeune homme
confié à ses soins, elle recevait de lui les renseignements
les plus favorables. « Reiwardt n'avait aucun des penchants qui perdent la jeunesse; on pouvait répondre de
son bonheur et de son avenir. » Cependant, il n'ignorait
pas que le jeune homme avait souscrit pour quinze mille
livres sterling [1] de lettres de change, payables à sa majorité; il savait que Reiwardt avait signé en sa faveur une
acceptation de cinq cents livres sterling qu'il lui avait
avancées. Tous les éléments de ruine se pressaient et gros-
sissaient autour du jeune homme auquel la société et
Dieu avaient donné tous les éléments de bonheur et de
fortune.

Personne d'ailleurs n'avait l'air plus grave, plus honnête et plus consciencieux que l'honorable gouverneur.
Tout en favorisant les vices du fils, en les exploitant à son
profit, il conservait son influence sur l'esprit de la mère;
par ses lettres et ses conversations pleines d'une moralité sévère, il captivait sa confiance. Il était à la fois
l'idole du jeune Reiwardt, qui trouvait en lui un com-
plaisant facile, et de mistriss Reiwardt, qui le regardait
comme le mentor le plus habile et le plus sage. Durant
son voyage en Europe, le jeune homme eut Eccles pour
compagnon. Les lettres du gouverneur ne parlaient que
des bonnes qualités de l'élève, de son développement
moral, de sa conduite parfaite, et du peu de goût qu'il

[1] 375,000 francs.

montrait pour les séductions et les voluptés du continent. Des narrations habiles et parées de toute la vraisemblance qu'un romancier adroit prête à son œuvre,
présentaient l'héritier des Reiwardt sous les couleurs les
plus dignes d'admiration. Grande joie pour la mère! Chacune de ces dépêches menteuses fut lue avec avidité, et
la promesse d'un bénéfice ecclésiastique, dont le patronage de mistriss Reiwardt pouvait disposer, couronna les
travaux de ce diplomate remarquable : « Elle regrettait,
disait-elle, d'offrir une si faible marque de gratitude à
l'homme qui avait rendu à son fils de si éminents services. »

Quatre mois après le départ du jeune homme et de
son gouverneur pour le continent, le château de Pel-
ham, dans le Berkshire, offrait le spectacle d'une joie
bruyante autant que vive. Une chaise de poste s'était arrêtée devant la grande grille du parc; le jeune homme,
de retour de son voyage, tombait dans les bras de sa
mère, qui le baignait de ses larmes. Elle était heureuse
de sa beauté, de sa grâce, de la noblesse de ses manières!

La physionomie ouverte et franche de Reiwardt, quelque chose d'aisé et de gracieux dans tous ses mouvements, une politesse naturelle et mêlée de cordialité,
auraient rendu fière la sœur ou la femme du jeune Reiwardt. Il y avait chez lui une sensibilité vraie et prompte;
son cœur fut ému, et, par une révolution soudaine fa-
milière à la jeunesse, il prit la résolution intérieure de
prolonger et de fixer cette joie domestique qui le pénétrait d'attendrissement. «Décidément (se disait-il, en
comparant les plaisirs bruyants des capitales avec le
bonheur profond qu'il goûtait), la vie du gentilhomme
de campagne est la seule digne d'estime. »

Près de sa mère il avait vu une jeune fille ingénue
et gracieuse, aux joues fraîches et colorées de l'incarnat
de la pêche ; un jeune ange aux yeux bleus, qui rougissait et pâlissait à sa vue ; dont le regard furtif et prolongé interrogeait toutes ses démarches, et suivait tous
ses pas. C'était la jeune Adeline Reiwardt, sa cousine,
cette petite fille avec laquelle il avait couru et joué si
souvent dans le parc. Pour les hommes habitués aux
grandes villes et qui savent ce qu'il y a de vide et de
faux dans l'existence des salons, c'est quelque chose de
ravissant qu'une jeune Anglaise élevée à la campagne,
dans le château paternel. Reiwardt n'essaya point de
résister à cet attrait. Sous les yeux de sa mère, la plus
douce intimité s'établit entre lui et sa cousine ; et deux
mois après son arrivée au château, leur mariage était
arrêté.

L'aristocratie, contre laquelle lutte aujourd'hui le torrent des pensées modernes et des passions populaires,
trop justifiées par les excès du passé, avait (il faut en
convenir) son côté favorable à la moralité publique et à
la vertu. Cette influence prouvée par les faits, et que
tous les raisonnements de la philosophie ne démentiront
pas, s'exerça d'une manière heureuse pour Eugène Reiwardt. Jusqu'à ce jour, il n'avait vu dans le monde
qu'une carrière de plaisirs vifs, éclatants et dispendieux ;
ses idées changèrent, il sentit son imprudence ; à trois
milles à la ronde, la population des fermiers et des agri-
culteurs commençait à dépendre de lui. Pouvoir faire
beaucoup de bien et devoir sa prépondérance réelle à
de bonnes actions, soutenir l'éclat héréditaire d'un
vieux nom, entrer au parlement, y défendre les intérêts
de ses concitoyens, être le roi moral de tout un pays,
c'est une situation admirable où l'orgueil prête son ap-

pui aux services rendus, où il est difficile de se livrer à
de mauvais penchants et facile d'être honoré à peu de
frais. L'âme du jeune homme, étourdie quelque temps,
mais non complétement dépravée par une dissipation
enivrante, trouva dans ce renouvellement une vigueur,
une énergie, une fraîcheur de sentiments, un but pour
l'avenir, un mobile de conduite, une impulsion noble et
inattendue. Sans doute il y a de la grandeur dans l'indépendance totale et individuelle que la démocratie as-
signe à chaque membre de la société ; dans le système
opposé dont nous parlons, d'immenses avantages décou-
lent de sources contraires. Le problème politique con
siste à mêler et à confondre les deux sources dans un
même lit. L'Angleterre l'a merveilleusement résolu.

Eccles avait accompagné le jeune homme et habitai
le château. A mesure que les idées de Reiwardt avaien
changé, il avait observé plus attentivement la conduite
présente et passée de son gouverneur. Par degrés, i
était devenu réservé, plus froidement poli, et enfin
presque désobligeant pour l'ancien protecteur de se
travers ; cette progression de l'indifférence à la froideu
et de la froideur à l'éloignement frappa Eccles et l'ef
fraya ; il comptait beaucoup sur la dupe qu'il s'était r´
servée, sur la victime qu'il avait préparée avec tan
d'obstination et de soin.

Un matin, le jeune homme était dans sa bibliothèqu
lorsque son ancien gouverneur entra.

—Eh bien ! mon cher Eugène, lui dit Eccles, voi
voilà bien casanier. Je vous en félicite. Et quoique l'c
puisse voir avec peine le sacrifice complet de toutes l
qualités brillantes que vous ensevelissez ici, c'est ur
existence assez douce dans sa monotonie.

— Monsieur Eccles, interrompit Reiwardt sans répo

dre aux paroles de celui qui l'interpellait, je vous remercie des services que vous m'avez rendus autrefois; vous êtes porteur d'une lettre de change acceptée par moi, et dont le montant est de cinq cents livres sterling; je désire que vous me la présentiez; cette somme vous sera remise. Quant au bénéfice que vous pouviez espérer, je regrette qu'il ne soit plus en mon pouvoir de vous l'offrir; si jamais une occasion favorable se présente, croyez que je serai heureux de vous être agréable.

C'était évidemment la déclaration d'une rupture complète, mais voilée par les formes d'une apparente urbanité. Eccles était humilié et mortifié; il n'interrompit point Reiwardt, et se contenta de lui répondre :

— Mais le bénéfice que madame votre mère m'avait promis?

— Permettez-moi de vous dire que c'est de moi et non pas d'elle que ce bénéfice dépend; j'ajouterai que si ma mère avait su toute votre habileté, si elle avait connu comme moi vos exploits et votre adresse à la bouillotte, à l'écarté, au boston, elle n'aurait pas fait à un homme dont tous les goûts sont contraires aux devoirs ecclésiasques l'injure de lui offrir une carrière trop pénible pour lui.

— Vous avez beau dire, reprit Eccles irrité, toute promesse oblige, et je tiens pour malhonnête homme quiconque manque à la sienne.

— Taisez-vous; je ne vous dois rien pour les mauvais conseils et les exemples détestables que vous m'avez donnés. Si vous étiez payé selon vos mérites, monsieur, Dieu sait comment vous seriez traité.

— Ainsi, vous ne vous contentez pas d'être ingrat, mais vous m'insultez. Quels stupides reproches sont les vôtres! Ce que tous les jeunes gens de votre âge se per-

mettent, nous l'avons fait. Votre goût pour le jeu et
votre facilité d'entraînement, est-ce moi qui vous les ai
donnés? Ne vous ai-je pas empêché d'être dupe mille
fois?

— Oui, pour me faire votre dupe plus commodément
et sans rivaux. Tenez, monsieur Eccles, je vous connais,
tout est dit entre nous. Séparons-nous sans bruit; trouvez d'autres victimes, et oubliez-moi.

— Vous êtes un ingrat! L'avenir vous apprendra,
monsieur, si l'on se joue impunément de moi.

Il sortit la rage dans le cœur, et le lendemain il avait
quitté le château. Un projet vague de vengeance s'était
formé chez Eccles, dont les espérances nourries depuis
longtemps étaient ainsi déçues tout à coup. Pendant qu'il
allait à Oxford couver son mécontentement, les habitants du château vivaient heureux. L'esprit passionné et
le caractère facile de Reiwardt trouvaient mille charmes
dans cette situation nouvelle. Il aimait à parcourir avec
sa jeune cousine tout le pays qui environnait le château.
Les parties de chasse et de pêche se succédaient rapidement; le plaisir de cette vie demi-rustique et demi-suze-
raine semblait au jeune homme la plus aimable jouissance
que l'on pût goûter au monde; débarrassé de la présence d'Eccles, libre de son influence pernicieuse, sa vie
devenait chaque jour plus légère, plus agréable, plus
féconde en amusements qui ne laissent pas de regrets,
en devoirs qui flattaient son orgueil. Il possédait dans le
comté de Lincoln quelques domaines qu'il résolut de
vendre pour se fixer définitivement dans le Berkshire;
cette transaction, confiée aux soins d'un avoué de Londres, rendait sa présence nécessaire dans la capitale. Il
partit, promettant à sa mère et à sa cousine que sous
peu de jours elles le reverraient. Ce ne fut pas sans re-

gret qu'il vit atteler la chaise de poste qui devait le conduire à Londres. Il avait goûté tant de plaisir, et un
plaisir si pur dans ce manoir seigneurial ! Toute sa pensée, tous ses désirs, toutes ses émotions s'y concentraient ;
il regardait son absence comme un exil.

Eccles, retiré à Oxford, avait conservé, dans une intention que je ne tarderai pas à indiquer, des relations avec
le valet de chambre de Reiwardt, et ce dernier lui avait
promis de l'instruire des démarches de son maître ; es-
pionnage infâme que M. Eccles récompensait généreuse-
ment. Grâce au concours de ce misérable, Eccles fut
instruit immédiatement du départ de Reiwardt pour
Londres. Cette nouvelle le mit au comble de la joie ;
il comptait tirer bon parti du séjour du jeune homme
dans la capitale, où il entretenait une correspondance
assez suivie. En effet, deux jours avant l'arrivée de Reiwardt, sir Édouard Streighton, ancien ami et camarade
d'Eccles, reçut la lettre suivante que je transcris ici. Le
lecteur y trouvera un *fac-simile* complet et fidèle de cet
argot particulier que nos escrocs de bonne compagnie
emploient entre eux :

« Cher baronnet,

» De tous les pigeons que nous avons plumés, le plus
intéressant et le plus digne de l'être (plumé) ne tardera
pas à tomber sous nos mains. Vous vous rappelez sans
doute le jeune Reiwardt, ci-devant membre de la respectable université d'Oxford. L'heure de sa majorité
vient de sonner ; le voilà gras, appétissant, bon à cuire.
Vendredi prochain, à dix heures du soir, sa chaise de
poste s'arrêtera devant les *Clochettes et l'Ancre*, hôtel
qu'il habite à Londres. C'est un oiseau de bonne qualité,
à bon entendeur, salut ; oiseau un peu timide, mais vous

avez le coup d'œil juste. Il faut d'abord le remettre en
goût et lui laisser entrevoir l'appât d'une manière délicate. Il est dans la sanctification jusqu'aux oreilles. Savez-vous comment il m'a traité? Le bénéfice venant du
vieux docteur Witherington, il me l'a refusé péremptoi-
rement; mais si le jeune sot croit que je me laisserai rouer
par lui sans en tirer vengeance, il se trompe, par Dieu!
C'est à vous, mes amis, de me servir. Tout à vous et à
jamais.

» Pierre Eccles.

» *P. S.* Ah çà, si notre nouveau pigeon prend bien,
vous ne me tourmenterez pas pour la misère que je vous
dois, n'est-ce pas? Brûlez cette lettre. »

Sir Edouard Streighton, autrefois possesseur d'une assez grande fortune, avait su, grâce aux conseils d'Eccles et de ses amis, la dévorer en peu d'années : terres,
domaine, parc, maisons de ville et de campagne, il avait
tout laissé sur la table des maisons de jeu ou dans la
poche des fripons. Lorsqu'il eut épuisé ses ressources,
il changea de rôle, et, selon la marche ordinaire, il
devint escroc à son tour. C'était, pour me servir de l'expression consacrée, un des *plumeurs* (pluckers) les plus
habiles de Londres. Il résolut de profiter de l'aubaine
que la lettre d'Eccles lui annonçait, et Reiwardt, à son
arrivée le lendemain matin, vit entrer chez lui un valet
de chambre qui lui remit la carte du baronnet.

— Sir Edouard Streighton! s'écria-t-il, surpris et essayant de recueillir ses souvenirs.

— Il attend dans l'antichambre, monsieur.

— Eh bien! faites entrer.

Reiwardt était surpris de cette visite. Il ne savait pas
à quel degré d'immoralité sir Edouard était parvenu,

mais il se souvenait que cet homme avait été l'ami d'Eccles, le partner de ses projets, de ses plans, de ses entreprises et de ses gains honteux. Aussi était-ce avec peine
qu'il le recevait, et son intention était de lui faire un
accueil très-froid. Mais il s'adressait à un homme qui
joignait à la démoralisation de l'escroc toute l'adresse
des gens du monde, et qui se modelant d'après la lettre
qu'Eccles lui avait écrite, eut soin de produire sur la
victime qu'il voulait faire une nouvelle impression qui
lui permît de se réhabiliter dans l'esprit de Reiwardt.

Ce n'était plus un jeune homme brillant de santé et de
gaieté, un mauvais sujet de bonne compagnie, que Reiwardt voyait devant lui ; c'était un pauvre malade ayant
conservé les habitudes et les manières du monde, vêtu
avec une espèce de négligence comme il faut ; intéressant par l'air de langueur et d'épuisement qui régnait sur
ses traits, par la blancheur presque transparente de son
teint et par l'abandon spirituel de sa conversation. Il était,
disait-il, trop faible et trop maladif pour sortir le soir.
L'extrême délicatesse de sa santé le forçait à une régularité de vie qui ne s'accordait pas avec ses anciens goûts.
Il voyait peu le monde, et forcé de renoncer à la société
bruyante de Londres, aux spectacles, aux concerts et
aux plaisirs de la vie élégante, il avait conservé un penchant très-vif pour ses anciens camarades d'études, dont
la présence lui rappelait des jours plus brillants et plus
heureux. Tout cela était dit sur un ton de naïveté si
doux et si caressant, que Reiwardt se laissa séduire ; il
se livra sans réserve à la sympathie que son ancien camarade lui inspirait.

— Demain, lui dit négligemment le baronnet en le
quittant, je réunirai chez moi quelques amis qui me font
le plaisir de s'asseoir à ma table. Ce sont des pairs d'An-

gleterre, quelques jeunes gens du grand monde et quelques artistes ; je serais heureux de vous avoir aussi, Reiwardt ; acceptez l'invitation.

Qui le croirait? Les dépouilles de Reiwardt étaient par-
tagées d'avance; Streighton avait pris des informations
exactes sur ses propriétés, et s'était spécialement chargé
de conduire à bon port cette horrible affaire. Il avait,
disait-il, une connaissance approfondie du caractère de
Reiwardt; il savait comment on devait le prendre; toutes
ses faiblesses, il les avait étudiées. Et pour prix de ces
ignobles prouesses, il se réservait la moitié du bénéfice
total. Ses complices s'engageaient à jouer les premiers
rôles du drame, et à le laisser lui-même sur le dernier
plan, de manière à lui permettre d'agir plus sûrement,
et de faire tomber la victime sous leurs coups.

Certes, si vous fussiez entré dans l'élégant salon du
baronnet, si le hasard vous eût jeté au milieu de ces
hommes dont le costume, les manières et la conversation annonçaient l'usage du monde et une éducation
soignée, il vous eût été difficile de soupçonner que le
plus ignoble complot se tramait sous ces lambris dorés,
au milieu de ces meubles recherchés dont la richesse
seule n'avait pas réglé le choix. Aucune parole libre, ou
même légère, ne se fit entendre. On parla de femmes, de
théâtres, de nouveautés littéraires et de matières politiques, non-seulement avec esprit, mais avec convenance.
Le repas attestait la richesse du maître et le talent du
cuisinier.

Avec le vin de Champagne le feu de la saillie jaillis-
sait en pétillant, et mille anecdotes plaisantes se croisaient
de toutes parts. Les plus sages observateurs, ceux qui en
savent le plus sur la vie et le monde, ne sont pas toujours
ceux dont la moralité a été sévère, dont les habitudes

ont été réglées par la sagesse ; le mauvais côté de la civilisation leur échappe. Au contraire l'homme mêlé à toutes les scènes de honte et de scandale secret que la société renferme a sous sa main d'immenses trésors d'observation qu'il met à profit comme il lui plaît. La conversation de ces hommes qui touchaient à la fois aux vices les plus hideux et à la civilisation élégante par leurs habitudes, était infiniment piquante et variée. Au dessert, Reiwardt se trouvait heureux d'avoir fait partie de cette réunion ; les paroles tombées de sa bouche avaient été accueillis par des bravos. On lui avait demandé le récit de ses voyages ; on l'avait écouté avec intérêt. Afin de compléter la séduction, chacun l'avait questionné avec tant de bienveillance sur ses projets, sur les plans qu'il formait pour l'embellissement de son domaine, que Reiwardt était ravi.

Il était onze heures, on avait pris le thé. Reiwardt, mollement couché sur un sopha, jouissait encore délicieusement des souvenirs de la soirée.

— Ah çà, s'écria l'un des amis de Streighton, la causerie nous a épuisés ; une partie de whist ?

— Non, mon cher, répondit d'un air sérieux et froid le maître de la maison.

— Eh quoi ! vous vous y opposez ? reprit le premier interlocuteur.

— Absolument. Si mes amis sont las de m'entendre, je ne suis pas las de les écouter. D'ailleurs, mon cher Reiwardt, continua-t-il en se tournant d'un air mélancolique vers le jeune homme, nous sommes payés pour nous défier du whist, et nos aventures de collége nous ont donné des leçons que nous n'oublierons pas de si tôt.

— Mais, sir Edouard, interrompit le compère vous

n'y pensez pas! Jouer gros jeu, moi, qui sais ce qu'il en coûte, et qui ai perdu d'un seul coup dix mille bonnes livres sterling, héritage de ma pauvre tante! Pour tout l'or du monde, je ne recommencerais pas.

Le vin de Champagne et la flatterie, deux puissances endormeuses, comme dit Montaigne, privaient Reiwardt de la pénétration nécessaire pour apercevoir les ressorts du piége qu'on lui tendait; il ne voulut pas gêner ses nouveaux amis dans leurs plaisirs, et s'écria :

— Messieurs, ne me consultez pas, je vous prie, et ne vous en rapportez point à moi; si vous voulez faire une partie de whist, je serai des vôtres très-volontiers. ·

— Eh bien! Streighton, qu'en dites-vous?

— Oh! Dieu me préserve de m'opposer à ce que vous désirez tous, répondit le baronnet d'un air poli et un peu contraint; et il sonna. Un domestique entra.

— John, des cartes... J'avoue que j'ai totalement perdu l'habitude du jeu, et que je n'ai pas même ici un seul paquet de cartes, je pense.

On s'assit à la table de jeu : les quatre amis firent leur première partie d'un air presque indifférent, causant de choses et d'autres, comme gens qui jouent par politesse et par convenance. Chacun des confédérés s'acquittait de son rôle avec un admirable sang-froid. Le premier rob dura longtemps et fut interrompu à plusieurs reprises. Quand il fut terminé, on se leva pour prendre des rafraîchissements.

— Apsley, s'écria tout à coup Streighton, qu'est devenue l'affaire entre le général Bewick et lord Thoroughby?

— Le général a perdu; mais il refuse de payer les cents livres sterling.

— Pourquoi?

— C'est un point délicat, et sur lequel les plus habiles sont divisés d'opinions.

— De quoi s'agit-il? interrompit Reiwardt, qui venait de vider un verre de vin de Madère.

— Oh! cela n'a pas le moindre intérêt pour vous, mon cher. Il s'agit d'un pari entre les deux personnes que l'on vous a nommées, et dont la rouge ou la noire est le sujet.

Non-seulement la curiosité de Reiwardt était excitée, mais sa vieille passion venait de renaître, et l'étincelle lancée subtilement par le baronnet avait réveillé toute son ardeur pour le jeu. Il voulut que sir Édouard le mît au fait du point en litige. Il en écouta le détail technique et approfondi; lui-même, il discuta la question sous toutes ses faces et avec la sagacité d'un vieux joueur. Enfin, il s'écria, en prenant un second verre de vin de Madère :

— Moi, je parierais pour le général.

Un sourire satanique erra sur les lèvres des interlocuteurs, et brilla dans leurs regards. Le baronnet repoussa vivement l'opinion émise par Reiwardt. On parla haut; les avis furent soutenus avec chaleur, et Reiwardt finit par proposer à son hôte un pari de cent livres sterling.

— Pas du tout, mon cher, répondit ce dernier, je vous gagnerais à coup sûr, et je n'ai pas eu le plaisir de dîner avec vous pour vous enlever votre argent.

— Moi, s'écria l'un des convives, nommé Hillier, je tiens le pari, si monsieur persiste!

— Et moi, s'écria Apsley, je parie une somme égale contre sir Édouard, s'il est toujours du même avis.

Ce double combat une fois arrangé symétriquement, il fut convenu que l'on se rendrait ensemble à l'*Enfer de*

Pallmall (la plus grande maison de jeu de Londres), et
que l'on soumettrait à la galerie le jugement du pari.
Le baronnet sembla faire beaucoup de difficultés, et mal-
traita singulièrement en paroles les habitants des maisons
de jeu. Ce ne fut que pour céder aux instances de ses
trois amis qu'il consentit à les suivre.

De magnifiques salons, des tapis de velours et de soie,
des candélabres d'or, une foule élégante se pressant
autour des tables vertes; des monceaux de guinées s'élevant et retombant tour à tour, toute cette splendeur
infernale frappa Reiwardt de surprise, presque d'horreur.

D'abord, à travers les fumées du vin, et au milieu de
l'ivresse que ce spectacle faisait naître en lui, en face de
ces joues pâles et de ces amas de billets de banque qui
formaient les enjeux, le cœur lui manqua; il lui sembla
un moment que sa mère et sa cousine lui apparaissaient;
puis le respect humain vint le saisir. Il pensa qu'on allait
le railler; il eut honte de sa faiblesse. Il entendait lui-
même son cœur battre au milieu du silence profond et
passionné qui régnait dans la salle. On décida qu'il avait
gagné le pari.

Peu de temps après, il était assis, avec ses trois amis,
à une table de bouillotte. Sir Édouard, toujours insou-
ciant et froid, perdait son argent sans accorder le
moindre intérêt au jeu. Reiwardt gagnait. A la fin de la
soirée, cent quatre-vingts livres sterling composaient son
gain total. Mais combien de fois la pâle figure de sa mère
s'était montrée à lui! quelle nuit fébrile fut la sienne!
Sans doute il pouvait se retirer avec la somme qu'il
avait gagnée, mais n'était-ce pas une indélicatesse d'a-
voir traîné ses amis dans une maison de jeu, d'avoir
fait un gain considérable, et de ne pas leur donner leur

revanche ? Le résultat de ses méditations et de ses doutes fut une résolution bien arrêtée d'en finir, mais avec honneur, d'inviter ses amis à dîner chez lui, de leur offrir cette revanche, de perdre une centaine de livres sterling et de les quitter à jamais. Ils se rendirent à son invitation ; le baronnet lui-même dont la santé commençait apparemment à se raffermir, et qui sortait le soir sans être incommodé, vint prendre place à la table de Reiwardt.

On eut de l'esprit. On ne parla ni d'enjeu, ni de pari, ni de bouillotte ; seulement Hillier railla tous les convives à la fois et hasarda quelques plaisanteries sur la belle vie qu'ils avaient menée la veille.

— C'est une affaire absurde, s'écria le baronnet ; qu'il n'en soit plus question.

A l'instigation de Reiwardt, on apporta des cartes et la table de bouillotte. Mais Apsley ne tarda pas à s'apercevoir que son hôte, au lieu de jouer de franc jeu, se hâtait de perdre pour en finir.

— Monsieur Reiwardt, s'écria-t-il, je ne vous comprends pas ; nous ne sommes ni des enfants ni des escrocs ; et jouer avec nous dans l'intention de perdre, ce serait nous railler !

Reiwardt rougit et joua de bonne foi. Au bout de la soirée, personne n'avait perdu ni gagné. Le jeune homme s'était réconcilié avec le jeu. Déjà les chances du hasard lui offraient ce vif intérêt qu'elles lui avaient présenté autrefois. Il était content de lui-même. Il riait des craintes puériles qui l'avaient tourmenté pendant la nuit précédente. Une partie des cent quatre-vingt-treize livres sterling qu'il avait gagnées fut consacrée à acheter une magnifique paire de bracelets, dont il fit cadeau à sa cousine. Trop confiant en lui-même, et ne sachant pas

16

résister à cette facilité d'entraînement qui devait le perdre, il retrouva le lendemain ses amis et joua encore ; cette fois, d'après le conseil du baronnet, la somme des enjeux fut ridiculement mesquine : la perte totale de Reiwardt ne s'élevait pas à deux guinées.

Le jeu est un fleuve magique ; force ou faiblesse de caractère, esprit ou sottise, adolescence ou vieillesse, tout ce qu'il touche, il l'emporte ; la plante de vos pieds a-t-elle seulement effleuré ses eaux dangereuses, une puissance secrète vous attire ; les vagues montent et grossissent ; vous en avez jusqu'aux genoux, puis jusqu'à la ceinture ; bientôt tout le corps est envahi, vous êtes irrésistiblement entraîné. Les flots tourbillonnent au-dessus de votre tête, et vous tombez, vous tombez toujours plus bas jusqu'à ce que la mort soit venue, jusqu'à ce que tout soit perdu. Telle fut la destinée de Reiwardt. A peine eut-il touché du doigt la fatale table de jeu, qu'une force d'attraction qu'il ne put vaincre et qu'il était loin de prévoir le précipita dans le tourbillon qui devait l'anéantir.

Présenté à un membre de la Chambre des pairs qui passait sa vie dans les maisons de jeu, Reiwardt s'y laissa de nouveau entraîner par lui. Il avait écrit à sa cousine et à sa mère qu'il reviendrait dans six semaines, et que ce délai était nécessaire pour terminer l'affaire qui l'amenait à Londres. Hélas ! six semaines après il n'était plus Reiwardt, le fiancé d'Adeline. Il n'était plus ni fils, ni frère ; il était joueur. La fascination était complète. Le jeune homme qui, plein de franchise, d'espérance et de joie, avait quitté le château paternel, avait déjà disparu. Un homme pâle, au front jauni par les veilles, aux joues creuses et plombées, aux mains tremblantes, aux yeux caves, dont un tremblement nerveux faisait

cligner les paupières et vibrer les prunelles, avait rem-
placé le jeune Reiwardt. Quelques mille livres sterling
étaient déjà tombées de sa bourse dans l'abîme des
maisons de jeu, et le sentiment de sa faute et de sa
honte le rendait si misérable qu'il restait au lit, enseveli
dans son apathie, jusqu'à cinq heures du soir. C'est alors
qu'il retrouvait ses nouveaux associés, toujours actifs à
lui ouvrir une source nouvelle de dissipation et de plaisirs. Les agitations de la veille influaient sur le lendemain; l'usage des liqueurs fortes étourdissait Reiwardt
sur sa situation; enfin quand il vit que quinze mille
livres sterling avaient été englouties par sa folie et sa
faiblesse, il ne songea plus qu'au moyen de réparer sa
faute, en regagnant cette somme. Quelle douleur pour
lui si sa cousine et sa mère apprenaient sa conduite et
les résultats de cette conduite! Il voulut tout hasarder.
Un domaine de huit mille livres sterling fut engagé par
hypothèque. Déjà il se débattait comme l'homme qui se
noie, et luttait avec rage contre le *vortex* fatal qui le
pressait de tout côté. Déjà les dettes s'accumulaient autour de lui; il payait son crédit en achetant cher les
objets que lui livraient ses fournisseurs, et la vie de dissipation et de débauche qui accompagne toujours la passion du jeu épuisait ses dernières ressources. A force
de mensonges et de romans, il persuadait à sa mère que
les lenteurs nécessaires de la jurisprudence anglaise prolongeaient son séjour à Londres. La tendresse d'Adeline
était plus pénétrante; les lettres de Reiwardt, courtes,
brèves et rares, lui apprirent bientôt que le jeune
homme avait trouvé dans la capitale des remèdes sûrs et
faciles contre les regrets de l'absence.

On a beaucoup parlé de la passion du jeu; il me
semble qu'on ne l'a pas décrite. Exclamations, déclama-

tions, apostrophes et élégies des philosophes, tableaux
presque toujours menteurs des écrivains dramatiques,
n'ont pas signalé le véritable caractère de ce démon qu'on
appelle le jeu. Il paralyse toutes les facultés, il éteint
tous les sentiments; tout ce que l'homme possède, cœur,
âme, existence physique et morale, deviennent ses instruments et ses esclaves immédiats; le cœur s'efface,
l'intelligence se pétrifie. Une maîtresse, une religion, un
amour, un Dieu, un art absorbent l'homme tout entier :
c'est le jeu. Pourquoi m'arrêter sur ces détails qui sont
devenus le lieu commun du romancier, bien que nul
écrivain n'ait daigné descendre dans les profondeurs de
cette passion? Ai-je besoin de dire que chaque jour Reiwardt jouait et perdait davantage, que plus les chances
l'accablaient, plus il hasardait? Ce jeu désespéré retint
Reiwardt à Londres pendant cinq mois entiers. Il avait
dévoré les trois quarts de son patrimoine. Plongé dans
une stupide indifférence, il laissait souvent les lettres de
sa mère, celles d'Adeline, sans y répondre. Enfin, la mère
inquiète et commençant à soupçonner que ce long séjour devait cacher quelques mystères peu honorables
pour son fils, prit le parti de s'adresser à l'avoué de
Reiwardt, M. Twister. Elle lui demandait quelles affaires
si importantes pouvaient retenir son fils à Londres pendant un espace de temps si considérable. Twister répondit qu'il ignorait absolument le motif qui avait retenu
M. Reiwardt à Londres pendant plusieurs mois, car son
affaire pouvait se terminer en huit jours, disait-il.

Pritchard, intendant de Reiwardt, et chargé de la surveillance spéciale de ses domaines, était un vieillard plein
d'honnêteté, élevé dans la famille, et qui, du rang infé-
rieur de groom, ayant passé par tous les grades de la do-
mesticité, s'était identifié à la fortune, au nom, à la ré-

pulation, aux intérêts de Reiwardt. Le père de notre
jeune homme avait en mourant recommandé à sa femme
et à son fils de le traiter comme un ami. C'était sur ce
pied en effet qu'il était placé dans la maison; et lui aussi
s'étonnait et s'inquiétait du long séjour que faisait son
maître dans la capitale, mais surtout des sommes énormes qui lui étaient demandées. « Que peut donc faire
à Londres M. Eugène? se demandait-il, » et le pauvre
homme n'arrivait à aucune solution satisfaisante. Mais
quand il fallut envoyer au jeune homme les titres de ses
propriétés, nouvelle surprise, nouvelle terreur plus
grande encore. Il soupçonnait bien que tout n'était pas
dans l'ordre et que son maître faisait là-bas quelques folies; il était loin de prévoir où ses folies aboutiraient.
Aussi la lettre suivante fut-elle un coup de foudre
pour lui.

« Mon cher et fidèle Pritchard, si vous avez quelques
égards pour moi et quelque désir de me servir, en voici
l'occasion. Je vous demande d'abord un profond silence,
et ensuite une obéissance aveugle. Depuis quelques mois,
j'ai eu le malheur de m'engager dans des spéculations
qui ont *épouvantablement mal* tourné; il me faut vingt
mille livres sterling au moins avant la fin de cette semaine, ou je suis ruiné. Le seul moyen que j'aie de me
procurer cette somme, c'est d'engager ma terre d'Herefordshire. Sans cette ressource mon nom est flétri, et
l'honneur de ma famille compromis. Ainsi, Pritchard,
mon vieux et fidèle serviteur, faites-moi parvenir tous
les papiers nécessaires d'ici à deux jours. Pensez, mon
ami, que je suis le plus malheureux des hommes, et au
nom de mon père et de l'amitié que vous portez à ma
famille, veuillez ensevelir à jamais mon secret. »

Le quart d'heure qui suivit la lecture de cette épître.

fut pour le vieil intendant une cruelle épreuve; la lettre était tombée de ses mains, et, la tête élevée, les mains jointes, les yeux au ciel, il se demandait si son devoir n'était pas d'aller apprendre toute la vérité à la mère de Reiwardt. Après une longue hésitation, il allait se diriger vers l'appartement de mistriss Reiwardt, quand un domestique l'avertit que cette dernière le faisait demander.

Au milieu de sa chambre à coucher, dans son vieux fauteuil de velours violet, la mère était assise, les mains jointes sur ses genoux et tremblante; son visage pâle exprimait toute sa douleur; quelques mèches de ses cheveux blanchis s'échappaient de dessous son bonnet passé de mode. Adeline, appuyée sur le fauteuil, pleurait à chaudes larmes. Lorsque l'intendant fut introduit près d'elles, Adeline, essuyant ses pleurs et retrouvant son sang-froid :

— Asseyez-vous, Pritchard, lui dit-elle. Mais qu'avez-vous? Comme vous êtes agité ! Asseyez-vous.

— J'avoue, bégaya-t-il en passant sa main sur son front, que... je... j'ai de la peine à vous voir ainsi troublée... ainsi émue...

Mistriss Reiwardt l'interrompit en remettant entre ses mains une lettre ouverte qui était sur la table. Voici ce qu'elle contenait :

« Madame, lady Hester Grippleby, ma cliente, consent à prêter à monsieur votre fils de nouvelles sommes qu'il veut emprunter en engageant son domaine d'Herefordshire; je désire savoir s'il y a quelque hypothèque sur cette terre, et, dans le cas où cette hypothèque existerait, à quelle somme elle monte. Cette lettre est absolument confidentielle, madame; si M. Reiwardt apprenait que je vous ai écrit à ce sujet, la négociation serait rompue; je vous prie donc, madame, de la tenir secrète, et de croire à mon profond respect.

» DODSLEY, avoué. »

Le pauvre vieil intendant s'arrêta au milieu de cette lecture, essuya ses lunettes qu'obscurcissaient les larmes, étancha la sueur froide qui couvrait son front, puis déposa le papier sur la table sans dire un seul mot; tous trois se taisaient. Quelques faibles accents murmurés par la mère ne purent être saisis par l'intendant, qui se tourna du côté d'Adeline.

— Mistriss Reiwardt vient de me parler, je crois?

La jeune fille remua la tête sans parler, sans cesser de tenir son mouchoir appuyé sur ses yeux.

— La volonté de Dieu soit faite, s'écria mistriss Reiwardt! Mais j'ai bien peur qu'Eugène, mon pauvre Eugène et nous tous ne soyons ruinés.

— Ah! ne dites pas cela! ne dites pas cela, s'écria l'intendant; sans doute mon jeune maître fait quelques folies, mais tout n'est pas perdu; non, tout n'est pas perdu.

— Vous le saviez, Pritchard, et vous ne me l'avez pas dit.

— Ah! madame, chaque soir je priais Dieu de m'indiquer un moyen honnête et convenable de vous instruire de tout sans blesser la probité.

— Mais pourquoi ne me l'avoir pas dit?

— Parce que j'étais son intendant, son serviteur, et qu'au moment où j'aurais trahi sa confiance, j'aurais été chassé.

Mistriss Reiwardt connaissait l'honnêteté parfaite de Pritchard et sentit la justesse de sa défense.

— Saviez-vous comment tout cet argent se dépensait à Londres? lui demanda-t-elle.

— Nullement, madame.

— Sans doute il fréquentait les maisons de jeu?

Et en disant ces mots, la figure de la pauvre mère devenait blanche comme le marbre; l'intendant ne répondit pas, et la tête de mistriss Reiwardt se balança lentement; il y eut une pause triste.

— Eh bien! Pritchard, reprit-elle en affectant du sang-froid, dites-nous, mais en toute vérité... combien... combien il a perdu?

L'intendant fit un effort sur lui-même, s'arrêta, hésita, et finit par dire :

— Cinquante mille livres sterling couvriraient à peine, je crois...

La jeune fille poussa un cri; la mère voulut parler, s'agita un moment et retomba évanouie sur son fauteuil. Je ne chercherai pas à retracer ici la longue scène de douleur muette qui suivit cette révélation. La plume reproduit toujours imparfaitement de pareils tableaux.

Pendant que le désespoir le plus profond et le plus amer régnait au château, le paroxysme de Reiwardt prenait un caractère plus frénétique; remords, crainte, rage, horreur de lui-même, sommeil de tous les sentiment honnêtes, mélange de fureur délirante et de léthargie stupide, venaient tantôt l'assaillir, tantôt le plonger dans l'oubli de tout et de lui-même. Les anxiétés de ses jours, ses nuits sans sommeil, ses pertes sans cesse plus considérables, effaçaient le souvenir lointain de sa pauvre mère et d'Adeline. Streighton l'avait circonvenu : non-seulement Reiwardt ne pouvait rien lui reprocher et n'avait contre lui aucune preuve positive, mais le baronnet se trouvait déjà créancier du malheureux jeune homme pour plus de six mille livres sterling. L'enfer au sein duquel vivait Reiwardt épaississait autour de lui sa flamme active.

Chez le baronnet il trouvait des conseils, des consolations, du crédit; c'était Streighton qui lui apprenait à
tromper les créanciers et les huissiers; Streighton qui lui
apprenait à trouver de l'argent sur des lettres de change;
Streighton qui lui versait le vin de Champagne et de Porto;
qui le conduisait à l'Opéra, au milieu de maîtresses brillantes, lorsque son front était chargé de soucis, lorsque
son âme était brûlée de regrets. Ainsi ce démon qui perdait Reiwardt devenait indispensable à sa victime, l'enla-
çait, le pressait, l'incorporait à lui ; il lui imposait la loi
fatale de ne vivre, comme les damnés du Dante, que de
moitié avec son bourreau. Les brigands de bonne compagnie entre les mains desquels Reiwardt était tombé ne lui
laissaient pas un moment de répit. Hillier lui avait fait
connaître cette lady Hester Grippleby, femme aujourd'hui
très-vieille, et qui longtemps liée avec tous les chevaliers
d'industrie de Londres, a fini par amasser une fortune
considérable qu'elle prête à usure aux jeunes dupes de
la table de jeu. Un procureur, autre associé de la bande
noire, se chargea d'en finir avec la fortune de Reiwardt.
Le vice et la ruse apparaissaient nettement sur la figure
et dans tous les actes de ces infâmes; Reiwardt lui-même
finit par pénétrer le secret de ces cavernes où il allait
périr, mais il était trop tard; leur échapper était impossible. Il conçut une espérance folle, dont la lueur dé-
çoit toujours le joueur désappointé. Trompé par eux, se
dit-il à lui-même, si je les trompais à mon tour! Si j'op-
posais la fraude à la fraude! Si j'inventais un coup de
maître, un tour d'adresse dont eux-mêmes ne se doute-
raient pas!...

J'ai su que pendant la nuit ce malheureux, poursuivi,
harassé, tourmenté par sa pensée habituelle, se relevait
en chemise, pieds nus, sans feu dans l'âtre de sa chemi-

née, et que saisissant un des jeux de cartes dont la table
était couverte, il restait là pendant cinq ou six heures,
combinant, méditant, calculant, cherchant le moyen de
faire sauter la banque et d'affermir son triomphe. Devenu méfiant, il ne prit personne pour confident de son
projet. Le procureur lui prêta cinq mille livres sterling;
dans la même journée, lady Hester devait lui envoyer les
vingt-deux mille livres hypothéquées sur son domaine
d'Herefordshire. C'était ce jour-là qu'il avait choisi pour
exécuter le projet dont je viens de parler. Quel jour pour
lui, et qui décida de toute sa destinée!

Depuis deux mois ou environ, j'avais eu occasion de
le voir assez souvent. De violentes attaques de nerfs l'a-
menèrent chez moi. Il m'était impossible de lui fournir
un remède contre sa véritable maladie. Il m'avait intéressé ! Sa figure n'avait rien perdu de cette franchise
ingénue qui le distinguait auparavant, et, malgré son
extrême irritabilité nerveuse, malgré le laisser-aller de
son costume, il avait toujours l'air d'un homme comme
il faut. Le matin du jour fatal qui devait compléter sa
ruine je le vis entrer plus maigre, plus défait, plus hâve
que je ne l'avais jamais vu. Il ne s'assit pas, mais debout devant mon bureau, il me dit d'une voix toute fré-
missante : — Ce soir... ce soir, à six heures, j'ai besoin
d'être calme. Vous voyez comme ma main tremble, et
quel accès de fièvre m'a saisi. Calmez cette agitation,
guérissez-moi d'ici à ce soir ; le pouvez-vous?

Je voulus entrer dans quelques détails, adresser quelques questions au malade, pénétrer la cause de ce trouble violent. Son irritation ne faisait que s'accroître.
Après m'avoir adressé d'un ton bref et mécontent des
paroles injurieuses, il jeta une guinée sur la table et
partit. Je ne le revis plus. Mais je sus de quelle manière

il passa la journée. Habitué à se raser lui-même, il se
sentit la main si tremblante qu'il fut obligé d'avoir recours à un barbier. Au moment de partir pour son expédition, tout habillé, frissonnant des pieds à la tête,
il recommença ses calculs et essaya à diverses reprises
son grand coup, auquel il attachait tant d'importance
et qui lui semblait renfermer le Pactole. Lorsque des
épreuves réitérées lui eurent fait croire que le succès
de son plan était infaillible, il prit envers lui-même une
sorte d'engagement écrit dont le mode et les termes
prouvent assez le délire intime auquel il était en proie.
Avec quelques gouttes de sang qu'il fit jaillir du pouce
de sa main gauche, il traça la promesse qu'il se faisait
à lui-même *de ne jamais jouer, sous quelque prétexte que
ce fût, dès qu'il aurait regagné ce qui était à lui !* J'ai vu
ce singulier document, et je me souviens que les lettres
de la signature, heurtées et incertaines, semblaient tra-
cées par la main d'un vieillard, et non par celle d'un
homme de vingt-trois ans.

C'était chez Apsley qu'on devait se réunir. L'intérieur
de cette maison annonçait plus d'opulence encore que
celle du baronnet : tapis magnifiques, meubles de Boule,
tableaux rares, riches candélabres ornaient les salons.
Vous eussiez dit la demeure d'un agent diplomatique. Les
conviés étaient hommes du monde et ne s'écartaient en
rien de ce que prescrit le bon ton. Oh! si l'on avait su
quelle noirceur d'âme couvraient cette grâce et cette politesse apparentes ; combien de fortunes épuisées, combien de victimes avaient fourni l'or, les broderies, les
candélabres et les draperies dont cet intérieur était orné,
on aurait pas mis le pied sans frémir dans ce sanctuaire
de deuil et de vice. Un moment cette pensée s'exhala
pour ainsi dire autour de Reiwardt, et remplit d'horreur

et de dégoût l'atmosphère qui le pressait ; un moment il revit encore, au milieu de la caverne où il s'était plongé, les douces et tristes figures de sa mère et de sa cousine ; ce ne fut qu'un moment. Après le dîner, pendant lequel personne n'avait parlé du seul objet qui occupât tous les esprits, du jeu, la frénésie de Reiwardt, irritée par de nombreuses libations de vin de Champagne, renaquit avec plus de force que jamais.

Ce fut lui qui donna le signal ; au mot de jeu tous se levèrent comme par magie, et un mouvement simultané, sérieux, sombre, les plaça autour de la table fatale. Parmi les assistants se trouvait un jeune colonel auquel on faisait subir la terrible initiation dont Reiwardt venait d'être victime. Il fallait voir avec quelle pitié douloureuse Reiwardt abaissait sur lui ses regards. Dans le silence le plus profond, le bruit des cartes agitées, froissées, les paroles sacramentelles du jeu étaient les seuls bruits qui se fissent entendre. La rêverie d'Eugène, rêverie pleine d'angoisses, l'attachait sur son fauteuil ; en attendant le grand coup qui devait faire sauter la banque, il restait immobile en face de sir Édouard Streighton, dont le front large et pâle, couronné de quelques boucles de cheveux noirs, dont la physionomie calme et douce, dont les yeux remplis d'éclat et d'expression s'abaissaient vers le tapis vert et suivaient avec un calme profond, mais aussi une attention soutenue, les chances de la bouillotte. Dans un de ces intervalles lucides que nos plus fortes passions nous laissent, Reiwardt eut comme une échappée de vue qui lui montra toute la vérité. Ce salon, repaire de voleurs, ces hommes sans foi et sans loi, ce détestable baronnet qui portait tant de calme et d'élégance dans son brigandage, il vit tout cela clairement. Ses regards, en s'élevant au milieu de ses méditations, rencontrèrent ceux de sir Édouard ; c'était quelque chose d'étrange, sans doute, que ce double regard, le sacrifié et le sacrificateur qui se contemplaient silencieusement et chez lesquels tant de pensées, et des pensées si diverses, restaient muettes.

Je crois que ce regard ranima la fureur du jeune homme : dès que le jeu de bouillotte fut terminé, il proposa d'une voix haute une partie de dés. Apsley venait de serrer dans son portefeuille plusieurs billets de banque arrachés à la nouvelle victime de la soirée. Cette vue acheva d'irriter Reiwardt, qui paria du premier coup trois cents guinées ; il gagna.

On se mit à jouer la rouge et la noire : c'était sur ce jeu que Reiwardt avait placé toutes ses espérances. Il tira froidement son portefeuille de sa poche et déposa sur la table un enjeu tellement fort, que toute la banque aurait sauté s'il eût gagné. Les assistants s'interrogeaient du regard ; on se taisait. Apsley, qui *taillait*, fixa son œil de vautour sur les mouvements du malheureux. En deux minutes, la moitié de l'enjeu fut perdue ; de la main droite il pressait ses tempes brûlantes.

— On refait trente et un, cria Apsley.

Deux minutes après, trois mille livres sterling étaient encore perdues. La combinaison sur laquelle Reiwardt avait compté n'avait aucune valeur, comme il était forcé de le reconnaître ; cependant il continuait toujours, et, jusqu'au dernier billet de banque, il resta, l'œil hagard, constamment attaché à la couleur qu'il avait choisie. Il s'était levé, il se rassit ; sa tête tomba sur sa poitrine, une teinte mate et grise couvrait sa figure ; on lui offrit un crédit illimité. Apsley lui présenta une feuille de papier sur laquelle étaient inscrites les lettres sacramentelles I O U, en lui disant d'apposer là sa signature, et d'y joindre la somme qu'il voulait jouer. Reiwardt, jetant la feuille sur le tapis, s'écria : Non! Et d'une voix plus basse, d'une voix sourde, il ajouta :

— Volé, volé, tout est volé!

Apsley se leva, s'approcha de Reiwardt :

— Monsieur, qu'avez-vous dit?

— Rien, sinon que ma fortune entière vient de m'être volée, répondit Reiwardt sans se lever.

Il y eut un silence de mort dans la chambre.

— Ah çà! mon cher monsieur, reprit Apsley d'un air de dédain calme et ironique, savez-vous que de telles paroles ne passeront pas ici?

Reiwardt était fou de douleur et de désespoir; un hurlement strident lui échappa, et, les deux poings fermés, il se précipita sur Apsley. Ce ne fut plus qu'une scène de consternation et de confusion. Les assistants se jetèrent sur Apsley et son antagoniste; Apsley avait su parer le coup assez à temps pour ne recevoir qu'une légère contusion sous l'œil gauche. Pendant que Reiwardt luttait contre ceux qui l'avaient saisi, Apsley, toujours sardonique, s'écriait :

— C'est un enfant qui a bu; n'y faites pas attention.

— Misérable escroc!

La bouche de Reiwardt était ouverte d'une manière si convulsive, qu'on entendait à peine les paroles qui en sortaient. Apsley riait.

— Quoi! vous n'osez pas me rendre le coup que je vous ai porté?

— Ah! quand vous serez de sang-froid et que je serai sur mes gardes, nous verrons alors, répondit Apsley avec une nonchalance imperturbable.

— Oui, je vous ai frappé, reprit l'autre; oui, drôle!

Apsley lui lança d'un air méprisant sa carte de visite,
et dit :

— Demain matin, quand nous aurons dormi là-dessus,
nous verrons ce que nous aurons à faire. En attendant,
continuons notre partie. Streighton, vous êtes croupier.
Allons, Hillier, Streighton, asseyez-vous; et si ce jeune
homme ne se tient pas tranquille, la police est là.

Le pauvre Reiwardt s'était calmé au moment où la
carte provocatrice était tombée devant lui. Il chercha
une de ses cartes, la lança du côté d'Apsley, et s'écria
d'une voix rauque :

— Quand vous voudrez, où vous voudrez et comme
vous voudrez.

— A la bonne heure! voilà un homme, et un homme
de bonne compagnie. A demain matin, si cela vous convient.

En disant ces mots, Apsley rangeait soigneusement
dans son portefeuille les derniers billets de banque ga-
gnés au malheureux Reiwardt.

— Rien ne me retient plus ici, dit ce dernier avec une
froideur qui était devenue effrayante; prenons nos dis-
positions pour demain.

— Ah! oui, répondit Apsley, toujours battant les cartes. Hillier se chargera-t-il des arrangements nécessaires?

Hillier accepta; sir Édouard Streighton se porta pour
second de Reiwardt, et il fut convenu qu'on viendrait le
prendre chez lui à quatre heures et demie du matin.

La porte se ferma sur Reiwardt. Il franchit du pas
d'un homme ivre l'escalier d'Apsley. En passant sous les
fenêtres de la chambre où se tenait le conclave des
joueurs, il crut, peut-être se trompait-il, entendre de

longs éclats de rire. C'était au milieu de l'hiver; il était deux heures du matin; la neige tombait à gros flocons, l'air était glacé, et les rues se trouvaient désertes. Un garde de nuit qui le voyait chanceler comme un homme pris de vin sortit de sa guérite, et lui demanda s'il voulait qu'on fît approcher un fiacre; pour réponse, il entendit sortir des lèvres de Reiwardt une imprécation démoniaque; il recula épouvanté. Seul, errant à travers ces rues blanches de neige et désertes, tête nue, s'asseyant de temps à autre sur les marches de quelque hôtel, et se cramponnant au grillage dont l'impression glacée rafraîchissait ses mains, il ne voyait qu'une chose dans cette course désespérée : — les six derniers mois de sa vie qui se déroulaient à ses yeux en caractères sanglants.

Arrivé à la porte de son hôtel, il l'ébranla de coups violents; un domestique grelottant et tout effrayé vint lui ouvrir : cet homme semblait vouloir parler à son maître et ne pas oser le faire.

— Fermez la porte et suivez-moi! s'écria Reiwardt d'une voix tonnante. Taisez-vous, taisez-vous! s'écria-t-il; silence, pas un mot.

Reiwardt monta précipitamment l'escalier et ouvrit la porte de son salon. Quels furent son alarme et son étonnement, quand il vit du feu dans la cheminée! Il s'avança. Sa mère et sa cousine, lui tendant les bras, le regardaient fixement. A voir la couleur de leurs visages et l'expression de leurs traits, vous auriez dit deux statues. Les cheveux blancs de la mère flottaient en désordre sur ses épaules; la jeune fille, assise sur un siége bas, serrait convulsivement sa tante. Ces deux personnes ne parlaient pas, ne bougeaient pas. Reiwardt crut voir deux spectres et tomba sur le parquet.

Vers les dix heures du soir, mistriss Reiwardt et sa nièce étaient arrivées à Londres; personne n'avait pu leur dire où Eugène était allé dîner. En entrant dans sa chambre elles avaient vu son pupitre ouvert, et le premier objet qui avait frappé leurs regards était le singulier pacte que Reiwardt avait conclu avec lui-même, et qu'il avait tracé de son sang. Ainsi ces deux malheureuses femmes apprirent que le jeune homme était assis à la table de jeu, et que cette nuit devait décider sa ruine. Il fallut donc l'attendre et l'attendre jusqu'à deux heures du matin. Puis, quand il rentra et qu'elles le virent, furieux, se précipiter dans le salon, qu'on imagine leur douleur. Le valet remonta et vit la porte du salon toute grande ouverte; trois personnes, comme des morts, étaient étendues sur le plancher, la tante et la nièce qui se tenaient embrassées, et à quelques pas le jeune homme; le domestique cria au meurtre, il courut à toutes les sonnettes, il éveilla la maison et le voisinage : il crut que ces trois personnes étaient empoisonnées, et il envoya chercher plusieurs médecins, moi entre autres. De toutes les scènes de douleur et de détresse auxquelles j'ai assisté, nulle ne m'a plus frappé que celle-là. La pauvre mère s'était traînée jusqu'à son fils; Adeline passait sa main sur le front glacé et humide son fiancé : deux de mes confrères s'occupaient de mistriss Reiwardt et d'Adeline. Je donnai mes soins à M. Reiwardt, que je fus obligé de saigner. A quatre heures du matin il était dans son lit un peu plus calme, lorsque l'on frappa plusieurs coups répétés à la porte cochère. Qui pouvait venir à cette heure?

C'était sir Édouard Streighton : son cabriolet s'était arrêté à quelques pas. Quand il apprit que Reiwardt était malade, il traita son indisposition de mauvais prétexte, et fit retentir l'antichambre d'imprécations; je descendis. Il m'avait vu plusieurs fois dans le monde, et me reconnut.

— Ah! c'est vous, docteur, dit-il en ôtant son chapeau. Mais qu'y a-t-il donc? Est-il mort? est-il malade? où est-il?

— Sir Édouard, M. Reiwardt n'a peut-être pas longtemps à vivre.

— Pas longtemps à vivre! A-t-il voulu se suicider?

En prononçant ces mots il avait l'air alarmé.

— Non, répondis-je; mais il a eu une attaque d'apoplexie, et sa vie est en danger. Une visite si matinale et si étrange, monsieur...

— Me concerne seul, monsieur, répondit le baronnet d'un air hautain. Ma visite avait pour objet une affaire de la plus haute importance, et j'ai besoin que vous me donniez votre parole d'honneur que la maladie de M. Reiwardt est sérieuse et bien réelle.

— Réelle ou non, monsieur, je vous déclare que vous ne monterez pas cet escalier.

— Très-bien, répliqua-t-il arrogamment; si Reiwardt est un lâche, tant pis pour lui.

Il se retira. Je ne doutais pas qu'une querelle de jeu, qui devait être vidée le jour même, ne fût le sujet de cette visite si matinale. Je rentrai chez le malade, que je trouvai éveillé, et que je contemplai avec un intérêt plus vif encore. Il se mit sur son séant, sonna, et se frottant les yeux:

— Est-il quatre heures? Sir Édouard est-il venu?... Pourquoi ces bougies? que veut dire cet appareil? Et vous, ajouta-t-il en se tournant vers moi, que venez-vous faire ici? Est-ce que j'aurais été blessé? je n'ai pas la moindre idée de ce combat, pas la moindre. Qu'est

devenu Apsley?.... Mon bras entouré d'un bandage?
(je venais de le saigner) pourquoi cela? j'ai été
blessé apparemment? Ah! les cartes! les cartes! le jeu!
misère!...

Et il retomba sur son lit. Ces paroles vagues, ces
phrases incohérentes changèrent en certitude mes soupçons. Après avoir donné quelques soins au jeune homme,
je passai dans la chambre de la mère; mistriss Reiwardt,
dont la pâleur était extrême et tout le corps agité
d'un frisson nerveux, étendit le bras et me dit à voix
basse :

— Comment se trouve mon fils?

— Bien mal, madame; mais je pense qu'avec des soins
nous pourrons le sauver. Oserais-je vous demander quelle
est la cause de cette indisposition?

La mère et la jeune cousine qui, le visage dans ses
mains, pleurait appuyée sur le lit, remuaient la tête
sans répondre. Enfin mistriss Reiwardt, se parlant à
elle-même :

— Il est vivant! Dieu soit loué; mais il n'a plus rien,
rien au monde. O docteur! ces brigands l'ont dépouillé;
lui, mon fils! mon enfant unique... C'était vous, je crois,
monsieur, qu'il consultait; du moins votre nom se trou-
vait-il souvent répété dans le peu de lettres qu'il nous
adressait. Saviez-vous qu'il fréquentait les maisons de
jeu? saviez-vous qu'il était tombé entre les mains de ces
misérables? Maintenant tout est perdu!...

Je cherchai à consoler de mon mieux cette femme infortunée. Déjà les teintes grises d'une matinée d'hiver
apparaissaient à travers le givre et le ciel brumeux. Je
donnai les ordres nécessaires, et après avoir fait administrer une potion calmante au jeune homme, je rentrai
chez moi. Ma sympathie était vivement excitée, quoique

je ne connusse pas encore les détails de ce triste roman.

La semaine suivante se passa tout entière en douloureuses confessions, en regrets, en scènes de famille, en
amers témoignages de repentir accueillis par le pardon
et l'oubli. Reiwardt, toujours livré à une névralgie violente, se releva cependant; mais une pensée le tour-
mentait; il devait se battre et ne s'était pas battu. Afin
de calmer sa mère et sa cousine, il leur avait dit que le
duel avait eu lieu, mais que personne n'avait été blessé.
A peine rétabli, il écrivit à sir Édouard Streighton, *son*
ami, pour le prier de faire les arrangements nécessaires,
et de convenir avec Apsley et son second de l'heure et du
lieu où l'on se battrait. Dans une réponse assez froide,
Streighton fixa le lendemain matin à sept heures. Quitter sitôt sa mère sans la prévenir! Sa mère, ruinée par
lui! Quelle douleur pour ce jeune homme, extravagant
sans doute et coupable, mais dans l'âme duquel tous les
sentiments honorables vivaient encore. Quelle angoisse,
lorsqu'il passa devant la chambre où sa mère reposait,
et qu'il s'arrêta près de cette porte, sans oser l'ouvrir,
de peur de lui inspirer des soupçons.

La matinée était froide et neigeuse; le givre, détrempé
et glissant, obstruait les rues; le pauvre Reiwardt, enveloppé dans son manteau, avait peine à traverser les
places et les passages dont les détours devaient le conduire à la maison de Streighton. Bientôt la neige tomba,
et quand le jeune homme arriva chez son second, tous
ses membres étaient glacés.

— Comment cela va-t-il, Eugène? lui dit le baronnet
en lui tendant la main; vous allez donc vous battre par
un temps comme celui-ci?

Il ouvrit la fenêtre : un brouillard épais comme la fumée du charbon pénétrait dans la chambre.

— Il faut bien que cette affaire se termine, répondit Reiwardt d'une voix sombre ; vous nous mettrez à la distance que vous jugerez convenable.

— Mon cher garçon, j'ai fait tout ce qui était en mon pouvoir pour arranger cette affaire ; un échange de balles est indispensable ; mais, que diable ! il y a encore moyen de s'en tirer !... Est-ce que vous comptez ajuster sérieusement Apsley ?

— Sérieusement. Je le hais ; je veux sa mort ou mourir.

— Bon Dieu, quelle résolution ! Votre humeur est bien sanguinaire ce matin, Eugène. Après tout, comme vous dites, il faut en finir ; mais prenez garde à vous, j'ai vu Apsley se battre, et je vous assure qu'il ne manque pas son homme. Arrangez-vous pour le tuer, si vous ne voulez pas qu'il vous tue.

Reiwardt ne répondit rien ; le froid avait pénétré jusque dans la moëlle de ses os. S'il n'eût pas craint que Streighton n'attribuât cette demande à la peur, il se fût fait apporter un verre de vin ; son corps tremblait sous l'impression du froid et de la violente émotion qu'il ressentait. On sortit ; la neige s'était changée en pluie très-fine, et le brouillard, au lieu de discontinuer, augmentait d'intensité. Arrivés sur le terrain, Reiwardt et son second ne pouvaient pas se distinguer l'un l'autre à deux pas de distance.

— Diable ! s'écria sir Édouard en boutonnant sa redingote, et en plaçant sous son bras gauche le pistolet chargé ; tout est contre nous : les amorces seront mouillées, la poudre ne prendra pas ; vous ne vous verrez pas, et, par conséquent, vous ne pourrez pas ajuster. Il est absolument nécessaire de vous placer à cinq ou six pieds l'un de l'autre.

— Comme vous voudrez; mais le plus tôt possible, répondit Apsley. Tout m'est indifférent, et je veux en être quitte.

Alors trois figures parurent à travers la brume épaisse; c'étaient Hillier, Apsley et un jeune chirurgien. Les deux antagonistes, sans se voir, se tenaient à quelque distance de leurs seconds. Cependant Hillier et Streighton causaient ensemble, sans se douter que Reiwardt, qu'ils croyaient beaucoup plus éloigné, pût les entendre. Hillier était un ancien militaire accoutumé à ces rencontres, à l'œil d'aigle, au nez crochu, homme sans scrupule.

— Fera-t-il des excuses? demandait-il à Streighton.

— Féroce comme un Algonquin, répondit Streighton. Il veut tout tuer.

— Comme il lui plaira; dépêchons-nous.

— Apsley vise juste.

— Malheureusement il a bu ce matin.

Reiwardt, que ces paroles avaient surpris, se rapprocha pour mieux entendre.

— Dans ce cas-là, continua Streighton, ce pauvre diable de Reiwardt peut encore s'en tirer.

— Mais voyez ce brouillard, il augmente à chaque instant; votre homme a-t-il l'air résolu?

— Sombre comme l'enfer et décidé à nous assassiner tous! Le vôtre, que dit-il?

— Tout en chancelant sur ses jambes, il se moque de Reiwardt.

— Prétend-il le tuer?

— Non, il en sera quitte pour un bras ou une jambe.

— C'est difficile avec un brouillard comme celui-ci.

— Je l'oubliais. Diable! je ne sais trop comment nous ferons?

— Hillier, dit le baronnet en baissant la voix, si nous lui jouions quelque tour de notre métier?

— Et comment faire?

— Il est vrai qu'à douze pas, à huit même, ils seront invisibles l'un pour l'autre.

— Nous ne pouvons pas leur mettre le pistolet dans la bouche.

— Vous voyez bien cette porte; elle est blanche, elle nous apparaît, même à travers le brouillard; si nous adossions Reiwardt contre elle?

— Ah! dans ce cas, je le tiens pour mort, le pauvre diable!

— Ma foi, tant pis pour lui! l'imbécile l'a voulu.

On mesure le terrain; chaque second place son homme.

— Streighton, dit Reiwardt d'une voix très-calme, je ne veux pas être adossé contre cette porte.

— Ah très-bien, très-bien, répond le baronnet en riant; à votre aise, mon cher; placez-vous à trois ou quatre pas en deçà ou au delà.

— Je ne vois rien, répliqua Apsley.

— Ni moi non plus, cria Reiwardt.

— Vous resterez où vous êtes, ce sera un duel de hasard, un coup de dés; seulement, prenez garde de nous atteindre au milieu de ce brouillard de tous les diables.

— Reculez-vous de vingt ou trente pas, reprit Apsley, et dépêchons-nous, j'ai un rendez-vous à dix heures.

Deux ou trois minutes après le baronnet cria :

— Êtes-vous prêts?

La voix de sir Edouard retentit

— Une, deux, trois.

Les deux pistolets partirent ensemble; les deux balles

traversèrent la brume opaque, les seconds s'élancèrent
du côté où la double explosion avait eu lieu.

— Je suis là, cria Reiwardt.

Apsley ne répondit pas ; la balle de son adversaire,
dirigée par le hasard, lui avait brisé le crâne. Bientôt le
chirurgien s'agenouilla devant le cadavre qui n'avait
plus un souffle de vie.

— Vite ! en route ! s'écrièrent Hillier et le baronnet
qui entendaient une foule de peuple accourir. Fuyez,
fuyez ! Mais déjà Reiwardt s'était évanoui près du cadavre de ce misérable.

Lorsque le jeune homme se réveilla, il sentit une main
rude et lourde qui le secouait brutalement par l'épaule,
une voix sévère lui criait :

— Vous êtes mon prisonnier ; un fiacre vous attend à
deux pas d'ici ; il faut me suivre.

Reiwardt se laissa conduire et ne fit aucune résistance ;
seulement on entendait ces mots sortir de ses lèvres
de temps à autre : — Ma mère ! ma mère ! — Bientôt
conduit à Newgate, et sous le poids d'une accusation de
meurtre, ce malheureux jeune homme, ruiné et qui conduisait à la mort par sa folie les seuls objets de son
affection, n'eut plus pour perspective qu'un jugement
criminel et infamant, dont le gibet pouvait être le terme.
Les duels pour cause de jeu avaient été fréquents depuis
quelques années ; les juges et les jurés se montraient
plus sévères que de coutume. Un frère d'Apsley, attaché
à la secte presbytérienne, et d'une excessive austérité, résolut de perdre celui qui venait de tuer son frère ; non-
seulement il se porta l'accusateur de Reiwardt, mais il le
représenta comme homicide par préméditation ; et re-
cueillant de la bouche d'Hillier et de Streighton une

foule d'indications fausses, il mit dans sa poursuite une fureur et un acharnement incroyables.

Je ne traînerai pas le lecteur à travers les scènes d'angoisses qui se déroulèrent alors; — ce jeune homme réduit à un état de demi-idiotisme, et relégué dans une prison parmi les malfaiteurs; cette vieille mère qui ne sortait plus de son lit et qu'un commencement de paralysie attaquait; cette jeune fille cruellement frappée dans toutes ses espérances de bonheur, offriraient, si je voulais suivre toutes ces phases, un tableau trop déchirant. Je me détermine donc à passer sur une infinité de détails qui tous ont laissé en moi une trace poignante. L'infâme coterie à laquelle sir Edouard Streighton servait de centre eut soin de répandre le bruit que Reiwardt, après avoir perdu quelques sommes au jeu, avait voulu assassiner le joueur plus heureux que lui. La vie dissipée qu'il avait menée à Londres lui ayant laissé beaucoup de dettes, tous ses créanciers ajoutèrent à la clameur publique, et les préventions les plus déplorables se formèrent contre Reiwardt.

Chargé de donner des soins à sa mère, je le visitais souvent dans sa prison : aucune circonstance de cette tragédie domestique ne m'échappait. Un jour, comme il venait de me raconter avec détail toute sa vie à Londres, il reçut une lettre dont la suscription parut lui causer une agitation très-vive; c'était la veille de son jugement. — Tenez, me dit-il, lisez; ce misérable Streighton m'écrit; voyez son style; voyez si je ne mérite pas d'être banni de ce monde, pour avoir permis à un tel être de me conduire à ma perte. Je pris la lettre et je lus :

« Mon cher camarade,

» Demain, à neuf heures du matin, sur les bancs d'Old-

Bailey, vous aurez l'honneur de voir votre très-indigne ami
Streighton et notre fidèle Hillier. Ne perdons pas courage;
nous avons fait là trouvaille d'un brave et honorable témoin qui, pour une somme raisonnable, est prêt à jurer
devant le ciel et la terre qu'il nous a vus vous placer à
quarante pas l'un de l'autre, et qu'il vous a entendu
faire à ce pauvre Apsley toutes les excuses imaginables.
Avouez que c'est là un gaillard très-utile et un homme
de ressources. A propos, je suis fâché que notre ami
Apsley se soit avisé de décamper de ce monde sublime
sans me payer trois ou quatre cents guinées qu'il savait
bien me devoir. Ce n'est pas bien à lui. Adieu, Reiwardt;
à demain. »

Je ne puis exprimer l'impression de dégoût produite
sur moi par cette lettre que Reiwardt foula aux pieds,
que je ramassai, et que je conserve comme un document
précieux de ces mœurs.

Mais je m'empresse d'arriver au dénoûment du récit,
à la scène qui devait amener l'héritier des Reiwardt sur
le banc des criminels. A dix heures, j'étais dans la salle
d'Old-Bailey; le matin même quatre assassins condamnés
à mort avaient été pendus, et les exécuteurs des hautes-
œuvres enlevaient la charpente du supplice. Ce spectacle
me fit horreur, j'entrai; une foule de curieux obstruait
les avenues; la chaleur de la salle était étouffante. Parmi les spectateurs je reconnus plusieurs lords, quelques
dandys célèbres par leurs folies et des membres de la
haute noblesse. Les débats avaient commencé; sir
Edouard Streighton, en habit d'uniforme, le menton appuyé sur sa canne, était assis à la droite des juges, près
Reiwardt; Hillier, placé de l'autre côté, fronçait le sourcil et semblait se résigner avec une colère concentrée à
l'ennui de ces débats. Le chef de la bande, Streighton,

conservait encore l'espèce de supériorité que sa vigueur
intellectuelle lui avait assurée; il y avait de l'aisance dans
ses manières, et c'était toujours l'homme de bon ton.

Quant au pauvre Reiwardt, appuyé sur la barre du
tribunal et placé entre les deux démons qui l'avaient
perdu, il était impossible de le regarder sans être
ému de pitié. Une résignation mélancolique respirait
sur tous ses traits ; sa figure, autrefois belle, avait
considérablement maigri, et l'éclat de ses yeux noirs sur
son teint d'une blancheur mate, leur lustre si triste et
si profond, l'espèce de douceur et de sérénité née d'une
longue souffrance et de la conscience de ses torts, inspiraient le plus vif intérêt. C'est un groupe que je n'oublierai pas, qui ne sortira point de ma pensée. En face
du banc des témoins, un homme, boutonné jusqu'au
menton, aux sourcils froncés, à l'air féroce, applaudissait, approuvait d'un signe de tête toutes les fois que les
avocats flétrissaient de leurs injures la conduite et les
mœurs d'Eugène Reiwardt : c'était Apsley, le frère du
mort. Dirai-je combien de calomnies furent mises en jeu,
combien d'invectives furent prononcées; avec quel dédain pour la vérité, avec quelle rhétorique véhémente
les hommes institués pour soutenir les droits de l'innocent, ces hommes qui abusent si cruellement de leur
mission abreuvèrent d'ironie et d'outrage l'infortuné
Reiwardt? Je ne pouvais sans indignation voir ces misérables qui déshonorent, peut-être à leur insu, la plus
belle des professions, qui croient de bonne foi faire un
honnête métier quand ils exercent le plus infâme de tous
en flétrissant par de légères et odieuses calomnies les adversaires souvent fort honorables de clients criminels ;
gens qui s'irritent et se passionnent de sang-froid pour
des intérêts qui ne sont pas les leurs et pour des plaideurs

qu'ils n'aiment ni n'estiment, mais qui paient à un haut prix leurs systématiques colères.

Comme les débats se prolongeaient et que rien ne pouvait encore faire pressentir la décision des jurés, je me rendis près de mistriss Reiwardt, et je suivis dans tout son développement, dans ses craintes, dans ses espérances, la longue anxiété de cette pauvre mère, à laquelle les avocats et les avoués chargés de défendre son fils envoyaient d'heure en heure le bulletin de la séance. C'était un drame que l'arrivée de chaque bulletin. Dans une affaire qu'il était impossible de soumettre aux formalités régulières de la loi et où l'impression morale des juges devait décider du sort de l'accusé, cette impression changeait de moment en moment : tantôt on pouvait croire que la sentence de mort allait être prononcée, tantôt qu'il allait être condamné à l'emprisonnement et à la déportation. Ces fragments de papiers épars sur le lit et sur la table faisaient passer mistriss Reiwardt de l'espérance la plus vive au plus profond découragement.

Ce ne fut qu'après des alternatives cruelles, après avoir lu et relu à plusieurs reprises ces bulletins différents, que le vieil intendant se précipita dans la chambre en s'écriant :

— Absous! absous! il est absous!

Ce pauvre homme était dans le délire de la joie ; il agitait son chapeau au-dessus de sa tête.

La mère se précipita de son lit, et au moment où Eugène, qui suivait le vieux Pritchard, entrait dans la chambre, elle s'élança, pressa son fils d'une étreinte convulsive, et expira . . . .

. . . .

Avez-vous jamais parcouru le champ de bataille cou-

vert de morts et de mourants, prêté l'oreille à ces gémissements, à ces cris, à ce râle? L'intérêt qu'une telle
scène excite est trop douloureux pour que l'œil et l'o-
reille s'y arrêtent, pour que le peintre ait le courage de le
reproduire. Tel serait cependant le tableau que j'aurais
à faire, si je forçais le lecteur à suivre les péripéties de ce
drame.

Le jeune homme ne sortait plus de son lit; la consomption minait lentement la jeune fille; au bout de deux
mois elle n'existait plus. Sir Édouard Streighton eut
l'audace de réclamer en justice la propriété des terres et
domaines que son infamie avait arrachés au jeune
homme. Cet acte le perdit.

Reiwardt sortit de son lit et se releva pour plaider sa
cause. Il développa la longue série d'iniquités dont il
avait été victime, et il éleva même des doutes qui se
transformèrent bientôt en certitude sur les moyens dont
on s'était servi pour gagner des sommes aussi considérables. Les papiers publics retentirent de cette affaire,
et Streighton, effrayé d'un scandale qui ne lui permettait pas de reparaître dans le monde, se hâta de réaliser
ce qu'il possédait et partit pour l'Amérique. La justice
s'empara de ses papiers, parmi lesquels la lettre de Pierre
Eccles fut trouvée. Alors seulement Reiwardt connut
l'auteur du complot dont il avait été victime. Par une
trop juste vengeance, il fit imprimer dans les journaux
la lettre de Pierre Eccles à ses complices, et ce document
curieux de scélératesse étant parvenu jusqu'à l'évêque
dans le diocèse duquel se trouvait Eccles, le misérable
fut exclu de la carrière qu'il avait déshonorée.

Hillier, ou du moins celui dont j'ai voilé le nom sous
ce pseudonyme, est encore plein de vie et d'audace;
il existe à Londres, et sa tête se couvre aujourd'hui de

vénérables cheveux blancs. On peut le voir tous les soirs dans un des célèbres *enfers* de la capitale, le nez surmonté de lunettes vertes, prenant plaisir à faire ou préparer des victimes, spectateur assidu, quelquefois actif des combats de la bouillotte et de la roulette.

Reiwardt, privé de toute espérance, traîna pendant deux années une vie languissante et misérable. Enfin une gastrite sur-aiguë, jointe à la débilité fébrile de tout l'organisme, le jeta dans un tel état de marasme, que l'existence lui devint insupportable. Un soir que j'allais lui rendre visite et que je m'étais arrêté à causer dans son antichambre avec le vieux Pritchard, les gémissements d'un beau chien de Terre-Neuve qui ne le quittait pas nous effrayèrent. Nous montâmes : la porte de son cabinet était fermée; un râle long et douloureux se faisait entendre. Aidé de quelques domestiques, je jetai la porte en dedans; il était là, baigné dans son sang, et tenant encore à la main droite le rasoir fatal. Sur la table de nuit se trouvait une lettre cachetée de noir et dont la suscription portait : « A monsieur Pritchard. » Nous essayâmes en vain de lui donner quelques secours; il n'était plus temps. La lettre adressée à Pritchard contenait un testament en faveur de ce serviteur fidèle et commençait par ces tristes paroles :

« Moi, Eugène Reiwardt, joueur ruiné, après avoir déshonoré ma famille et mon nom, dilapidé ma fortune, tué un homme en duel, assassiné ma mère et ma cousine, je donne et lègue, etc. »

XI

LE BOXEUR ET LA JEUNE FILLE.

—

Vers la fin de l'été de 1824, un orage violent éclata
sur Londres. Je n'oublierai jamais cet orage auquel se
rattachent des circonstances bizarres et des souvenirs
pleins d'intérêt et de douleur pour moi. J'essaierai de
faire partager au lecteur des émotions qui vivent encore
dans ma pensée.

A midi, je remarquai qu'un changement s'opérait dans
l'atmosphère et soumettait peu à peu la nature à une espèce de silence, de stupeur et d'attente. Les nuages s'a-
baissaient, l'électricité s'amassait, le ciel jaunissait et
semblait se rétrécir et se replier autour de nous. Les
animaux frémissants paraissaient pressentir leur danger ;
ils tremblaient d'avance sous le choc que leur instinct
devinait. Il y avait comme une menace suspendue dans
le ciel. La chaleur redoublait à chaque instant ; on voyait
les chiens panteler, leur langue desséchée et brûlante
tomber de leurs gueules ouvertes, les bœufs que l'on
menait à la boucherie rester immobiles et refuser de
marcher. Quoique l'on étouffât dans les rues où le soleil
dardait à plomb, la foule s'y pressait. Il y avait beaucoup
d'agitation dans les esprits. La *Fin du monde* et le *Jugement dernier*, que les enthousiastes et des fous avaient
annoncés, devaient arriver ce jour-là même. Le changement de température, l'aspect du ciel, l'approche de

l'orage ébranlèrent toutes les imaginations : j'en appelle aux souvenirs de ceux qui demeuraient alors à Londres; ils se rappelleront comme moi cette journée, et la fièvre de terreur qui se propageait parmi le peuple, et le fanatisme des uns et l'abattement des autres.

La religion avait trop de puissance en Angleterre pour que ces terreurs ne s'emparassent pas de la nation avec une extrême intensité ! Parmi les personnes que je visitai dans ma tournée du matin à peine un ou deux hommes, appartenant à la noblesse, avaient-ils échappé à cette influence. De famille en famille, je ne recueillais que paroles de terreur. Sur les bornes, au coin des rues, des prédicateurs dont je n'entendais pas la voix s'adressaient à une foule qui les écoutait avec terreur. Leurs gestes traduisaient clairement le texte de leurs homélies. Moi-même je cédai à cette impression générale; et quand je rentrai, fatigué de ma journée, couvert de sueur, j'éprouvai un frémissement nerveux dont je ne fus pas maître.

Je trouvai dans le parloir ma femme, mes enfants et une jeune personne, amie de notre famille, que sa mère nous avait confiée et qu'elle devait venir rejoindre dans quelques jours. Miss Hélène W***, fille unique de mistriss W***, veuve d'un colonel de cavalerie, demeurait avec sa mère près de Windsor. Elle était toute imagination, toute poésie, mais aussi toute simplicité. On l'avait élevée avec soin dans la retraite et rien n'avait altéré cette finesse de perception, cet enthousiasme et cette naïveté qui la distinguaient; nous la regardions comme notre enfant, et notre attachement pour elle augmentait chaque jour. On ne pouvait la connaître sans l'aimer. Vous eussiez pu admirer la délicatesse de ses traits et la grâce de sa taille; mais ce n'était pas tant sa beauté qui étonnait les yeux, que le charme de toute sa personne dont l'âme était pénétrée. Elle était petite, modelée sur le type de l'Hébé antique. Sa physionomie n'annonçait ni la mélancolie d'une femme romanesque, ni la vivacité de l'esprit, mais cette richesse de sentiments tendres, ce luxe intérieur de sensibilité, ces trésors de pensée, rarement unis, on doit le dire, à la beauté physique. Le son de sa voix, pleine, vibrante et moelleuse ; la flexibilité de sa démarche, la pensive ardeur de ses yeux, s'accordaient avec le caractère de sa figure. Elle semblait appuyer mollement plutôt que lancer le regard qui s'échappait d'un œil noir, pénétrant et velouté, brillant sous des cils déliés et longs comme des pinceaux. A peine eut-elle paru dans mon salon, les hommages, les politesses et les visites affluèrent chez moi. Les jeunes gens que je n'avais vus qu'une seule fois dans une maison tierce se faisaient présenter par leurs amis, et ceux qui ne venaient ordinairement que tous les mois me rendirent visite sur visite. On s'informait de ma santé et de celle de mes enfants avec un soin admirable et une régularité touchante. Les mères et les tantes jetaient dans la conversation quelques mots que le hasard semblait amener :

— Mademoiselle W*** est très-aimable. A-t-elle de la fortune ? ou bien : — Votre jeune amie ne peut manquer de trouver un excellent parti. Songe-t-on à l'établir ?

Interrogations dont je devinais facilement le motif, et auxquelles je commençais à m'accoutumer comme à une nécessité de mon état. Quelques jeunes gens embarrassés de leurs personnes cherchaient péniblement de mauvaises excuses, pour expliquer la fréquence singulière de leurs visites ! Un favori dont la main verse les faveurs et les grâces ne se voit pas plus fêté, plus recherché que je ne l'étais alors.

18

Hélène avait fait son choix. De tous les prétendants, le plus calme, le plus paisible, et peut-être le plus digne fut préféré par elle : un jeune ministre, qui allait recevoir les ordres, et qui ne ressemblait en rien à sa fiancée. C'était une de ces âmes douces et pures, vertueuses par tempérament, capables d'un attachement grave et senti, mais qui regardent toute espèce d'enthousiasme comme folie, tout élan d'imagination comme funeste. Hélène et Frédéric Dalwer ne s'accordaient sur aucun point et s'aimaient beaucoup ; chacun d'eux admirait chez l'autre les qualités qui lui manquaient à lui-même. Après leurs longues discussions, il leur arrivait toujours de s'estimer davantage ; et c'était chose curieuse que ce contraste de la poésie et de la prose, de l'imagination et du bon sens, de l'élan et de la raison.

Hélène, dont l'esprit ardent accueillait toutes les idées qui avaient de la grandeur et de l'éclat, fut très-frappée de cette croyance à la fin prochaine du monde, croyance que les théologiens de l'Angleterre ne repoussaient pas et que les journaux, les prédications des orateurs sacrés, même les livres de quelques savants accréditaient. Frédéric était loin de penser comme elle. Avant de se rendre à Oxford où ses devoirs ecclésiastiques l'appelaient, il eut avec elle une conversation très-longue, leurs idées et leurs sentiments différaient ; par suite de cette dissidence d'opinions, leurs adieux furent moins tendres qu'à l'ordinaire. Hélène avait soutenu sa thèse avec une chaleur d'éloquence dont son fiancé avait souri, mais qui avait agi sur l'imagination de ma femme et de mes enfants.

Je passai quelques minutes seulement au parloir et je rentrai dans mon cabinet, où j'avais quelques notes à inscrire. Quand je m'assis, le ciel était jaune, et quel-

ques nuances verdâtres et rousses augmentaient la tristesse de l'aspect qu'il offrait ; la lourdeur de l'atmosphère devenait insupportable. Le coude appuyé
sur ma table et le regard fixé sur cette masse opaque, voile obscur du firmament, je réfléchis pendant
quelques minutes sur cet étrange repos de la nature ;
pas une feuille d'arbre qui remuât dans mon jardin, pas
un souffle de vent qui fît bruire l'objet le plus léger.
J'étouffais, j'ouvris ma fenêtre, je détachai ma cravate,
et j'allais tremper ma plume dans l'encre, lorsqu'une
lumière rouge, infernale, fendant la nue, traversant
l'espace, ouvrant le ciel, sembla pendant six ou sept secondes me révéler l'abîme de l'enfer. Deux ou trois
larges gouttes de pluie tombèrent pesamment sur l'appui
du balcon ; un instant après la foudre éclata. Quelle explosion, grand Dieu ! Si j'essayais d'en donner une idée,
mes expressions passeraient pour hyperboliques. Si le
globe avait quitté violemment sa sphère ; si les fragments de notre terre eussent volé en débris à travers
l'espace, cette destruction d'un monde n'eût pas causé,
je crois, un fracas plus épouvantable. Dieu veuille que
jamais mon oreille ne soit frappée d'un bruit pareil ! Je
m'élançai, renversant la chaise sur laquelle j'étais assis,
incapable de penser, les mains placées sur mes deux
oreilles et fermant les yeux pour échapper à la vive lueur
de cet éclair.

Stupéfait et comme pétrifié pendant quelque temps,
mon premier mouvement, lorsque je revins à moi, fut
de sortir précipitamment de mon cabinet et d'aller trouver ma femme et mes enfants. Ils étaient encore dans le
parloir ; ma femme évanouie, mes enfants autour d'elle,
poussant de longs gémissements et croyant qu'elle avait
cessé de vivre. Je la relevai, la serrai dans mes bras ;

un second coup de tonnerre, un second éclair firent trembler et resplendir toute la maison. Mille volées de canon, vomissant à la fois leurs flammes, auraient à peine rivalisé avec ce tumulte inouï. Tous les carreaux s'étaient brisés; ma femme, à genoux, m'entourait de ses bras. J'agitai vigoureusement la sonnette du parloir et une femme de chambre, tout en désordre, descendit enfin. Je l'envoyai chercher des sels et lui dis de délacer ma femme. Elle se trouvait un peu mieux; je l'avais étendue sur le sofa; les enfants abaissaient déjà le diapason de leurs cris aigus, lorsque la pensée me vint que miss Hélène W*** ne s'était pas montrée pendant cette scène de terreur. Un domestique passait devant la porte ouverte.

— Édouard! criai-je, où est Hélène?

— Miss Hélène, monsieur?... Je ne saurais vous le dire... Ah! si fait, reprit-il; je l'ai vue monter très-vite l'escalier, il y a cinq minutes. Depuis ce moment je ne l'ai pas aperçue.

— Vous l'avez donc vue au moment du premier éclair?

— Précisément, monsieur.

— ..... Ah! entrez dans le parloir et prenez soin de madame.

Je montai l'escalier en criant : — Hélène! Hélène! où êtes-vous? Personne ne répondait. Parvenu aux derniers degrés de l'escalier, je frappai à la porte de la chambre à coucher qu'elle occupait. Cette porte était fermée, mais la clef se trouvait dans la serrure. Point de réponse.

— Au nom du ciel! Hélène, répondez, ou je vais ouvrir.

Étonné, effrayé du silence qu'elle gardait, j'ouvris. Décrire ce que j'aperçus est difficile, communiquer et

faire comprendre la terreur qui s'empara de moi, impossible.

En face de la porte, à trois pieds du seuil, ou à peu
près, Hélène était debout, immobile, les deux bras étendus, les yeux ouverts et fixes. Une partie de ses cheveux
flottait sur ses épaules, une expression de menace alté-
rait la douceur de ses traits. Vêtue de blanc, elle était
plus pâle et plus blanche encore que la mousseline qui
la couvrait. Ses yeux, sans mouvement, étincelaient de
je ne sais quel lustre surnaturel dont la clarté sépul-
crale me poursuit encore dans mes rêves et sera toujours présente à mon imagination. Hélène semblait pé-
trifiée, ses lèvres ne remuaient pas, ses bras restaient
suspendus en l'air, et elle me regardait, elle me regardait !...

Mon pied restait comme attaché au seuil de la porte ;
je n'osais ni parler ni avancer ; ma tête tournait, un
étourdissement involontaire me saisissait, je perdais
l'usage de mes sens : un nouveau coup de tonnerre vint
me le rendre.

Alors je me reprochai ma terreur puérile et je m'a-
vançai vers la jeune fille, dont je saisis les mains ; elles
étaient froides.

— Hélène ! Hélène ! m'écriai-je.

Elle ne répondait pas. Son corps était raide comme un
cadavre, et ses deux bras étendus ne changeaient point de
position. Je la saisis dans mes bras, la portai sur son lit,
l'y étendis, abaissai ses paupières, forçai, non sans peine,
les jointures de ses coudes et de son épaule à laisser
retomber ses bras, et contemplai avec douleur cet étrange
spectacle. Elle était là, privée de sentiment, mais non
de vie, de la faculté de se mouvoir et d'agir, mais non
de respirer. Un souffle imperceptible sortait de ses lèvres

bleuies; un battement extrêmement faible annonçait que
la circulation n'était pas suspendue. Je l'appelai de toute
mes forces, je secouai violemment ses membres. Le tonnerre grondait toujours, l'éclair sanglant rougissait le
ciel. Hélène n'entendait, ne voyait rien; elle ne bougeait
pas, c'était une statue. En vain cherchai-je à découvrir
sur elle une de ces traces que la foudre imprime sur ses
victimes. Le feu du ciel ne l'avait pas frappée. Que lui
était-il donc arrivé? Était-ce la mort? Mais elle respirait. Vivait-elle? Mais qu'était-ce donc que cette vie
sans connaissance et sans mouvement, cette vie d'un cadavre?

Ma femme, étonnée de ne pas me revoir, accourut ac-
compagnée d'une domestique, et redoubla mon trouble
par ses questions multipliées.

— Est-elle morte? La foudre l'a-t-elle frappée? me
demandait-elle, en se serrant contre moi avec terreur!

Sa présence ne pouvait que me gêner. Aussi, me dé-
gageant tout à coup de ses bras qui m'enlaçaient, je la
fis entrer dans une chambre voisine et je donnai ordre
à une domestique de lui obéir et de la soigner. Puis je
retournai près du lit où le corps d'Hélène gisait étendu.
Que faire? Comment traiter un mal dont j'ignorais
la cause et l'influence? Mon savoir, mes études, ma pratique, ma longue expérience ne m'offraient aucun secours, aucune lumière. Je pressais mon front de mes
deux mains, j'interrogeais tous mes souvenirs, pour
y chercher un exemple semblable à celui-ci, un cas dont
la guérison pût me guider dans cette circonstance difficile. Ce n'était ni l'épilepsie, ni l'hystérie, ni l'évanouissement ordinaire. Si je saisissais un de ses bras et que
j'essayasse d'en changer la direction, le membre cédait avec effort, conservait pendant quelque temps l'at-

titude que je lui avais donnée, mais ne tardait pas à reprendre sa première position. Remuais-je ce bras, il obéissait à la pression de ma main, puis il accomplissait lentement, progressivement l'évolution contraire. Je la plaçais sur son séant, elle restait là, l'œil fixe et hagard. Je relevais sa paupière, elle se refermait peu à peu. C'était une horrible chose que cet être animé, mais sans volonté, sans puissance; ces yeux vides d'intelligence et d'âme; ce corps où le sang circulait, et d'où l'âme semblait bannie.

— Ah! monsieur! s'écriait la servante épouvantée; elle est possédée! Satan l'a prise; c'est Satan!

Enfin, une pensée me frappa : ce mal bizarre ne pouvait être que la *catalepsie*, affection rare, mystérieuse, terrible, et qui semble porter dans la vie les caractères de la mort; dans la mort, les principales conditions de la vie. Jamais un cas de ce genre ne s'était offert à mon observation. Je compris comment cette imagination active et ardente, déjà préoccupée de toutes les terreurs que la crainte du dernier jour avait répandues dans le peuple et parmi les classes supérieures de la société, n'avait pu résister au mouvement d'effroi causé par ce coup de tonnerre qui m'avait si vivement alarmé. Elle s'était précipitée vers la porte de sa chambre; et tout à coup, le sang se coagulant dans ses veines, le cerveau comme frappé de paralysie; elle s'était trouvée arrêtée dans cette fuite rapide, elle était restée statue, telle que je la trouvai quand je me présentai à sa porte.

Mais le tonnerre avait-il déterminé quelque lésion organique? était-elle aveugle? ses prunelles dilatées avaient-elles perdu la faculté de percevoir des rayons solaires? Tourmenté de ces doutes qui me montraient trop clairement les limites de la science et le cercle étroit où se renferme la puissance de l'homme, je ne savais quel mode de traitement employer. Cependant il n'y avait pas un moment à perdre; longtemps je me promenai en long et en large dans la chambre d'Hélène : je résolus de m'en tenir au traitement antispasmodique. Une saignée abondante faite au bras, des vésicatoires derrière les oreilles, un bain de pieds à la moutarde ne produisirent aucun effet; une petite dose d'opium et de l'éther que je forçai la pauvre malade d'avaler n'eurent pas plus de succès. Ses pieds, presque échaudés par leur immersion dans une eau bouillante et sinapisée, restaient blancs et sans chaleur. La détermination du sang vers la tête était si forte et si obstinée, que tous ces moyens employés à la fois n'avaient pas pu en triompher. Je me décidai à faire appliquer une ventouse entre les deux épaules.

Au moment où j'écrivais cette ordonnance, ma femme qui se trouvait, comme je l'ai dit, dans la chambre voisine, éclata de rire. Je courus à elle; une violente convulsion nerveuse causait ce rire spasmodique. Je la saignai; j'envoyai mon valet de chambre chez le pharmacien, et je revins près du lit où Hélène se trouvait toujours sans mouvement.

Pendant que je lui donnais mes soins, on frappa très-fort à la porte; le domestique vint alors me dire qu'on avait besoin de moi dans une des maisons voisines, que le malade était à toute extrémité, et que les plus prompts secours étaient nécessaires. J'avais toute confiance dans l'habileté de celui qui devait appliquer la ventouse, et je suivis l'homme qu'on m'avait envoyé. La pluie tombait encore par torrents; l'orage continuait avec fureur. A trois portes de la maison que

j'habitais, mon guide, s'arrêtant, me fit monter jusqu'à
un troisième étage dont la porte était ouverte.

. . . .

J'avais vu cette jeune fille, si intéressante et si belle,
frappée de léthargie par la foudre. Un spectacle bien dif-
férent de celui-là m'attendait chez le malade que j'allais
visiter.

C'était un boxeur de profession, nommé Billy Wedelkiff, homme athlétique, l'un des plus célèbres de sa
confrérie, et qui avait souvent remporté le prix des
combats sanglants dans lesquels il brillait. Le matin
même, il avait assisté comme juge à une de ces solen-
nités, qu'un grand repas avait couronnée. Pris de vin et
incapable de se conduire, il était remonté en tilbury et
avait regagné Londres; son cheval, épouvanté par l'é-
clair, avait pris le mors aux dents et renversé la fragile
voiture qui, entraînant le boxeur dans sa chute, avait
disloqué le coude-pied de sa jambe gauche. Quelques
passants, qui le trouvèrent dans cet état sur la grande
route, le firent transporter dans sa maison, dont une taverne occupait le rez-de-chaussée. Dès les premières
marches de l'escalier j'avais entendu ses gémissements,
ou plutôt ses hurlements mêlés de malédictions effroya-
bles.

Au fond d'une chambre en désordre, dont l'ameu-
blement annonçait quelques prétentions à un luxe de
mauvais goût, le boxeur était étendu sur un lit enveloppé de rideaux rouges. Sa jambe nue pendait à terre.
Il était d'ailleurs tout habillé; son frac bleu à boutons d'or, sa culotte courte de velours gris et plucheux,
étaient souillés de boue et déchirés en plusieurs endroits.
Rouge de vin et de colère, cette figure grasse et gonflée
grinçait des dents et blasphémait, livrée à une horrible

agonie. C'était affreux à voir, ce visage défiguré par la torture qu'éprouvait Billy, ce front et ces joues d'un bronze ardent, ces muscles tendus comme des câbles qui se tordraient, ces grosses dents qui se broyaient avec fureur; il fallait entendre ces anathèmes jetés sur l'orage, sur le temps, sur le repas, sur l'ivresse, sur sa femme qui se tenait près de lui, sur lui-même, sur sa folie, sur son cheval, sur le tonnerre qui grondait, sur Dieu qui faisait gronder le tonnerre. On ne peut rien imaginer de plus hideux. Je reculai d'un pas.

— Mais, ma bonne femme, dis-je à mistress Billy, qui tremblait de tous ses membres, ce n'était pas moi, c'était le chirurgien qu'il fallait envoyer chercher.

— Il nous tuera tous! Soulagez-le, soulagez-le, monsieur, de grâce; faites quelque chose pour lui! s'écria la pauvre femme éplorée et se tordant les mains. Alors le furieux se retourna, et s'appuyant à demi sur son coude :

— Oui, docteur, me dit-il, faites quelque chose pour moi, comme dit cette coquine... et que tous les diables vous bercent! Oh! que je souffre! Voyez-vous ce pied, cette jambe! Cheval maudit! je le briserai, je le moudrai, je le mangerai, ce cheval infernal, aussitôt que ma chienne de jambe pourra marcher!

En disant ces mots, il secouait ce pied qui pendait tout sanglant, et auquel un débris de bas bleu était encore collé par le sang caillé qui couvrait sa blessure. Cette force physique et brutale, luttant contre l'agonie et se débattant avec désespoir; cet athlète dénué de toute sensibilité morale et livré à sa fureur; cet homme sans Dieu, sans âme, en proie aux convulsions d'une douleur intense, éclairé de temps à autre par les sillons ardents qui se croisaient dans le ciel, donnaient l'idée de l'esprit de l'abîme, rugissant au fond du gouffre qui le ren-

ferme. Le bruit de la foudre se faisait toujours entendre;
sa femme se mit à genoux près de son lit.

— Mon cher Billy, lui dit-elle, le docteur s'en ira si
vous parlez ainsi. Mon Dieu! je vous en prie, calmez-
vous, ou le docteur ne voudra pas vous soigner.

— Qu'il essaie, qu'il essaie, s'écria le boxeur en serrant ses poings; qu'il s'en aille, s'il ose. Je suis boiteux,
n'est-ce pas? Eh bien! tout boiteux que je suis.... je le
rattraperai, le docteur... je lui apprendrai la politesse, au
docteur... Voici ma jambe, monsieur le médecin, qu'y
a-t-il à faire? Répondez vite, docteur; c'est le nom que
vous vous donnez, je crois?

Mon premier mouvement fut de me retirer et d'aban-
donner à son sort l'homme brutal qui m'insultait. Mais
je jetai les yeux sur sa femme; ce fut d'elle que j'eus
pitié. Sans répliquer un mot, sans regarder le malade,
je me mis à genoux, et j'essayai de détacher le bas qui
était adhérent à la plaie. Quelque précaution que j'ap-
portasse dans cette opération, elle était fort douloureuse;
à mesure que le bas cédait à la main qui l'attirait, le
corps du patient tremblait, la fureur contractait ses sourcils, la rage paraissait le gagner, ses lèvres écumaient;
enfin il éclata.

— Docteur! docteur! misérable! maladroit! vous ne
savez pas votre métier. Un enfant, un enfant, mordieu!
s'y prendrait mieux que vous! Oh! laissez-moi, laissez-
moi, quittez-moi!... Au diable! je ne veux pas de
vous!

Et il se leva, le poing fermé, prêt à m'assommer sur
la place. Je rappelai tout mon sang-froid, et je dis à sa
femme d'appeler quelqu'un. J'écrivis quelques mots au
crayon, et j'adressai ce billet à un chirurgien de mes
amis qui demeurait dans le voisinage. J'allais sortir; la

femme de Billy se jeta entre la porte et moi, et me supplia de rester : son mari, disait-elle, avait bu; il souffrait beaucoup, je devais lui pardonner. Demain il me remercierait de tous mes soins.

— Prenez pitié de lui! s'écriait-elle, prenez pitié de lui; vous voyez qu'il est ivre.

— Viens ici, dit le boxeur à sa femme d'une voix de tonnerre! Elle s'approcha : il la saisit par l'épaule, et, de sa main herculéenne, la lançant avec la plus grande violence loin de lui :

— Va, va, descends vite, drôlesse!... Ah! je suis ivre!... Ah! tu prétends que je suis ivre!... Hors d'ici! A l'instant hors d'ici, ou je te!...

La malheureuse, épouvantée, descendit l'escalier avec précipitation, et me laissa seul en face de ce damné. Le seul motif qui pût me retenir là, ce fut, je l'avoue, la crainte de le voir se lever, s'élancer de son lit, et m'écraser de cette force que la fureur augmentait encore. Je pansai sa plaie : elle devait le faire beaucoup souffrir; je fis une lotion d'eau tiède, et j'attendis la venue du chirurgien, qui ne tarda guère à paraître. Je respirai plus librement; j'allais enfin sortir et retourner vers l'angélique créature qui réclamait mes soins.

— De grâce, restez ici, me dit le chirurgien à demi-voix. Il éprouvait la même crainte que moi.

Nous eûmes beaucoup de peine à poser l'appareil. Jamais une bouche d'homme ne vomit contre son semblable de plus ignobles, de plus grossières invectives. L'orage n'avait pas cessé, mais la pluie s'était un peu apaisée; les éclairs et les coups de foudre devenaient plus fréquents et plus rapprochés. Je pensai que cette clarté vive et terrible pouvait incommoder le malade, et j'abaissai l'une des jalousies.

— Voulez-vous relever cette jalousie? s'écria Billy; relevez-la vite, morbleu! dépêchez-vous! Croyez-vous donc que je ressemble à mon cheval, et que j'aie peur d'un éclair? — Non, non, continua-t-il en jurant; je veux le voir cet éclair qui m'a cassé la jambe... je veux le voir... Ah! c'est cela; je veux le maudire, le maudire à mon aise, lui et le Dieu qui l'a fait.

Le poing fermé, les lèvres couvertes d'écume, il levait la tête, un nouveau flot de clartés rougeâtres l'inondait; il blasphémait toujours; le chirurgien, homme pieux, fit un mouvement d'horreur et de dégoût et le menaça de le quitter s'il ne se taisait.

— .... Faites votre affaire, mêlez-vous de ce qui vous regarde! cria le boxeur.

Je plaçai alors mes deux mains sur mes yeux éblouis par un nouvel éclair. Quand l'explosion de la foudre se fut fait entendre, et que je regardai autour de moi, je vis le boxeur debout sur son lit, les mains en avant, la tête renversée, les yeux saillants et hors de leurs orbites, la figure livide, les prunelles immobiles et dilatées; il rappelait Elymah, le magicien, l'un des personnages d'un tableau de Raphaël; ses lèvres fermées ne remuaient plus, il ne disait rien, il ne bougeait pas. Il était aveugle.

L'éclair, qui s'était joué autour de nous sans nous blesser, venait d'éteindre le regard du blasphémateur. Le chirurgien et moi, nous examinâmes ses prunelles: leur immobilité, leur insensibilité étaient complètes; nous le questionnâmes, il ne répondit pas et retomba sur son lit comme une masse inerte et sans vie. Par intervalle, un sourd gémissement grondait au fond de sa poitrine haletante; murmure affreux, râle d'angoisses, de rage ou de repentir. Enfin, il se retourna sur le lit, pressa de la main ses deux paupières, et après ce mouvement convulsif, il ne bougea plus. Dès lors le chirurgien fit de sa jambe ce qu'il voulut. De furieux notre boxeur était devenu stupide, abattu, insensible aux plus poignantes douleurs. On devine avec quel empressement je quittai, pour me rendre auprès d'Hélène, sa chambre, où le chirurgien resta.

. . . .

. . . .

Hélène se trouvait dans le même état qu'avant mon départ; — la mort qui respirait. Les sinapismes avaient rougi et brûlé la peau; les vésicatoires avaient enlevé l'épiderme sans réveiller la sensibilité de la malade, sans l'arracher à sa torpeur. Ses yeux étaient fermés, la pommette de ses joues était très-pâle, sa bouche s'entr'ouvrait comme pour parler. Ma femme, assise au chevet, restait muette, et la domestique ne pouvait revenir de cet effroi, qui rendait sa présence et ses services inutiles. Neuf heures venaient de sonner. Quelle journée! Les prédictions des enthousiastes, l'effet de cette électricité dont la masse accumulée avait enfin déchiré les nues qui la contenaient; cet orage plus violent que les orages du tropique; la catalepsie foudroyant l'objet des affections les plus tendres de notre famille; cet homme du peuple, aveuglé devant moi par un éclair qui semblait venger Dieu même; cette coïncidence d'événements, ce mélange de toutes les terreurs, auraient abattu les plus fortes âmes. Je sentais ma fermeté ébranlée; il me restait à peine le sang-froid nécessaire pour consoler ma femme qui pleurait.

Je demandai de la lumière; deux ou trois fois je promenai devant les yeux d'Hélène la bougie allumée; les paupières ne remuèrent point, les prunelles ne se contractèrent pas. J'ouvris un canif, je fis le geste d'en plonger la lame nue dans l'œil droit de la malade; elle ne remua pas. Je pris sa main, elle était froide et humide. J'appuyai la pointe d'un grattoir sur la racine des ongles, la partie la plus sensible de tout le corps; je fis retentir à son oreille les bruits les plus dissonnants, les plus aigres, les plus éclatants : aucune de ces expériences n'eut de succès. Las de tant d'efforts inutiles, découragé, je confiai la malade à une garde que je fis appeler, et que je chargeai de m'avertir si elle venait à faire le moindre mouvement, puis je rentrai dans mon cabinet.

J'écrivis aussitôt à la mère d'Hélène et au jeune Frédéric, les suppliant tous deux de ne pas perdre un instant, de se mettre en route, et de se rendre chez moi. Les livres de médecine que je consultai jetèrent peu de lumière sur le point qui m'intéressait; je cherchais des remèdes, et je trouvais des théories fantastiques, d'inutiles classifications, de vagues hypothèses. La fatigue m'accablait; je remontai pour voir encore la jeune fille; elle avait conservé la même attitude. Je m'assis un moment près d'elle.

— Pauvre enfant! me dis-je, au moment où je la quittai, en baisant son front pâle et froid; pauvre enfant! Quel fléau mystérieux t'a frappée? Quel démon bizarre s'est emparé de ta beauté? Froide comme la tombe, et belle comme la vie! Brillante de jeunesse, et morte sans cesser de respirer! Ton intelligence vit-elle encore sous le linceul qui te couvre? L'âme a-t-elle quitté son enveloppe? Où es-tu? Qui es-tu? Te verrai-je longtemps sur les confins de ces deux mondes qui te réclament tous deux, auxquels tu appartiens à la fois? Ah! pauvre ange! Que Dieu m'éclaire! qu'il m'enseigne, à moi, homme faible et sans ressources contre ton malheur, un moyen de te sauver!

Je ne pus rester dans la chambre; je sortis, les larmes dans les yeux, et j'allai chercher un repos que je ne trouvai pas. Une nuit agitée devait suivre les agitations cruelles de cette journée. Tantôt je revoyais Billy Wedelkiff, debout sur son lit, blasphémant et tout empourpré par le feu du ciel qui l'aveuglait; tantôt la malheureuse jeune fille, dans sa bière, les yeux ouverts et les mains étendues. Ces objets se confondaient et leur mélange me réveillait en sursaut. Aussi me levai-je de très-bonne heure.

Hélène, que je visitai et dont la situation n'avait pas changé, était plus pâle que la veille. Les sinapismes cessaient de produire leur effet et la froideur glaciale des extrémités ne diminuait pas. Cependant il me sembla qu'une contraction nerveuse à peine perceptible avait resserré ses narines; j'y introduisis un pinceau imbibé de sel ammoniaque délayé dans de l'eau. Ce stimulant, dont l'énergie est puissante, fut inutile. Je ne savais à quel remède avoir recours; un seul moyen me restait : l'application d'un cautère sur l'épine dorsale. Peut-être cette excitation violente de tout le système nerveux triomphera-t-elle de la léthargie. Avant d'employer ce dernier remède, je résolus d'aller consulter un des médecins les plus célèbres de notre époque, le docteur A***, mon ami, qui avait fait de la catalepsie un des objets de ses études spéciales. Dès huit heures du matin, j'étais chez lui.

— Quoi? me demanda-t-il, après avoir écouté mon récit, cette jeune fille si remarquable, que j'ai vue à l'église, près de vous?

— Elle-même!

— Sa physionomie m'a frappé. Pendant que l'on chantait, ses yeux brillaient d'une exaltation singulière. Et comment l'avez-vous traitée?

Je donnai au docteur les renseignements qu'il désirait; il approuva le mode de traitement que j'avais suivi et cita plusieurs exemples de catalepsie, la plupart suivis de mort. Je placerai ici quelques-uns des résultats de sa conversation et de son expérience. Ils ont d'autant plus de prix qu'ils ont rapport à une maladie peu connue, mal étudiée, dont les fanatiques se sont emparés pour leur intérêt, et que plusieurs hommes de l'art ont rayée de leur nosologie, comme un mal illusoire, fils de la déception et de la crédulité.

— Ce n'est pas, me disait le docteur, une maladie, c'est une anomalie pathologique. Le docteur Cullen ne veut pas reconnaître de véritable catalepsie; il la confond avec l'apoplexie foudroyante et regarde comme illusoires et simulés tous les exemples de catalepsie cités par différents auteurs. Je ne puis être de son avis; je pense, avec Van-Swieten, que cette pétrification de l'existence, glaçant les membres, arrêtant les mouvements, paralysant la volonté sans suspendre la circulation et sans éteindre la vie, toute rare qu'elle soit, est réelle et mérite d'être observée. Celse appelle ces malades *attoniti* (foudroyés), désignation qui leur convient admirablement. Van-Swieten compare, et non sans justesse, la figure des cataleptiques à cette tête de Méduse qui frappait de stupeur ceux qui la regardaient.

> . . . . . Medusæ
> Saxifici vultus[1].

— Vous même, docteur, vous avez soigné des cataleptiques?

[1] Claudien.

— Sans réussir à les sauver. Voici l'exemple le plus remarquable de ce genre de maladie qui se soit offert à moi dans le cours de ma pratique. Il y a cinq ans, on m'appela près d'une jeune personne qui venait de tomber en catalepsie. Lorsque j'entrai, elle était assise, occupée à un travail de tapisserie, le corps droit, la tête légèrement abaissée, tenant d'une main le canevas et de l'autre l'aiguille qu'elle passait à travers la maille. C'était chose gracieuse et touchante que cette statue animée, dans une attitude simple et naturelle, le front lisse et serein, le visage très-pâle, la respiration imperceptible. L'art et l'imagination ne produiront jamais rien de tel. Déplaçait-on un de ses membres, faisait-on jouer une de ses jointures, son corps cédait, comme un mannequin à ressort, aux mouvements qu'on lui imprimait. Les muscles même du cou étaient soumis à cette loi; on pouvait à volonté redresser, tourner, abaisser sa tête, elle obéissait à toutes les impulsions et conservait l'attitude qui lui était donnée. Je soulevai doucement sa paupière; l'iris de la prunelle tremblait et chatoyait; peu à peu la paupière redescendit et s'abaissa. Je renouvelai l'expérience, et j'approchai des yeux une lampe allumée. L'iris se contracta fortement et la paupière descendit avec un mouvement spasmodique. Une demi-heure après mon arrivée, elle n'avait pas changé d'attitude; mais, tout à coup, sans se remuer, et presque sans ouvrir les lèvres, elle chanta. Une mélodie écossaise, plaintive, languissante, dont elle répéta les sons et ne prononça pas les paroles, fut sa première cantilène. Ensuite, elle répéta, mais en prononçant très-distinctement les paroles et la musique, la romance d'*Otello*,

Assisa al pie d'un salice.

enfin, un air très-triste, dont je ne connais pas l'auteur.

Une passion profonde, une mélancolie intense respiraient dans ces tristes mélopées ; je ne fus pas étonné d'apprendre qu'un amour trompé avait causé cette maladie nerveuse dont le dernier paroxysme avait quelque chose de si étrange. Cinq minutes après, un long soupir sortit de sa poitrine ; ses membres se détendirent ; elle porta ses mains sur ses yeux, qu'elle se plaignit de ne pouvoir ouvrir ; tout son corps trembla violemment ; elle essaya de se lever, mais en vain.

Cependant elle avait retrouvé la mémoire et la faculté d'agir. Elle détailla les symptômes de son mal ; elle nous apprit ce qu'elle avait souffert, ce qu'elle avait senti. Alors le spasme universel se renouvela sous une autre forme. L'expression de ses traits était passionnée. De temps en temps elle proférait des paroles inarticulée et des cris aigus ; ses mains jointes et fortement pressées, son sourcil abaissé, son front ridé, ses muscles violemment tendus, faisaient peine à voir. Une apoplexie foudroyante termina sa vie.

Sans parler de ces phénomènes du système nerveux, dont le charlatanisme et le fanatisme abusent, et que l'on peut révoquer en doute ; de ces malades cités par le docteur Petetin de Lyon, qui voient, qui sentent, qui écoutent *par l'estomac*, un de mes confrères, longtemps chirurgien dans un des régiments de notre armée d'Espagne, m'a raconté un fait de ce genre très-bizarre et très-curieux.

Un moine franciscain, voyageant à pied dans les Asturies, vit la foudre tomber à deux pas de lui, et demeura sans connaissance. D'autres voyageurs le ramassèrent, le crurent mort, et le firent transporter au couvent le plus voisin. On l'exposa dans la bière ouverte, au milieu de l'église, suivant l'usage d'Espagne. Les cierges illuminaient la noire enceinte de l'église ; le *De profundis* re-

tentissait, quand le moine, sortant de cet état coma-
teux, étendit les bras, secoua le linceul, et se leva debout dans le cercueil qui allait se refermer sur lui pour
toujours.

En général, les femmes sont plus sujettes que les
hommes à cette espèce d'*hystérie*. Les révulsifs sont excellents; si votre malade est encore en proie au même
spasme, ce soir, je vous conseillerai de faire usage de la
pile galvanique. Aime-t-elle la musique?

— Avec passion.

— Il faut en essayer. Lorsque la pile de Volta aura
remué le système nerveux, nous ferons de la musique
auprès d'elle. Vous avez chez vous un orgue dont les
basses sont magnifiques : il nous servira ce soir.

Nous convînmes que le docteur se trouverait chez moi
le soir même, que l'appareil galvanique serait prêt, et
que nous tenterions ce moyen de guérison, qui d'ailleurs m'inspirait des craintes. Il me rappelait un souvenir terrible.

J'étudiais l'anatomie à Londres, vers la fin de septembre 1808. Un nommé Caster avait été pendu dans la matinée, et son corps venait d'être livré aux expériences
de l'amphithéâtre. La corde qui l'attachait au gibet une
fois coupée, on enleva la calotte qui retombe sur les
yeux des suppliciés; sa figure contractée était horrible.
Il portait encore sa veste de futaine, sa culotte de vieux
velours bleu et son gilet noir. Condamné à mort comme
assassin, on pouvait lire sur sa physionomie les traits caractéristiques du meurtre et du crime. Lorsque le premier choc galvanique le frappa, ce cadavre se leva sur
son séant, ouvrit la bouche, montra deux rangées de
dents blanches, remua les bras, renversa d'un coup de
poing l'un des assistants qui se trouvaient près de lui, fit
étinceler des yeux menaçants, et parut prêt à fondre

sur nous. Nous reculâmes tous, consternés, convaincus que c'était une résurrection véritable. Un jeune étudiant tomba évanoui; nous-mêmes, nous fûmes quelque temps sans reprendre l'usage de nos facultés et de retrouver le calme nécessaire pour continuer nos expériences. Le corps était retombé sur la table.

Il fallut se résoudre à frapper d'une commotion si redoutable cette délicate enfant, dans l'espoir incertain de la sauver. Je la trouvai plus pâle encore que la veille : on n'avait pas pu lui faire avaler une cuillerée d'*arrowroot*. La garde avait croisé les mains d'Hélène sur sa poitrine, et sa tête était tournée vers la ruelle du lit; le corps obéissant avait conservé cette attitude.

— Cette chère enfant, disait la bonne femme, j'avais peine à la voir ainsi, les bras pendants le long du corps; j'ai voulu qu'elle eût l'air de dormir.

Tous les remèdes que j'avais ordonnés, inutiles; l'impossibilité de lui faire prendre aucun aliment; la pâleur croissante de ses joues; la crainte d'une mort subite au milieu de sa catalepsie, peut-être avant le retour de sa mère et de son fiancé; toutes ces idées m'accablaient. Je ne cessai de la contempler, de la toucher, de l'appeler; — vainement. Enfin le soir vint, et le docteur A*** parut.

Je soulevai la malade : elle était sur son séant, toujours belle, et de la beauté la plus touchante. J'ouvris ses paupières; les yeux étaient fixes, brillants; je ne sais quoi de la terrible expression que l'on observe dans les regards des épileptiques rendait l'éclat de ses yeux sinistre et difficile à supporter. Ses bras, que nous avions soulevés, se reployèrent avec lenteur. Je ne saurais décrire le vide, l'absence, l'air étonné, le froid de marbre de cette physionomie. Je fis sortir la nourrice et apporter l'appareil galvanique. Dès que la commotion se fit sentir, le sang afflua vers les joues, puis vers le front, les paupières se remuèrent vivement, la bouche s'ouvrit, elle eut l'air de regarder autour d'elle et de vouloir s'élancer. Je crus qu'elle se penchait vers moi, qu'elle allait parler, qu'elle me reconnaissait.

— Hélène! Hélène! m'écriai-je, ma chère Hélène, dites une parole, une seule, dites-moi que vous vivez!

Hélas! m'entendre, me reconnaître, me parler, elle ne le pouvait pas; déjà elle était retombée, en proie à ces convulsions que le galvanisme cause et dont la vue est affreuse. Je me reprochai la cruauté de cette expérience. Si les ressorts de cette frêle machine allaient se briser sous un effort trop violent! Si les débris d'une existence si compromise tombaient en poussière sous la pile de Volta! Je regardai tristement mon ami qui déposa la baguette, et s'assit, le front appuyé sur sa main.

— Je ne sais plus comment procéder, me dit-il. J'attendais beaucoup de cet essai. Maintenant mon savoir est à bout. Croyez-vous qu'elle soit sujette à l'épilepsie?

— Non que je sache!

— A-t-elle peur du tonnerre?

— Elle aimait à entendre le bruit de la foudre et à voir les éclairs briller.

— Pensez-vous que l'éclair l'ait aveuglée?

— Je ne puis avoir à ce sujet aucune idée positive; l'immobilité des prunelles n'est peut-être qu'un des symptômes de son mal.

— Et vous attendez sa mère?

— Oui, Frédéric D***, qui doit l'épouser, et sa mère vont arriver chez moi; je les attends.

—Ah! Dieu! s'écria le docteur en joignant les mains; que de malheurs! Quel chaos de peines! Mais, mon cher, vous ne résisterez pas à tant de secousses. Du courage, mon ami, du courage! je suis forcé de vous quitter à présent. Mes malades réclament ma présence. Il faut que je parte. Au revoir; si quelque chose de nouveau arrive, appelez-moi.

Fatiguerai-je le lecteur de l'éternelle description d'un état qui ne changeait pas? Je fis frotter de moutarde les parties du corps les plus sensibles; j'introduisis des matières sinapisées dans les narines. Toujours la même insensibilité. Un de mes enfants entra avec sa mère dans la chambre à coucher, monta sur le lit, secoua le bras d'Hélène, la croyant endormie, la caressa de ses petites mains, ouvrit ses yeux de ses petits doigts.

— Ma cousine, ma belle cousine Lène, allons, réveillez-vous; papa dit qu'il est temps de se lever. Pourquoi donc dormez-vous les yeux ouverts?

Enfin, ne pouvant soutenir ce regard de Méduse, l'enfant terrifié se jeta en bas du lit et courut se cacher derrière sa mère. On m'apporta une lettre; je reconnus l'écriture, adressée à miss Hélène W***. Elle portait le timbre de Lincoln, et non celui d'Oxford, ce qui m'étonna. Je l'ouvris. C'étaient des paroles légères, gaies, plaisantes! Frédéric, au lieu de se rendre à Oxford, avait pris la route du comté de Lincoln où demeurait une de ses cousines, à la noce de laquelle il était convié. Il écrivait à sa fiancée :

« ..... Chère Hélène, j'espère que le jugement dernier et ses trompettes vous ont laissé cette vie, cette grâce, ce charme qui vous distinguaient. Moi, qui aime tout ce qui est vous, je serais désolé, je vous assure, qu'un bel ange eût emporté sur ses ailes la plus faible partie de vous-même. Vous avez cependant un grave péché sur la conscience. Vous m'avez dit *adieu* bien froidement : vous méritez toute la vengeance et toute la colère di-

vine; et si le ciel est juste, je serai bientôt chargé de
cette vengeance, etc., etc. »

Ma femme, à la lecture de cette lettre, fondit en larmes; je me hâtai d'écrire à Frédéric et j'adressai à Lincoln, chez sa cousine, ma lettre, qui contenait l'invitation
la plus pressante de se rendre à Londres, chez moi. Pour
ajouter à notre chagrin, la situation d'Hélène s'ébruita,
se teignit de couleurs fausses; et les échos du monde s'en
emparant, comme il arrive toujours, défigurèrent la vérité, la couvrirent et l'altérèrent de leurs ridicules ampli-
fications. C'est un des maux qu'entraîne la publicité. Le
secret des familles, l'intimité des douleurs les plus secrètes, deviennent le jouet et la proie d'un oisif! Pauvre
Hélène! être l'objet de la pitié publique; qui sait? du ridicule peut-être! Cette idée m'affligeait. Je ne pouvais
plus arrêter sur elle mon regard, je n'osais monter dans
sa chambre.

Le doyen de Winchester, père de l'une de mes malades, s'aperçut de ma tristesse, de mon accablement, et
m'en demanda la cause; je lui racontai ce qui était arrivé. Il m'écouta; et quand j'eus achevé mon récit, des
pleurs mouillaient les yeux de cet homme vénérable.

— Mais pourquoi n'avoir pas essayé l'effet que produirait la musique? me dit le doyen.

— J'ai été si troublé, je l'avoue, par les résultats ef-
frayants de la commotion galvanique et par la crainte de
voir cette malheureuse enfant succomber sous mes yeux,
que je n'ai plus songé à ce dernier remède, sur lequel
j'avais cependant compté.

— Allons, mon cher docteur, il faut en faire l'épreuve.
Pardonnez à un vieux ministre, ajouta-t-il en appuyant
sa main sur mon bras, si je mêle une pensée religieuse
à vos soucis et à vos soins. Pourquoi cette harmonie sur
laquelle vous fondez quelques espérances ne serait-elle

pas celle de la prière? Appeler la bénédiction de Dieu sur nos efforts, cela ne nuit jamais.

Je me taisais, et il reprit :

— Je ne suis pas un fanatique, vous le savez, mais un homme raisonnable et d'une imagination assez froide; je me suis toujours défié de l'enthousiasme. Mais quand toutes les ressources humaines nous manquent, lorsque notre pouvoir et notre force sont épuisés, que faire, je vous prie, si ce n'est de nous tourner du côté de Dieu? Accordez-moi donc ce que je vous demande. Ce soir, je viendrai lire ici, en face de la malade, les prières de notre rituel; les sons de votre orgue suivront ou précéderont les prières. Si vous aviez le malheur de la perdre, du moins ne vous reprocheriez-vous pas une tentative aussi innocente, une expérience sans danger. Mon ami, je vous le répète, la pensée de Dieu ne fait jamais de mal.

Je cédai; les paroles du vieillard m'avaient ému. Cette cérémonie solennelle, et que dans une autre circonstance j'eusse peut-être jugée puérile, devait avoir lieu à huit heures du soir. Dans l'intervalle, la mère arriva.

Hors d'elle, la mère serra dans ses bras sa fille immobile, muette, incapable de lui répondre. Je contemplais les gestes passionnés, les lamentations terribles, les mouvements violents de l'une, l'insensibilité de pierre et le silence imperturbable de l'autre; l'agonie de la douleur chez la femme âgée, la vie suspendue et glacée chez la jeune fille! Hélène, soulevée par sa mère, resta debout sur son lit, la main en l'air et la tête tournée vers nous, comme si elle eût voulu nous annoncer quelque grand mystère, une menaçante révélation d'en haut! Quel cœur assez ferme n'eût pas frémi? J'éloignai mistriss W***, qui, lorsqu'elle revint à elle, m'apprit que plusieurs événements semblables avaient eu lieu dans sa famille,

et que l'aïeule d'Hélène était restée huit jours entiers en
léthargie.

Un domestique fut chargé d'aller avertir mon confrère
le docteur A*** et le maître de musique d'Hélène, que
je les invitais à se trouver tous les deux chez moi à
huit heures du soir. Je fis porter dans le salon l'orgue,
instrument sur lequel la jeune fille s'était souvent exer-
cée et dont la belle et pleine harmonie avait pour elle
un charme particulier. Dernière espérance! si ce moyen
manquait le but, la terre allait s'ouvrir pour elle, si jeune,
si digne d'amour. Mon cœur saignait. Peut-être, me dis-
je, quelque fibre secrète, vibrant à l'unisson de cette harmonie qu'elle aime, s'éveillera dans son sein; peut-être
Dieu ne voudra-t-il pas la retirer du monde. L'heure
sonna. J'entendis la voiture du doyen rouler, puis s'arrêter à ma porte. J'allai à sa rencontre.

— Que la paix soit dans votre maison, me dit le vieillard; qu'elle soit avec tous ceux qui l'habitent.

Je l'introduisis dans le salon; l'organiste le suivait.
Quelques minutes après, on annonça le docteur. Le
doyen s'assit devant une table sur laquelle on avait placé
une Bible et un livre de prières. Trois domestiques et
moi nous descendîmes la jeune fille que ma femme venait
d'habiller; une pâleur blafarde régnait sur son visage,
elle était plus maigre que la veille, et l'on ne pouvait,
sans une émotion qui approchait de l'angoisse, contempler ces joues creuses et blanches; cette physionomie languissante, mélancolique, immobile. Enveloppée
dans un long cachemire blanc, ses cheveux noirs cachés
sous un bonnet de tulle, les yeux fermés, les mains
jointes, plus pâle que le linge qui la couvrait, plus semblable à un cadavre sous le linceul qu'à une femme vivante; — je la déposai dans la vieille chaise longue
que j'avais fait placer entre le doyen et l'orgue. Le doc-

teur A*** s'assit à la droite de la malade, et moi à sa gauche; le doyen fit signe à l'organiste qu'il pouvait commencer.

Tout se taisait. L'hymne sublime de Martin Luther se fit entendre au milieu du profond silence. Mes yeux étaient fixés sur Hélène. Cette mélodie majestueuse, ces accords moelleux et suaves qui descendaient dans nos âmes, qui ravissaient nos esprits, tombaient sur elle comme la musique des cathédrales sur les piliers immobiles qui se tiennent debout dans leur enceinte. Je me désespérais! Si ce moyen est inutile, que faire? Tout le monde s'agenouilla; le doyen se leva, et d'une voix solennelle, tremblante, il lut d'abord le soixante-onzième psaume; puis, saisissant la froide main de la malade, et tombant aussi à genoux, il récita les versets suivants du huitième chapitre de saint Luc.

« Comme il parlait encore, on vint dire au chef de la synagogue : Ta fille est morte, ne dérange pas le maître.

» Mais Jésus, entendant cela, dit : Ne crains rien, crois seulement, elle vivra.

» Il ne permit qu'à Pierre, Jacques et Jean, et aux père et mère de la jeune fille de rester dans la même chambre qu'elle. Tous ils pleuraient. Mais il dit : Ne pleurez pas. Elle n'est pas morte, elle dort. Mais ils se moquèrent de lui, sachant bien qu'elle était morte.

» Et il les fit sortir, prit la jeune fille par la main et l'appella, disant : Vierge, lève-toi! Et son âme revint, et elle se leva aussitôt..... »

Les lèvres d'Hélène n'ont-elles pas remué, sa bouche ne s'est-elle pas ouverte? Je le croyais, je m'élançai vers elle; mon imagination me trompait. Aucun symptôme n'annonçait la convalescence. Au cinquième ou sixième verset, le doyen fut arrêté dans sa lecture par un grand bruit. On frappait à coups redoublés et violents à la porte de la rue.

— Allez voir, dit ma femme d'une voix entrecoupée et tremblante.

Avant que le domestique eût exécuté l'ordre de ma femme, nous vîmes Frédéric se précipiter dans la chambre, les vêtements en désordre, l'œil égaré, tout couvert de poussière.

— Hélène! Hélène !

A l'aspect de ce cadavre blanc, il tomba; puis, reprenant ses sens, il se traîna jusqu'à elle et la saisit dans ses bras. Reproduire sans cesse des tableaux qui réclament les mêmes couleurs; exprimer goutte à goutte, pour ainsi dire, la longue et inexprimable douleur de ces journées, — tâche trop pénible pour moi, et trop fatigante pour ceux qui me lisent.

— Tu ne veux pas me parler, Hélène? tu ne le veux pas !

Et en prononçant ces mots il se livrait aux actes d'une complète insanité. Je reportai dans son lit la malheureuse enfant, qui au milieu de cette scène était restée calme comme la mort..... A quoi bon prolonger la description de ces journées douloureuses?

Hâtons-nous d'atteindre le dénoûment d'un drame cruel. Le jeune Frédéric, après une saignée abondante, retrouva l'usage de sa raison. La mère, saisie d'une fièvre ardente, fut obligée de garder le lit. Le lendemain du jour où nous avions tenté l'expérience inutile dont je viens de faire le récit, le vieux doyen revint me voir, et nous montâmes dans la chambre à coucher d'Hélène. Tout annonçait que la mort réelle succéderait bientôt à cette mort apparente.

— Eh bien! mon ami, me dit le vieillard en s'asseyant près de mon lit; elle est entre les mains de Dieu, nous avons fait tout ce que nous pouvions faire, il ne nous reste qu'un seul et douloureux asile; la résignation aux desseins de la Providence. L'Être éternel qui lui a donné la vie peut seul la sauver.

— Hélas! maintenant nous n'avons plus rien à espérer que du ciel.

— Combien de temps croyez-vous que cet état puisse durer?

— Bien peu de temps. Elle n'a pas pris d'aliments depuis le commencement de la crise. L'organisation la plus robuste ne supporterait pas cette épreuve.

— Bon Dieu, si cette léthargie durait plus que vous ne le pensez; si l'on croyait la vie éteinte chez elle, et si l'on se trompait!... Ah! j'espère, ou plutôt je suis certain, mon cher docteur, que jamais vous ne livrerez ses restes à la terre avant d'avoir acquis la preuve la plus certaine de la mort.

Je ne fis aucune réponse. La peine que je ressentais était amère, elle était profonde.

— Savez-vous, continua l'ecclésiastique, parlant un peu plus bas et presque timidement; savez-vous quelle étrange pensée m'a traversé l'esprit ce matin? Dans cette stagnation des facultés physiques, supposez que l'esprit et l'âme eussent conservé leur énergie, leur puissance!

Je ne pus m'empêcher de frémir. En effet, dans la plupart des exemples de catalepsie cités par les médecins, les malades que l'on est parvenu à guérir ont déclaré avoir entendu tout ce qui se disait autour d'eux.

— Pauvre Hélène! repris-je, si elle nous entendait.

On fit quelque bruit à la porte: je l'ouvris pour savoir ce qui se passait au dehors, je refermais cette porte et je tournais la tête du côté du lit, quand la voix du doyen frappa de nouveau mon oreille.

— Grand Dieu! s'écria-t-il.

Je le vis s'éloigner, pâle, et tomber sur la chaise qui se trouvait près de la fenêtre. Hélène, que peu de secondes auparavant j'avais vue dans son attitude et son immobilité ordinaires, les yeux fermés et le teint pâle, avait maintenant les yeux ouverts, étincelants d'une sorte de lueur sinistre. Le sang coulait à flots de sa bouche et de ses narines. Un spectacle plus terrible ne s'est jamais offert à moi. Je ne pouvais ni m'avancer, ni reculer, ni m'asseoir. Le charme était donc enfin brisé! Le spasme avait cessé.

J'appelai des domestiques, je leur dis de soutenir le doyen, de le conduire dans la chambre voisine et de le soigner. La garde, toute tremblante, apporta des éponges, des serviettes, de l'eau chaude. En lavant les narines et la bouche de la malade, on favorisa l'évacuation du sang, et on l'empêcha de se coaguler. Le premier son qui s'échappa de sa poitrine fut un long soupir; on eût dit qu'un poids intolérable venait de l'écraser, et que ce poids une fois retiré elle respirait librement. Peu à peu ses paupières retombèrent, elle tourna la tête, et porta vers sa figure une de ses mains tremblantes. Elle poussa ensuite un second soupir, et rouvrit les yeux, dont l'expression, à ma grande joie, était plus naturelle et plus vivante. Elle les porta languissamment autour d'elle, sembla examiner les rideaux du lit, puis les referma. Elle eut beaucoup de peine à avaler une petite cuillerée d'eau mêlée d'eau-de-vie. Je fis préparer un bain de pieds afin d'égaliser la circulation du sang, puis penché sur son lit, interrogeant les mouvements de sa physionomie avec la plus pénible anxiété, j'embrassai son front et lui dis tout bas.

— Hélène, comment vous trouvez-vous?

Elle se retourna, ouvrit des yeux languissants et tristes, remua faiblement la tête et ne répondit rien.

— Souffrez-vous?

Un demi-sourire se dessina sur ses lèvres, mais elle ne prononça pas une syllabe. Je comprenais que son état d'épuisement demandait du repos. J'ordonnai qu'une potion calmante lui fût donnée goutte à goutte, et je rentrai dans mon cabinet, après avoir reconduit jusqu'à sa porte le vieux doyen que cette résurrection inattendue avait ébranlé, et qui s'était trouvé mal. Jusqu'à une heure du matin je restai enfermé, méditant plutôt qu'étudiant et plongé dans une rêverie profonde. A une heure, je montai chez Hélène; bien que je marchasse très-doucement, mon approche l'éveilla en sursaut : elle avait dormi depuis mon départ. Elle me regarda; c'étaient bien là ces regards doux, tendres, enthousiastes, que j'avais souvent admirés, et dont l'expression n'était qu'à elle; j'allais donc la retrouver! Mon cœur bondissait de joie. Après m'avoir contemplé attentivement, elle parut me reconnaître, ses lèvres remuèrent à peine et elle murmura ces mots, si doucement que je les devinai plutôt que je ne les entendis :

— Embrassez-moi.

En déposant le baiser d'un père sur le front de cet enfant, mes larmes coulèrent.

— Ne pleurez pas, dit-elle d'un ton aussi faible qu'auparavant!

Doucement, elle étendit hors du lit sa main qui tremblait, la plaça dans la mienne; et je pressai ses doigts déliés et amaigris avec une émotion que je ne saurais rendre. Elle vit mon agitation; des larmes mouillèrent ses yeux, elle sembla prête à me parler. Je la suppliai de ne pas prononcer une parole jusqu'à ce qu'à ce qu'elle eût retrouvé toutes ses forces ; et je résolus de quitter la chambre pour qu'elle restât dans le silence et le repos. Je lui dis encore adieu, l'embrassai une seconde fois, serrai encore cette main délicate dont la pression répondit à la mienne, et allai chercher un peu de repos. De quel fardeau j'étais délivré ! Avec quelle joie je communiquai à ma femme cette nouvelle ! J'avais recommandé à la garde de venir m'avertir si quelque changement s'opérait dans la situation de la malade. Elle dormit profondément jusqu'à neuf heures. On lui donna un peu d'*arrow-root*. Je la trouvai plus forte que je ne l'aurais espéré.

— Comment vous portez-vous ? me demanda-t-elle d'une voix ferme qui me surprit.

Je la félicitai et je m'assis près d'elle.

— L'orage est-il passé ?

— Oh ! il y a longtems, longtemps, ma bonne Hélène !

Elle ne savait rien de sa léthargie, du danger qu'elle avait couru ; elle ne se doutait pas du temps qui s'était écoulé.

— Ainsi, personne de votre famille n'est malade ? reprit la jeune fille. Votre femme ?

— Vous allez la voir.

— Et personne n'est blessé ?

— Personne.

— Ah ! bon Dieu ! que j'ai eu peur, que j'ai eu peur !

— Allons, Hélène, ne parlez pas de cela !

— Et le monde n'est pas... Rien n'est arrivé ?... Tout est comme autrefois ? Ses regards m'interrogeaient curieusement, avidement.

— Vous me demandez si la fin du monde...

— Oui, oui.

— Oh ! non ; c'était un orage très-violent.

— Il est donc passé ?

— Tout à fait.

J'essayai ensuite, mais inutilement, de détourner son attention d'un sujet qui l'obsédait encore... Je lui demandai si elle avait faim. Elle répondit, non pas à l'idée que j'exprimais, mais à sa propre pensée.

— Vîtes-vous jamais un éclair pareil à celui-là ?

— Il était effrayant.

— Oh ! oui, très-effrayant... Et j'ai vu, à travers sa clarté, des figures si affreuses, docteur...

— Vous parlez comme une enfant !... Taisez-vous, Hélène !

— O docteur, je les ai vues ; elles approchaient, elles approchaient de moi...

Elle pâlissait et rougissait tour à tour, et sa voix tremblait. Je lui ordonnai d'un ton sévère de mettre un terme à ces discours.

— *Dites à Frédéric de venir ce soir*. Il faut que je le voie. J'ai quelque chose à lui communiquer.

L'élan et l'énergie avec lesquels elle prononça ces mots me troublèrent. On ne lui avait pas dit que Frédéric fût à Londres. Comment l'avait-elle deviné ? La folie commençait-elle à s'emparer d'elle ? J'allai m'habiller, et revins la voir avant de commencer mes visites. Je la trouvai fort bien et lui dis quelques mots. Au moment où j'allais sortir, elle me fit signe de la main et répéta encore d'un ton solennel :

— Je veux voir Frédéric ce soir.

Puis elle se retourna, comme si tout son désir, tout ce que renfermait son âme eût été contenu dans cette injonction.

Je cédai. Je me hâtai d'aller chez le jeune homme, très-faible encore, mais capable de se lever. Il écouta en silence ce que j'avais à lui apprendre. La joie que lui causait la nouvelle si heureuse, si inattendue que je lui

20

apportais n'éclata pas en larmes ou en cris violents, son bonheur fut muet. Extrêmement surpris de l'invitation que la jeune fille lui adressait :

— Quoi, personne, s'écria-t-il, ne lui a dit que j'étais ici ?

— Non, certes.

— Vous avouerez, docteur, que cette espèce de divination est étrange. Qu'en pensez-vous, dois-je y aller ?

— Je le crois : un refus causerait peut-être des accidents plus graves que votre présence. D'ici à ce soir, d'ailleurs, vous me reverrez, et je vous avertirai de ce qui se sera passé.

Il me promit de m'attendre. Je rentrai chez moi. Hélène était beaucoup mieux que dans la matinée ; son rétablissement me sembla certain. Le pouls était régulier, la pâleur avait diminué. Elle me reconnut et me parla d'un ton affectueux ; puis, lorsqu'elle me vit toucher le bouton de la porte, elle se leva sur son séant :

— *N'oubliez pas !* me dit-elle avec une énergie singulière, il faut qu'il soit ici ce soir.

Cette obstination, la solennité avec laquelle ces paroles étaient prononcées, l'accent presque tragique de sa voix me confondaient. Je fis avertir Frédéric qu'il pouvait venir.

La soirée était belle ; une soirée de juin, transparente, magnifique. Pas un souffle de vent, pas un nuage au ciel. A l'occident, quelques teintes rouges et bleues admirablement fondues dans le reste du firmament, un azur profond, ici plus pâle, là plus foncé. Ma femme était assise au pied du lit de notre convalescente ; j'étais debout près du chevet. Elle était belle encore et calme ; un air de sécurité angélique régnait sur son visage. Ses cheveux séparés négligemment sur son front en faisaient ressortir la blancheur ; ses yeux brillaient d'un

éclat singulier; des teintes pourpres coloraient de temps
en temps ses joues, puis faisaient place à une pâleur complète; cette circonstance me semblait bizarre et me donnait quelque inquiétude.

— Hélène, lui dit ma femme, comme ce soleil couchant est beau!

— Que je le voie! que je le voie! s'écria-t-elle.

Elle se souleva un peu, contempla quelques moments
ce beau spectacle, puis tout à coup :

— Il va venir, n'est-ce pas?

— Je l'attends, il ne peut plus tarder. Mais, chère
Hélène, pourquoi donc avez-vous exprimé si souvent
le désir de le voir?

Elle soupira et baissa la tête.

J'avais recommandé au jeune homme de se contraindre et de laisser paraître aussi peu d'émotion que possible. J'entendis enfin ses pas; il montait l'escalier avec
le docteur A*** que j'avais prié de l'accompagner. Mon
cœur battait violemment; j'avais redouté cette entrevue;
j'en craignais les suites.

— Frédéric vient d'arriver, dis-je très-doucement.

J'observai avec attention la convalescente : elle n'était
point troublée.

— Voulez-vous qu'on le fasse entrer, Hélène?

— Non, pas encore, reprit cette extraordinaire fille;
dans quelques secondes!

Elle ferma les yeux et parut se recueillir pendant près
d'une minute.

— Maintenant, faites-le entrer.

Je pris le bras de la pauvre enfant, et plaçai mon
doigt sur l'artère pour observer le battement de son
pouls; il était très-égal et ne s'accéléra pas un seul instant. Le docteur A***, sur le bras duquel le jeune
homme s'appuyait, entra d'un pas lent. Dès que la jeune

fut aperçut Frédéric, une espèce de sourire calme et divin s'épanouit sur son beau visage : c'était une grâce inéffable, un sourire d'ange. Elle lui tendit la main droite, qu'il pressa sur son cœur sans prononcer un mot.

Ses yeux ne se détachaient pas du lit où cette chère enfant reposait. Je ne sais si ce fut une illusion, mais je crus voir un changement étrange s'opérer en elle, un nuage voiler ses traits, ses joues pâlir et se plomber, ses lèvres se fermer. Je me levai; le docteur s'approcha. Son regard qui rayonnait demeurait attaché sur Frédéric. Elle éleva doucement vers lui ses deux bras, il se pencha vers elle :

— *Prépare-toi !*

Elle ne prononça que ces deux mots, d'une voix vibrante et faible.

Sa pâleur augmente; ses bras retombent : ce sont ses dernières paroles, c'est son dernier souffle.

Le jeune Frédéric expira au bout d'une année, le cœur rempli de ce souvenir, l'oreille encore frappée du dernier mot solennellement prononcé par Hélène.

Je raconte les faits de la vie, les drames de la réalité, je n'ai pas d'explication à donner, pas de commentaires à soumettre au lecteur.

Que les romanciers dénouent, selon leurs caprices ou leur talent, les drames qu'il leur plaît de créer.

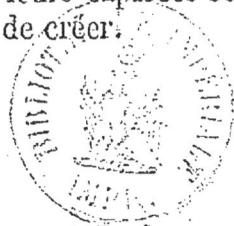

FIN.

Pás. — Typographie de Mme Ve Dondey-Dupré, rue Saint-Louis, 46.

BIBLIOTHÈQUE NOUVEL

à 1 franc le volume.

FORMAT IN-16, IMPRIMÉ AVEC CARACTÈRES NEUFS SUR BEAU PAPIER SATINÉ. L
500 000 LETTRES AU MOINS, VALEUR DE DEUX VOLUMES IN-OCTA

VLUMES PARUS ET A PARAITRE.

A. DE LAMARTIE

Geneviève, Histoire d'une Servante   1 vol

ÉMILE DE GIRARDIN

Le Droit (2e édition).   1 vol.
La Politique universelle.   1 vol.

THÉOPHILE GAUTIER

Théâtre de poche . . . .   1 vol.
Le Capitaine Fracasse.   1 vol.

ALPHONSE KARr

Histoires normandes . .   1 vol

MÉRY

Les Nuits parisiennes. . . .   1 vol

STENDHAL (BEYLE

Le Rouge et le Noir. . . .   1 vol.
La Chartreuse de Parme. . .   1 vol.

**Mme DE GIRARDIN — THÉOPHILE GAUTIER,
SANDEAU ET MÉRY**

La Croix de Berny. . . .   1 vol.

PHILARÈTE CHASLS

Souvenirs d'un Médecin. . . . . .   1 vol.

HENRI MONNIER

Mémoires de M. Joseph Prudhomme.   2 vol

ALEXANDRE DUMAS FILS

Diane de Lys. . . . .   1 vol.
Le Roman d'une Femme. . . . . .   1 vol.

Mme LAFARGE

Heures de Prison. . . .   1 vol.

LE COMTE DE RAOUSSET-BOULBON

Une Conversion. . . . . . .   1 vol.

CHAMPFLEURY

Les Bourgeois de Molinchart. . .   1 vol

AMÉDÉE ACHARD

La Robe de Nessus. . . . .   1 vol.
Belle-Rose. . . . .   2 vol.

JULES GERARD (LE TU

La Chasse au Lion. ornée
gnifiques grav , par Gus

TAXILE DELi

Charges et Portraits poi
littéraires

Mme MOLINDS-L

L'Education du Foyer.
Scènes de la vie des Enfan

MISS EDGEW

Demain.

DE SESENO

La Vérité sur l'Empereur
Histoire intime de sa vie
règne. . . .

ARNOULD FR

Les Maîtresses parisiennes

EUGÈNE CHA

Les Soirées de Chantilly.

Mme SOPHIE

Les Malheurs d'un Amant h

Mme ROGER DE B

Confidences de Mademoisei

BARBEY D'AURi

Une Vieille Maîtresse

LOUIS BOUIL

Melœnis, Conte romain en

ARSÈNE HOUS

Le Bal de l'Opéra. . .

POUR PARAITRE SUC

Œuvres de Molière. — Ce
— Boileau — La Fontai
— La Rochefoucauld |
Sévigné, etc.

PARIS. — IMI SIMON RACON ET COMP., RUE D'ELFORTH, 1.

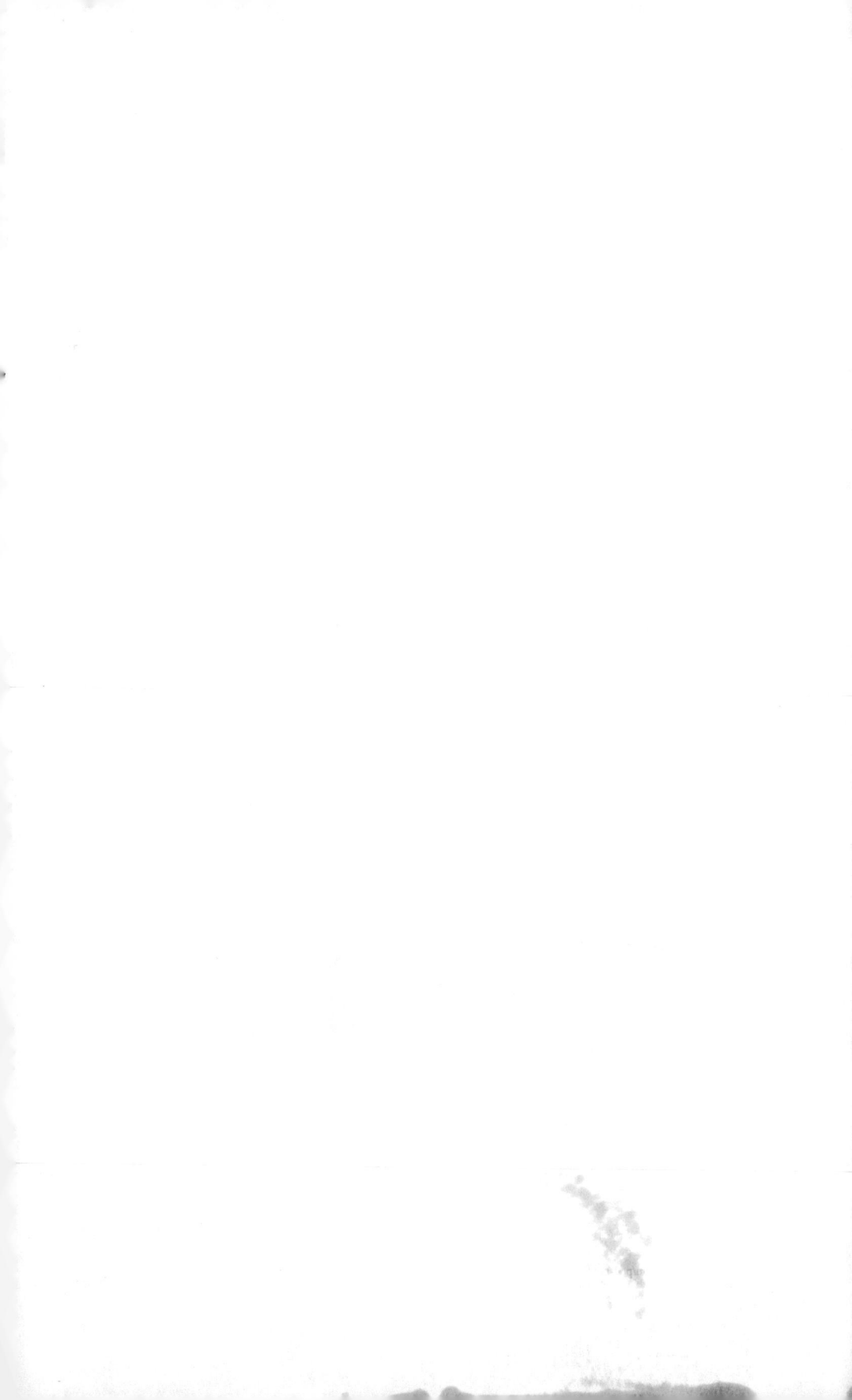

www.ingramcontent.com/pod-product-compliance
Lightning Source LLC
Chambersburg PA
CBHW060407200326
41518CB00009B/1275